逃げない！攻める！

皮膚科救急テキスト

編
出光俊郎
自治医科大学附属さいたま医療センター皮膚科 教授

文光堂

■ 執筆者一覧(執筆順)

出光　俊郎	自治医科大学附属さいたま医療センター皮膚科　教授
塚原理恵子	自治医科大学附属さいたま医療センター皮膚科
吉田　龍一	新東京病院形成外科・美容外科　副部長
山本　直人	新東京病院形成外科・美容外科　主任部長
井上　多恵	さいたま赤十字病院皮膚科　部長
北島　康雄	社会医療法人厚生会 木沢記念病院病院長，岐阜大学名誉教授
梅本　尚可	自治医科大学附属さいたま医療センター皮膚科　講師
中村晃一郎	埼玉医科大学病院皮膚科　教授
飯田　絵理	自治医科大学附属さいたま医療センター皮膚科
村田　　哲	自治医科大学附属病院皮膚科　准教授
神部　芳則	自治医科大学歯科口腔外科学講座　教授
原田　和俊	東京医科大学病院皮膚科学分野　准教授
新鍋　晶浩	自治医科大学附属さいたま医療センター耳鼻咽喉科
小林　　裕	さいたま市民医療センター泌尿器科　部長
梅林　芳弘	東京医科大学八王子医療センター皮膚科　教授
高橋　和宏	岩手医科大学附属病院皮膚科　准教授
盛山　吉弘	土浦協同病院皮膚科　部長
千々和　剛	自治医科大学附属さいたま医療センター救急科　講師
金子真由子	獨協医科大学越谷病院消化器内科
中村　哲史	自治医科大学附属さいたま医療センター皮膚科　講師
加倉井真樹	加倉井皮膚科クリニック院長，自治医科大学附属さいたま医療センター皮膚科　非常勤講師
杉浦　崇夫	自衛隊横須賀病院リハビリテーション科　科長
永島　和貴	自治医科大学附属さいたま医療センター皮膚科
髙澤　摩耶	自治医科大学附属さいたま医療センター皮膚科
神谷　浩二	自治医科大学附属病院皮膚科　講師
爲政　大幾	大阪府立成人病センター腫瘍皮膚科　主任部長
松本　春信	自治医科大学附属さいたま医療センター心臓血管外科　准教授
牧　　伸樹	秋田厚生連 雄勝中央病院皮膚科　科長
佐々木哲雄	品川御殿山皮膚科　院長
安齋　眞一	日本医科大学武蔵小杉病院皮膚科　教授
山田　朋子	自治医科大学附属さいたま医療センター皮膚科　講師

序　文

　古来，皮膚科は「三ナイ科」と揶揄された．「治らない，死なない，起こされない」……という意味である．しかしながら，昨今，皮膚科の流れは三ナイ科とは全く逆の方向に進み，救急で扱う皮膚疾患，皮膚科の関与する救急疾患は格段に増え，皮膚科の救急医療に対する貢献が要求されるようになった．新しい研修制度により，皮膚科に限らず，多くの診療科の医師にも救急の一般的知識，手技が要求される時代である．中毒性表皮壊死症(TEN)，Stevens-Johnson症候群などの重症薬疹，アナフィラキシーショックや壊死性筋膜炎，ガス壊疽，トキシックショック症候群などの感染症に対しても皮膚科，皮膚外科の英知を結集した皮膚科医の専門性が救急医療の現場で発揮できるようになったと捉えることもできよう．たとえば，意識障害患者の皮膚も病態を如実に語ってくれる．顔面外傷におけるパンダの眼，脂肪塞栓患者の点状出血，急性膵炎のGray-Turner徴候，後腹膜出血時の陰部腫脹など重大な徴候も皮膚所見として観察される．熱傷は皮膚科の手を離れつつあるが，創傷治癒理論に基づいた治療においてはまだまだ貢献できる分野である．純粋な皮膚疾患でも紅皮症や広範囲の皮膚の剥離(びらん)などで救急部に運ばれることもある．帯状疱疹においても疼痛のほか，髄膜炎や腹筋麻痺によるイレウス様症状，神経障害による尿閉，抗ウイルス薬による腎不全などのために救急部を受診する．まさに，皮膚に変化のみられる救急患者の診断や治療には，皮膚科医が役に立つのである．

　皮膚科の救急に関して研修医は，境界領域の疾患についても萎縮せず，積極的に学んで欲しい．安易に手を出すと怖い境界領域をほかの診療科の先生から学んでマスターするガッツが必要である．皮膚科救急とは単にそれぞれの皮膚疾患の重症例の診察にとどまらない．救急現場において，視診や触診からその患者の重症度や病態を考えていく過程も重要である．ささいな皮膚病変を見逃さずに大切にすること，それぞれの症例の振り返りを大切にする謙虚さが求められる．

　そして，皮膚科医はもっと救急部に出入りするとよい．皮膚疾患の宝石箱のような多くの珍しい疾患がつまっている．たとえばホームレスの栄養障害の皮膚病変，末期の皮膚癌，究極のステロイド忌避のアトピー性皮膚炎などオフィスでは遭遇しない症状をみることができる．また，トキシックショック症候群の紅斑なども急性期を逃すと見落としてしまう疾患に出会えるなどまさに勉強になることばかりである．

　今までの皮膚科の教科書では皮膚科救急は学べない．それは皮膚科救急の実際は関連各科の協力により進歩する領域であり，指導医も必ずしも救急の現場に精通しているとはいえなかったからである．今回，救急医療に熱意のある形成外科医と血管外科，泌尿器科医，耳鼻咽喉科医にも執筆協力をお願いした．まさに他科の協調あってこそ成り立つ皮膚科救急である．皮膚科救急は災害時にも必ず役立つ．本書がもう一度皮膚科の診療範囲/テリトリーを拡張する先駆けの一助となれば幸いである．

　　　平成29年2月

　　　　　　　　　　　　　　　　　　　　　　　　　　　　　　　　　　　　　出光　俊郎

目 次

総論　皮膚科救急の基本　　1

1. こんなにある皮膚科の救急疾患　　出光俊郎・塚原理恵子　　2
2. 救急で役立つ小外科スキル　　吉田龍一・山本直人　　12
3. 救急で役立つ写真撮影・iPad活用　　井上多恵　　18
4. 病院経営からみた皮膚科救急　　北島康雄　　24

各論

I　薬疹・蕁麻疹・ショック・アレルギー　　29

1. 重症薬疹　　梅本尚可　　30
2. 分子標的治療薬による皮膚障害　　井上多恵　　39
3. 救急でみる蕁麻疹・血管性浮腫　　中村晃一郎　　45
4. アナフィラキシーショック　　飯田絵理　　50
5. 接触皮膚炎，全身性接触皮膚炎，接触皮膚炎症候群　　飯田絵理　　56

II　感染症（細菌・ウイルス）　　61

A　細菌感染症

1. 溶連菌感染症（猩紅熱）　　村田　哲　　62
2. 伝染性膿痂疹，ブドウ球菌熱傷様皮膚症候群（SSSS）　　井上多恵　　66
3. 顔面の丹毒　　井上多恵　　70
4. 歯性感染症（顔面歯性蜂窩織炎）　　神部芳則　　74
5. 眼窩蜂窩織炎・眼部膿瘍　　原田和俊　　77
6. 深頸部感染症　　新鍋晶浩・出光俊郎　　82
7. 尿膜管遺残症（尿膜管膿瘍）　　出光俊郎・小林　裕　　87
8. 癤，癰，炎症性粉瘤　　梅林芳弘　　89
9. 陥入爪，瘭疽による爪囲炎　　高橋和宏　　94
10. toxic shock syndrome, toxic shock like syndrome　　中村晃一郎　　98
11. 電撃性紫斑病　　出光俊郎・塚原理恵子　　103
12. 蜂窩織炎，下肢の丹毒　　盛山吉弘　　107

13　壊死性筋膜炎，劇症型溶血性レンサ球菌感染症 ……………… 盛山吉弘　111
　　　14　ガス壊疽 ……………………………………………………………… 盛山吉弘　117
　　　15　救急でみる敗血症の皮膚症状 ……………………………………… 原田和俊　122
　B　ウイルス感染症
　　　1　単純ヘルペス初感染 ………………………………………………… 梅本尚可　128
　　　2　Kaposi水痘様発疹症 ………………………………………………… 梅本尚可　133
　　　3　帯状疱疹 ……………………………………………………………… 梅本尚可　136
　　　4　風　疹 ………………………………………………………………… 村田　哲　143
　　　5　麻　疹 ………………………………………………………………… 村田　哲　146
　　　6　伝染性紅斑 …………………………………………………………… 村田　哲　150
　　　7　手足口病 ……………………………………………………………… 村田　哲　154
　　　8　水　痘 ………………………………………………………………… 村田　哲　158
　　　9　伝染性単核症 ………………………………………………………… 村田　哲　163
　C　その他の感染症・熱性疾患
　　　1　川崎病 ………………………………………………………………… 村田　哲　166
　　　2　ツツガムシ病，日本紅斑熱 ………………………………………… 村田　哲　171
　　　3　疥　癬 ………………………………………………………………… 出光俊郎　175

Ⅲ　外傷・事故・術後トラブル　179

　A　物理化学的皮膚障害
　　　1　顔面外傷（擦過傷，切創から骨折まで） ……………… 千々和　剛・金子真由子　180
　　　2　熱傷，電撃傷，化学熱傷，凍傷，灯油皮膚炎 …………………… 高橋和宏　187
　　　3　サンバーン ……………………………………………………………… 出光俊郎　192
　　　4　come blister（意識障害患者の水疱）・褥瘡 …………………… 中村哲史　196
　B　動物性皮膚疾患
　　　1　虫による皮膚疾患　蚊刺症，ブヨ刺症，ノミ刺症，蜂刺症，ムカデ咬症，
　　　　　クモ咬症，ヤマビル咬傷，毛虫皮膚炎 …………………………… 加倉井真樹　201
　　　2　虫による皮膚疾患　マダニ刺咬症 ………………………………… 加倉井真樹　207
　　　3　海洋生物による皮膚障害　クラゲ刺症，毒魚刺症，サンゴ刺症，ウニ刺症，
　　　　　海ヘビ咬傷など …………………………………………… 千々和　剛・杉浦崇夫　212
　　　4　動物咬傷 ……………………………………………… 吉田龍一・山本直人　219
　C　術後トラブル
　　　小外科手術後のトラブル ……………………………………………… 永島和貴　224
　D　その他
　　　救急でみる小児虐待 …………………………………………………… 髙澤摩耶　230

IV 慢性疾患の急性増悪 — 235

A 慢性皮膚疾患
1. 救急でみる足白癬・皮膚カンジダ症の悪化 …… 原田和俊 236
2. 救急でみる痤瘡の悪化 …… 井上多恵 242
3. 救急でみる乾癬の悪化，膿疱性乾癬 …… 原田和俊 246
4. 救急でみるアトピー性皮膚炎の悪化 …… 神谷浩二 253

B 脈管性疾患
1. 糖尿病性潰瘍・壊疽 …… 爲政大幾 258
2. 血行障害による下肢の潰瘍・壊疽 …… 松本春信 266
3. 下腿潰瘍と深部静脈血栓症 …… 松本春信 272
4. 救急でみるコレステロール結晶塞栓症 …… 牧 伸樹 276

C 膠原病および類縁疾患
1. 救急でみる膠原病 …… 佐々木哲雄 279
2. 成人Still病 …… 牧 伸樹 286
3. 壊疽性膿皮症 …… 安齋眞一 290
4. 紅斑症（多形紅斑・Sweet病） …… 中村哲史 295
5. Behçet病 …… 中村哲史 301

D 紫斑・皮膚血管炎
救急でみる皮膚血管炎 …… 佐々木哲雄 306

E 皮膚形成異常・萎縮症
皮下深部解離性血腫 deep dissecting hematoma …… 中村哲史 313

F 水疱症
天疱瘡，腫瘍随伴性天疱瘡，類天疱瘡 …… 神谷浩二 316

G 皮膚悪性腫瘍
救急でみる進行期皮膚悪性腫瘍 …… 出光俊郎・山田朋子 322

V 救急でみる歯科口腔疾患 — 327

1. アフタ性口内炎・ヘルパンギーナ …… 神部芳則 328
2. 薬物性口内炎，薬物性潰瘍 …… 神部芳則 331
3. 歯痛，歯の外傷 …… 神部芳則 334

索 引 …… 337

総論

皮膚科救急の基本

総論　皮膚科救急の基本

1 こんなにある皮膚科の救急疾患

A　はじめに

　皮膚科救急医学は社会のニーズに応えうる皮膚科のサブスペシャリティとして認知されるようになってきた．実際に，皮膚病変が診断の重要なサインである救急疾患は少なくない．また，画像診断が進歩した現在でも救急現場では，皮膚所見からの情報が役立つことも多い．ともすれば見逃されるような些細な皮膚変化，発疹を捉えて，全身病変を考えることが重要である．

　一発診断，暗黙知の達人といえども気づかない発疹は診断できない．偶然見つけた皮膚の変化から，この発疹は救急疾患の手がかりになるものかもしれないと気づくことも皮膚科医の能力の一つである．

B　通常外来の皮膚科診断学と救急における皮膚科診断学の違い

　救急外来には意識障害，認知症などの独居老人患者が搬送されて来ることも多い．皮膚症状を主訴として来院する通常の外来患者との大きな違いは，病歴をとれないことと患者自身が発疹の存在を教えてくれないことである．自分で見つけた発疹から推論して，診断や検査，治療を組み立てていくことになる．

　また，救急の場合，通常の外来診察室での診察よりも，ベッド上仰臥位での診察を余儀なくされることも多い．時間的な制約から，見逃してはいけない重要疾患をまずは否定していく手法が有用である．

　表1に救急で見逃してはいけない疾患を筆者なりに考えてリストアップした．遺伝性血管性浮腫は蕁麻疹との鑑別が必要であり，種々の感染症による発疹は薬疹と紛らわしい．また，トキシックショック症候群はアナフィラキシーショックや紅皮症型薬疹と誤診する可能性がある．

C　皮膚科救急疾患の分類

　皮膚科救急疾患は便宜的に，内科的全身管理を要する救急疾患と外科的処置を要する外科的救急疾患に大別することができる．実際には内科的全身管理をしつつ，必要に応じて外科的処置を行う例も多い．

1．内科的皮膚科救急疾患

　蕁麻疹，アナフィラキシー，トキシックショック症候群，Stevens-Johnson症候群（重症薬疹），自己免疫性水疱症，丹毒，ウイルス性発疹症，リケッチア感染症による発疹がある．

　実際の現場ではステロイドを使用するか，それとも抗菌薬を投与するか？両者を併用するか？ステロイドの投与量は？などの判断が必要である．最近では，デング熱やジカ熱など蚊を媒介した輸入感染症にも注意を払う必要がある．

表1 救急でまず否定したい重要皮膚疾患

1) 遺伝性血管性浮腫
2) リケッチア感染症（ツツガムシ病・日本紅斑熱）
3) 急性HIV感染症（伝染性単核症様症状）
4) 海外からの輸入感染症（デング熱・ジカ熱）
5) Stevens-Johnson症候群（SJS）/中毒性表皮壊死症（TEN）
6) 薬剤性過敏症症候群（drug-induced hypersensitivity syndrome）
7) ブドウ球菌性熱傷様皮膚症候群（起因菌がMRSAの場合を含む）
8) 電撃性紫斑病（敗血症）
9) トキシックショック症候群（敗血症性ショックを伴う全身の潮紅）
10) 壊死性筋膜炎（溶連菌性トキシックショック症候群）
11) Fournier壊疽・ガス壊疽

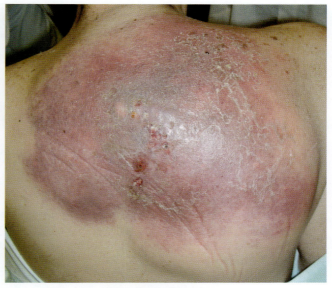

図1 緊急入院した壊死性軟部組織感染症
61歳，男性．糖尿病があったが無治療であった．体温39.3℃，白血球11,310/μL，CRP13.4 mg/dL．背部の巨大腫瘤で，全麻下に切開すると筋層内を中心に壊死組織と膿汁が大量に貯留していた．膿汁から黄色ブドウ球菌とB群溶連菌が分離された．

2. 外科的皮膚科救急疾患

癤疽，蜂窩織炎，壊死性筋膜炎，ガス壊疽（壊死性軟部組織感染症）（図1），熱傷，化学熱傷，蛇咬傷などがある．

乳腺膿瘍，Fournier壊疽，直腸周囲膿瘍は診療科の境界領域である．肛門周囲の膿瘍は肛門管との交通を念頭に置く．創傷は，洗浄，異物除去，縫合が基本となる．深部の骨折や神経，血管損傷についても注意すべきである．創傷では自傷行為を繰り返すMünchausen症候群（ホラ吹き男爵症候群）や不可解な紫斑，血腫など小児の虐待による皮膚障害の患者も来院する可能性がある（Column参照）．ちょっと奇異な創傷や熱傷をみたときには精神疾患や虐待を考慮する必要がある．

3. その他の皮膚科救急疾患

救急外来には，アトピー性皮膚炎などの皮膚疾患の増悪，進行期皮膚癌，たとえば，頭部血管肉腫からの出血や悪臭を放つ巨大有棘細胞癌の患者も来院する（図2）．

アトピー性皮膚炎の悪化ではいくつかのパターンがある．ステロイド忌避による不適切治療による湿疹病変の悪化，Kaposi水痘様発疹症，接触皮膚炎，引きこもりやうつ病などのためにしっかりと外用できなかった例などがある（表2）．アトピー性皮膚炎のびらん部を侵入門戸に蜂窩織炎，あるいは敗血症から亜急性心内膜炎をきたす例もある（図3）．

帯状疱疹では，激しい疼痛や顔面神経麻痺，髄膜炎，尿閉，抗ウイルス薬による腎不全や脳症（図4）などで救急外来を受診する（表3）．

独居老人，ホームレスなどの搬送患者の中には栄養障害の患者もおり，日常診療ではまれなペ

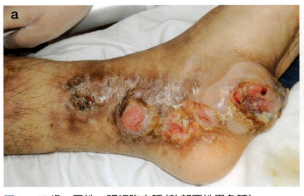
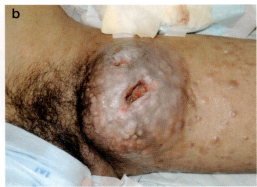

図2　42歳，男性　明細胞肉腫（軟部悪性黒色腫）
足から血を流して，引きずって歩いているところを目撃した通行人から通報があり，救急車で来院した．
a．左足底の腫瘤（洗浄後）：悪臭を放ち，大量の滲出液がみられた．
b．左鼠径部に潰瘍を伴う巨大腫瘤があり，大腿部には大豆大から小指頭大前後の結節が多発していた（intransit metastasis）．肝転移，骨転移を伴っていた．

表2　アトピー性皮膚炎が救急に来る場合

1）外用薬がなくなり，治療中断のために悪化した．
2）外用薬による接触皮膚炎をきたした．
3）温泉療法でかぶれて悪化した（温泉皮膚炎）．
4）精神疾患のために自分で外用ができなくなって悪化した．
5）細菌感染（膿痂疹・蜂窩織炎），Kaposi水痘様発疹症，疥癬を併発した．
6）ステロイド忌避のために紅皮症化，皮膚から細菌が侵入し，敗血症になった．
7）顔面の皮疹を叩いていたら，翌朝，視野が欠損していた（網膜剝離）．

表3　帯状疱疹患者が救急を受診するとき

1）著明な疼痛
2）顔面腫脹　開眼不能
3）髄膜炎
4）尿閉　仙骨神経根障害により排尿障害（Elsberg症候群）
5）発熱　ウイルス血症　水痘様汎発疹
6）抗ウイルス薬による腎不全・脳症

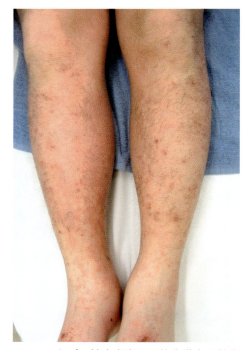

図3　アトピー性皮膚炎から蜂窩織炎を発症し緊急入院したステロイド忌避例
29歳，男性．小児期からアトピー性皮膚炎があり，漢方薬局で治療していた．右下腿の蜂窩織炎と両下腿に細かい丘疹からなる湿疹病変がみられる．

ラグラ（図5），アミノ酸欠乏，亜鉛欠乏による皮膚病変もみられる．これら栄養障害による疾患の皮膚障害がどういうものか把握しておく必要がある．

1. こんなにある皮膚科の救急疾患

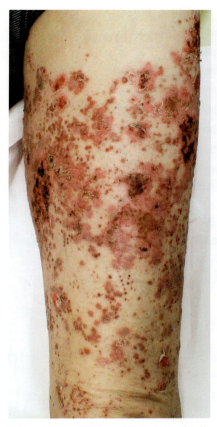

図4 63歳，男性 バラシクロビル投与中，アシクロビル脳症を発症した帯状疱疹

IgA腎症で透析通院中，下肢の帯状疱疹に罹患し，バラシクロビル投与中に意識障害を発症して救急部に搬送された．髄液中の水痘帯状疱疹ウイルスPCRは陰性であった．

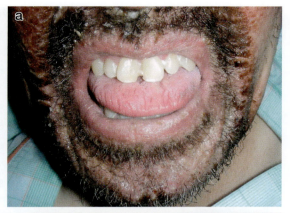
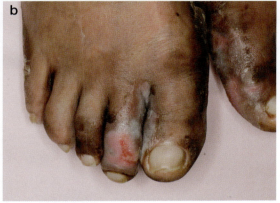

図5 救急搬送されたペラグラ

54歳，男性．アルコール依存症があり，敗血症で救急搬送された．顔面，手，足の紅斑，色素沈着，びらんがみられ，特徴的な皮疹と血中トリプトファン低値からペラグラと診断した．Wernicke脳症もみられた．
a. 顔面の紅斑痂皮．
b. 足の褐色色素沈着とびらん．

　アルコール依存症の患者では栄養障害のほか，晩発性皮膚ポルフィリン症の可能性もあり，多毛，皮膚の脆弱性による手の水疱，浅い潰瘍がみられる．
　疥癬も悪化して角化型疥癬（紅皮症），低栄養状態をきたして搬送されるために，院内感染予防の観点から初期に正確な診断をつけるべき疾患である．

D 救急における皮膚のみかた

　一般に緊急を要する皮膚の所見は，紅斑，水疱，膿疱，紫斑，腫脹，壊死，びらん，潰瘍などであり，疼痛の有無，発熱やリンパ節腫大の有無をチェックすることは必須項目である．
　救急現場においては患者の状態や意識レベルから十分な病歴はとれないことが多いため，発疹の色調や落屑，新旧混在する皮疹から推定する．発疹から何が起こっているのかを推論していく作業が必要で，臨床の眼力が問われる．触診も非常に重要で圧痛，波動，熱感，握雪感など緊急性を知る手がかりとなる．仰臥位では見落としがちな背部，臀部，大腿後面，膝窩，下腿後面を

表4 至急の皮膚生検を依頼される皮膚疾患

1) 悪性リンパ腫（ランダム皮膚生検）
2) 皮膚白血病（診断・再燃時）
3) 天疱瘡など自己免疫性水疱症
4) 重症薬疹（SJS/TEN・DIHS）
5) 移植片対宿主病（GVHD）
6) 膠原病，血管炎
7) 蜂窩織炎，壊死性筋膜炎
8) Weber-Christian病
9) 皮下膿瘍（緊急切開）

表5 顔面腫脹の鑑別診断

1) 細菌感染症・丹毒・眼部蜂窩織炎・副鼻腔炎・歯性蜂窩織炎
2) 帯状疱疹（三叉神経領域）
3) 接触皮膚炎・虫刺症
4) 蕁麻疹・血管性浮腫（遺伝性・非遺伝性）
5) 薬剤性過敏症症候群（DIHS）
6) 寄生虫（顎口虫症）
7) 木村病
8) 悪性腫瘍（上顎癌，悪性リンパ腫，血管肉腫，Kaposi肉腫）
9) 膠原病（皮膚筋炎）
10) 循環障害（上大静脈症候群/海綿静脈洞血栓症）
11) 外傷（骨折）
12) その他：耳下腺炎，好酸球性膿疱性毛嚢炎など

みることを忘れないようにする．意識障害の原因となりうる壊死性軟部組織感染症が背部や下肢後面に存在していることもある．表4に緊急皮膚生検の必要な疾患を列挙した．蜂窩織炎，壊死性筋膜炎の鑑別目的以外では，血液内科（GVHD，悪性リンパ腫），リウマチ膠原病科（自己免疫性疾患）からの緊急ないし準緊急の生検依頼が多い．

Memo 救急の皮膚科診断学

救急部でみる皮膚疾患は非典型例が多い印象がある．発疹から病態を推察して，治療に生かしていくトレーニングが要求される．思い込みと手抜きは，必ずツケがまわる．まずは全身くまなくみて皮膚の異常を発見することから始まる．

Column 臨床像と診断や経過が合わないときは原点に帰る!!

必要に応じて，救急外来来院時の画像はもう一度読影する．振り返りがだいじである．皮膚科医の「私のみたかぎり画像は異常ありません……」は当てにならない．見落として，あとで大恥ならぬ大けがをすることになる．臨床と合わない経過や所見については，救急医や放射線科医にもう一度フィードバックして教えを乞うくらいの厳密さと院内協調の姿勢が欲しい．他科に学び，検証をしていくことによって，勘を養うことができるのである．

Column 救急外来診療の思わぬ落とし穴

自然外傷では理解し難い部位の紫斑，火傷，瘢痕から虐待を考える．虐待を疑う例では，両親や付添知人の服装や言動，挙動にも注意していく必要がある．また，不自然な潰瘍では自傷行為の疑いがある．顔面，乳房，男性器の潰瘍性病変，感染症では深部に異物の存在にも注意を払う．美容整形手術患者は自分から美容整形処置をうけたことを言わない傾向がある．

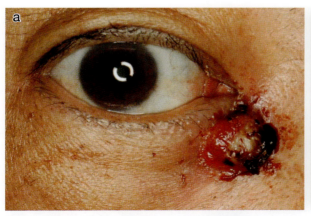
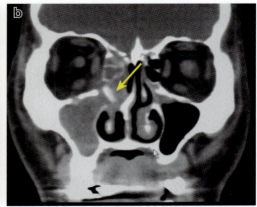

図6 外傷による異物肉芽腫（ケンカで殴られた）
a．内眼角部の易出血性腫瘤．
b．扇子の柄と思われる異物がみられる（矢印）．

E 皮膚科救急の実践パターン

　皮膚科救急疾患で多いものはいくつかのパターンに分類される．救急ではこれらのパターンの皮膚症状に発熱や意識障害を伴うことも少なくない．皮膚症状の基盤に重篤な全身疾患が隠れていることがある．また，発熱と皮膚病変が一つの疾患なのか，あるいは皮膚疾患に敗血症などを合併したかなどを考えていく必要がある．

1．顔面の腫脹（表5：左頁）

　顔面には多くの疾患があり，脳や感覚器官などの重要臓器が集中しているばかりでなく，どの診療科の疾患か迷う症例も多く，各科の連携が重要である．緊急性のある疾患も多く，対応の難しい領域である．

　顔面では骨折，異物，深部の器官との交通などを念頭において診療にあたることが必要である（図6）．救急対応を要する蕁麻疹も含まれる．また，糖尿病が増えており，特に歯性感染症が重篤な顔面の感染症をひき起こす可能性がある（図7）．慢性根尖性歯周囲炎があると心臓弁膜症や腎炎などの重篤な病状をひき起こす可能性がある．頸部の腫脹では深頸部膿瘍を考える必要がある．本症は降下性縦隔炎などさらに重症な疾患も想定される．

2．発熱と体幹に多発する紅斑（播種状紅斑・丘疹）を呈する疾患（中毒疹）（表6）

　体幹，四肢の紅斑では，発熱，リンパ節腫脹の有無のほか，口腔粘膜疹の情報が必要である．輸入感染症の観点から，海外渡航歴や外国人という情報もとれればよい．中毒疹の主な原因は薬疹，Stevens-Johnson症候群，梅毒II期疹，リケッチア感染症，ウイルス感染症が主なものである手足口病や伝染性紅斑は成人例では臨床が異なっている．

　麻疹も未罹患者，ワクチンをしたが罹患，抗体値が低下して罹患するなど各種あり，典型的症状を呈さない例も多い．IgM抗体値の偽陽性に注意する．5.0以下は怪しい．急性HIV感染症，伝染性単核症，麻疹もある．

総論 皮膚科救急の基本

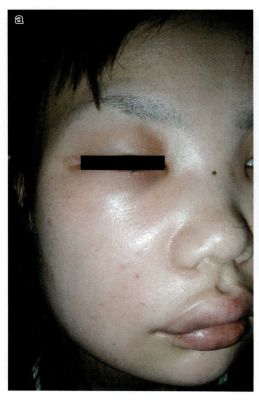
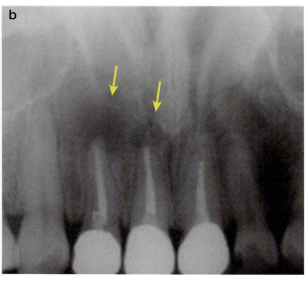

図7 歯性蜂窩織炎
a. 28歳，女性．口腔外科での切開により，膿汁の排出をみた．後日上顎歯の歯根囊胞摘出術を行った．初診時，丹毒や血管性浮腫との鑑別が必要であった．
b. X線写真．根尖病巣．歯根囊胞がみられる（矢印）．右上顎中切歯，側切歯の根尖部に境界が明瞭で円形のX線透過像がみられる．

　昆虫媒介性ウイルス感染症であるデング熱，ジカ熱も播種状紅斑を呈する．したがって，世界的なウイルス感染症の流行状況についても注意する必要がある（国立感染症研究所/感染症疫学センターホームページなど）．急性HIV感染症では感染初期に伝染性単核症様の症状を呈し，一過性の発熱と中毒疹をみる．HIV感染症では，薬疹が多いことが知られる．ステロイドを使用するか，適切な抗菌薬を使用するかの判断になる．ツツガムシ病では，セフェム系抗菌薬が無効であり，薬疹と紛らわしい．

> **Column　成人にもみられる小児のウイルス感染症**
> 　手足口病も成人にみられることがある．手足にあまりなく，臀部に水疱がでることもある．水痘と間違えやすい．多くの手足口病は軽症であるが，中枢神経症状をおこすこともある．伝染性紅斑は成人では顔面の紅斑が明らかでないことも少なくない．むしろ，紫斑や関節痛がメインになることもあり，妊婦では胎児水腫をおこすこともあるし，医療従事者では院内感染をきたしうる．
> 　このように小児のウイルス感染症が成人に生じた場合は非典型的な症状を呈する．

3. 全身の水疱・膿疱

　水疱を伴う疾患，特に発熱のあるものでは重症である．水痘，手足口病，Kaposi水痘様発疹症，汎発性帯状疱疹のほか，ブドウ球菌性熱傷様皮膚症候群 staphylococcal scalded skin syndrome（SSSS），Stevens-Johnson症候群/中毒性表皮壊死症 toxic epidermal necrolysis（TEN）など感

表6 発熱と体幹の発疹（紅斑・丘疹）を呈する疾患

- 麻疹
- 風疹
- 水痘
- 伝染性単核症
- デング熱
- 急性HIV感染症
- ツツガムシ病・日本紅斑熱
- マイコプラズマ感染症（多形紅斑）
- トキシックショック症候群
- 溶連菌感染症（猩紅熱）
- 急性感染性蕁麻疹
- 成人Still病
- 川崎病（MCLS）
- 重症薬疹
- 梅毒治療におけるJarisch-Herxheimer反応

※薬疹は体幹中心，ウイルス感染は四肢末梢に分布する傾向がある．

表7 外陰部・会陰部の疼痛や腫脹で考えられる疾患

1) 後腹膜出血
2) Fournier壊疽・ガス壊疽
3) 単純ヘルペス（初感染）
4) 陰嚢水腫
5) リンパ浮腫（子宮癌術後）
6) Bartholin腺嚢胞・膿瘍
7) 大陰唇皮下腫瘍（aggressive angiomyoma, angiomyofibroblastomaなど）
8) 鼠径ヘルニア
9) 副睾丸炎

表8 下肢の腫脹，疼痛で考えられる疾患

1) 蜂窩織炎・丹毒
2) 壊死性筋膜炎
3) 皮下深部解離性血腫
4) 深部静脈血栓症
5) コンパートメント症候群
6) 膝蓋前滑液包炎
7) 血管炎
8) 血栓性静脈炎
9) 結節性紅斑
10) うっ滞性脂肪織炎・潰瘍
11) 壊疽性膿皮症
12) 痛風発作
13) 骨折

染症か生命にかかわる薬疹の可能性が高い．

単純ヘルペス初感染では口唇，口内炎のほか，外陰部にも激痛を呈する水疱性皮疹が集簇し，歩行困難，排尿痛著明となる．

また，自己免疫性水疱症では天疱瘡，類天疱瘡の重症例が救急部を訪れる．脱水や感染症を伴っていることも少なくない（図8）．

それぞれ，対症療法，抗ウイルス薬，ステロイドの全身投与など，治療法が異なる．膿疱内，水疱内容の細菌・真菌培養は必須である．

4. 手指，足趾の凍瘡様皮疹

凍瘡以外に，血管の閉塞，膠原病や血管炎によるもの（図9），抗リン脂質抗体症候群，骨髄異形成症候群，クリオグロブリン血症による凍瘡様皮疹などがあり，コレステロール結晶塞栓症では腎障害がみられる．手指，足趾の虚血や壊疽は重要な徴候であるので見逃さないようにしたい．

5. 外陰部，会陰部の疼痛や腫脹（表7）

重症，かつ致死的な疾患も含まれる．副睾丸炎，前立腺炎，精索捻転，陰茎外傷血腫などの泌尿器科疾患があるので，疑わしきは泌尿器科医師の診察を依頼する．発赤腫脹，壊死があれば，Fournier壊疽，ガス壊疽を考える．

女性では，単純ヘルペスの初感染では小水疱が多発して，大陰唇，小陰唇の腫脹，排尿時疼痛が激しい．Bartholin腺嚢胞や膿瘍など，婦人科医に診察を依頼する場合もある．高齢者女子で

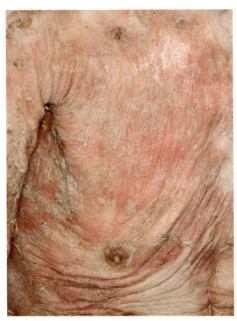
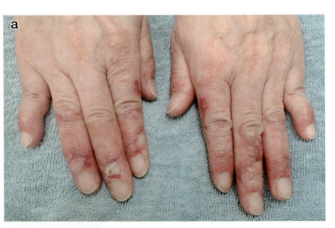
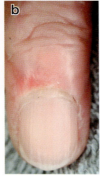

図8 89歳，男性　広範囲に皮膚のびらんを呈した落葉状天疱瘡

体幹部に広範囲に紅斑，びらんを認め，成人のブドウ球菌性熱傷様皮膚症候群（SSSS）や中毒性表皮壊死症（TEN）と類似の臨床像を呈した．血中デスモグレイン1抗体高値とともに，著明なNikolsky現象（一見健常にみえる皮膚をこすると皮膚が剝離する）がみられた．

図9　72歳，女性　膠原病に伴う凍瘡様皮疹

凍瘡がひどいと来院した．血液検査で抗核抗体陽性（×1,280），SS-A抗体陽性，SS-B抗体陽性がみられ，口腔乾燥症状を伴っていた．
a．手指末梢の紅斑，水疱，びらん・潰瘍．
b．爪上皮出血点nail fold bleeding（NFB）と爪上皮の延長を認めた．爪郭部ループ状血管の拡張もみられた．

は外陰部疼痛を訴える心身症もあるが器質的疾患を除外しておく必要がある．

6．下肢の腫脹，疼痛（表8）

　　蜂窩織炎，壊死性筋膜炎の鑑別が必要である．ガス壊疽もある．まず，骨折は見逃さないようにしたい．皮下深部解離性血腫，深部静脈血栓症，コンパートメント症候群はいずれも紫斑を伴うことがあるので鑑別，除外する．

　　蜂窩織炎や壊死性筋膜炎では下肢の全周から爪先まで丹念に観察し，壊死や膿瘍の有無を評価する．また，細菌侵入の門戸となりうる足白癬や趾間びらんのチェックを行う．血液検査，画像診断，試験切開，組織の細菌培養や塗抹標本のGram染色，溶連菌迅速キットなどを組み合わせて診断する．膝蓋部滑液包炎も鑑別すべきであり，整形外科医との連携が必要である．

　　蜂窩織炎か壊死性筋膜炎かの鑑別に有用であるLRINECスコア（laboratory risk indicator for necrotizing fasciitis score）という指標は研修医や当直医が，皮膚所見を把握できなくても，検査データから壊死性筋膜炎かどうかをチェックして，上級医や皮膚科専門医に相談するのに有用なツールである（各論Ⅱ．A-13「壊死性筋膜炎，劇症型溶血性レンサ球菌感染症」参照）．

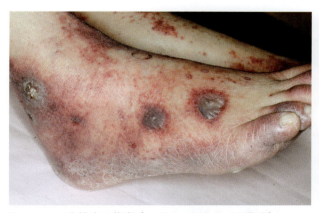

図10　IgA血管炎の紫斑（アナフィラクトイド紫斑）
68歳，女性．腹痛と紫斑で緊急入院した．点状出血で出血性丘疹，水疱もみられた．

表9　皮膚の潰瘍の原因

1）血管障害：静脈血栓・静脈還流不全，末梢動脈疾患（PAD），壊死性血管炎，カルシフィラキシス
2）外的障害：褥瘡，擦過創，異物
3）感染症：壊死性筋膜炎，抗酸菌感染症（結核，Hansen病），深在性皮膚真菌症（スポロトリコーシス）
4）代謝障害：糖尿病性潰瘍，脂肪類壊死
5）悪性腫瘍：有棘細胞癌，血管肉腫など
6）膠原病など：血管障害，壊疽性膿皮症

7．紫　斑

救急でみる紫斑は重症のサインであることが少なくない．

両側下腿に細かく播種状に多発する小型の紫斑は真皮上層の血管中心性で，アナフィラクトイド紫斑（IgA血管炎）などの可能性がある（図10）．

外傷の紫斑では眼部外傷のパンダサイン，骨折のサインであったりもする．重症膵炎のGray-Turnerサインのほか，壊死性筋膜炎の紫斑，血管炎の紫斑など入院しての精査が必要となることが多い．特に，全身状態の悪い全身性の紫斑では敗血症，播種性血管内凝固症候群disseminated intravascular coagulation（DIC）や電撃性紫斑の可能性もあり，的確な病態の把握と集約的な治療が必要である．

8．皮膚の潰瘍（表9）

下肢の潰瘍において，冷感など虚血症状がみられるときには，重症下肢虚血を疑い，精査，および血行の再建を考える．皮膚潰瘍の原因には血行障害のほか，外傷（自傷を含む），感染症（抗酸菌，真菌を含む），悪性腫瘍などがあり，診断に迷う症例では積極的に皮膚生検や微生物培養検査をすべきである．

F　おわりに

このように救急疾患は皮膚科を学ぶものにとって，まさに皮膚から全身をみる実践道場であり，非典型像を呈する皮膚疾患の宝庫であるといえる．皮膚を見通す的確な洞察力と判断力が重要で，皮膚科医が病院や社会に大いに貢献できる場でもある．

（出光俊郎・塚原理恵子）

2 救急で役立つ小外科スキル

A はじめに

　切創，釣り針刺し症，ピアストラブル，指輪埋没，埋伏針，爪の外傷などは緊急で処置が必要であるため救急外来を受診することが多い．
　切創と爪の外傷は頻繁に遭遇するが，針刺症，指輪埋没，ピアストラブルなどは遭遇する機会は比較的少ない．しかし，正しい知識があれば救急外来で簡単に対応することができるため，基礎知識を身につけておきたい．
　救急外来を受診する頻度が高い手指の外傷を中心に記述する．

B 創処置の前にすべきこと

- 詳細な病歴聴取と診察（受傷機転，異物残存の可能性の有無など）．
- 特に異物の形状，材質についてしっかり聞く（尖っているか，折れやすいか，X線透過性かどうかなど）．
- 石，ガラス，金属類は単純X線が診断に有用．深達度の確認にはCT．
- 木片，ゴムなどは単純X線では描出が困難でエコー，MRIなどの撮影も考慮する．

　詳細な病歴聴取と診察で診断は可能である．
　料理の際に包丁で指を切ったり，日曜大工で電動のこぎり使用中に切ってしまったりして救急受診する．止血の必要な活動性出血があれば早期に止血する．
　その後，血行障害，感覚障害（指神経障害），運動障害（腱損傷）の有無を確認する．血行障害の有無が最も重要で，手指・足指の切創で，動脈が断裂され創部末梢への血流が見られない場合は緊急で再接合術が必要となるため専門診療科へ診察を依頼する（図1）．指の血流評価は色調，張り，refillingなどでも確認可能だが，27 G針によるピンプリックが最もわかりやすい．鮮紅色の出血が見られれば血流は保たれているが，出血が見られなかったり暗赤色の出血が見られる場合は血行障害が疑われる．ピンプリック時に神経損傷も確認する．触診だけでは神経損傷の判断を誤ることが多いので痛覚の有無を確認する．腱損傷は肢位や屈伸させることで確認できるが，直接確認できる場合は直視下で確認する．
　指輪は体重増加や外傷後の腫脹などで抜けなくなり埋没することがある．また，指輪をフックなどにひっかけ，デグロービング損傷（皮膚剥脱創）や指切断となることもある（図2）．指輪埋没や爪の外傷などでは単純X線で骨折の有無の確認が必要となる場合がある．また，針などの異物が迷入している場合は，異物と骨との関係，異物の位置を確認するためにも単純X線の確認が必要である（図3）．

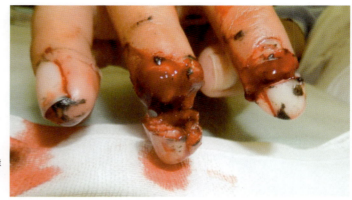

図1　左示指・中指不全切断
自転車のチェーンに巻き込まれ受傷．血行障害あり．緊急で再接合術施行．可動域制限，爪変形なく治癒．

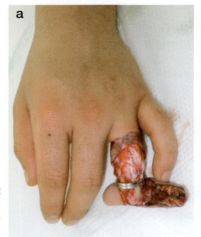 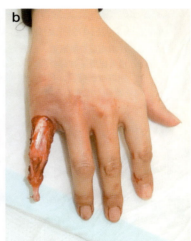

図2　デグロービング損傷
a. 指輪によるデグロービング切断．指輪を荷台に引っ掛けて受傷．血行障害あり．緊急手術で再接合術を施行．
b. デグロービング損傷．緊急手術で鼠径皮弁による埋め込み術を施行．

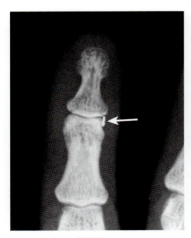

図3　ミシン針刺入
DIP関節内にミシン針残留．抜去後骨髄炎となり，後日腐骨除去術を要した．

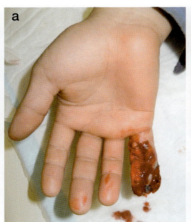 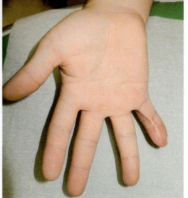

図4　右小指挫滅創
プレス機に挟まれて受傷．骨折，腱，神経損傷なし．血流も保たれていた．可及的に元どおりに縫合．皮膚性拘縮残存あるもおおむね良好に治癒．

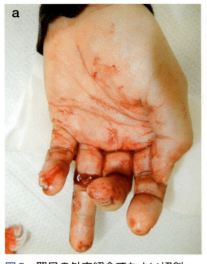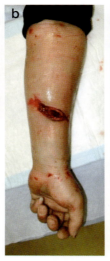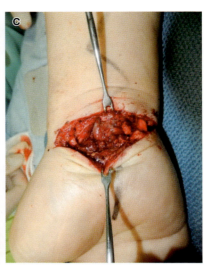

図5　翌日の外来紹介でもよい切創
a. 左環指屈筋腱断裂．割れたコップで受傷．後日腱縫合術実施．
b. 橈骨動脈・神経断裂．スライサーで受傷．後日，橈骨動脈・神経縫合実施．
c. 屈筋腱群断裂，尺骨動脈・尺骨神経・正中神経断裂．解体業者．倒れてきたガラスで切り受傷．尺骨動脈の止血処置後，皮膚のみ縫合．翌日，腱・神経・動脈縫合術実施．

C 治　療

- 血行障害の有無の確認が最も重要．
- 血行障害がなければ急ぐ必要はない．
- 損傷した爪床は可及的に元どおりに縫合し，脱臼した爪は元に戻す．
- 異物残留が疑われる場合は単純X線で確認する．適宜，CTを併用する．

1. 切創，挫創

　　動脈性出血があれば，まず止血する．絹糸，バイポーラーなど出血具合と使用可能な器具で止血方法を適宜選択する．小さい動脈性出血であれば通常，皮膚を縫合して圧迫すれば止血する．
　　血行障害，神経・腱損傷，骨折がなく皮膚・軟部組織のみの損傷であれば，可及的に元どおりに縫合する．挫滅が強い創部でも比較的きれいに治ることがある(図4)．
　　血行障害がなく，神経や腱損傷が見られる場合は，応急処置として皮膚のみ縫合し，当日もしくは翌日の専門外来に紹介する(図5)．
　　前腕や大腿などで大きな筋断裂があれば，縫合処置が必要であるため，縫合に不安がある場合は専門診療科に依頼する．
　　刃や異物が創部に残留している可能性がある場合は単純X線で必ず確認する(図6)．創部が深く，汚染が強い場合は抗菌薬点滴と創部の安静目的で入院も考慮する．

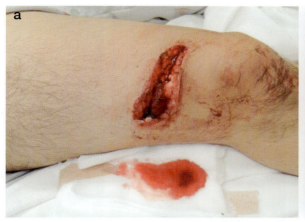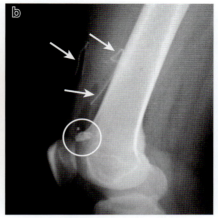

図6 大腿骨異物(全身麻酔下,異物摘出施行)
a. 電動のこぎりで受傷. b. 大腿骨に刃が残留(丸囲み).ペンローズドレーン(→).

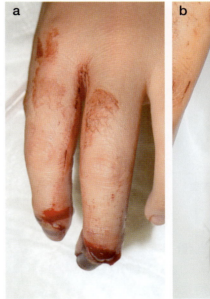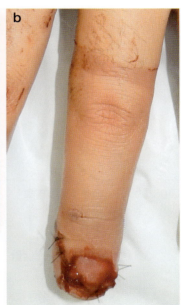

図7 中指爪床損傷
a. 机に挟んで受傷.末節骨線状骨折と爪床挫創あり.
b. 爪甲除去後,爪床を6-0ナイロンで縫合.

2. 爪部外傷

　爪の外傷では爪床を可及的に元どおりに縫合し,脱臼した爪をもとの位置に整復し縫合するのが基本である(図7).爪床に欠損があり骨露出がみられる場合は,人工真皮で閉創するのも一つの方法である(図8).

　爪母の損傷があると後に爪変形が残ることがあるため救急対応時にあらかじめ説明しておく.

　骨折が疑われる場合は単純X線で確認する.転位のない末節骨尖端の骨折であれば爪がシーネ代わりとなるので特に固定は必要ない.

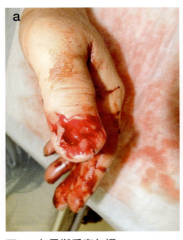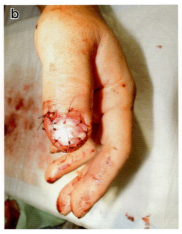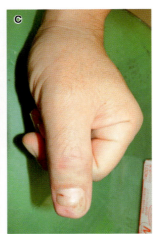

図8　左母指爪床欠損
a. 電気のこぎりで切って受傷．爪床欠損と末節骨露出がみられた．
b. 人工真皮で閉創．
c. 爪変形なく治癒．

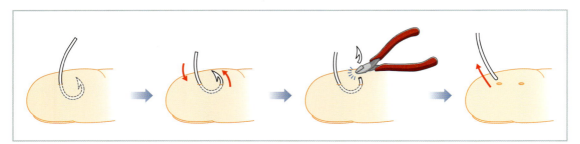

図9　「かえし」のある針の場合

3. 釣り針刺し症，埋伏針

　釣り針など「かえし」のあるものはいったん突き刺して皮膚外に出し，「かえし」をニッパーなどで除去してから引き抜く（図9）．

　埋伏針では針の形状や骨との関係などにより摘出方法を考える．局所麻酔下，刺入孔からの直接除去もしくは小切開追加で除去できることが多いが，骨に迷入していて摘出困難な場合は後日骨を削って摘出する手術が必要になる場合もある．関節包内や骨内に針先が残留した場合は摘出が困難であるうえに，のちに骨髄炎となることもあり注意が必要である（図3）．

　異物摘出後は，縫合閉鎖する前に残留異物がないか再度単純X線で確認する．

4. ピアストラブル（図10）

　ピアス迷入では局所麻酔下でピアス芯の根元を小切開すると容易に除去できる．
　ピアスが引っ掛かり，耳垂裂となることがあるが，その場合は受傷直後に来院した場合は縫合を試みることもあるが，時間が経ってから来院した場合はいったん上皮化させて後日修正術を予定する．同じ部位にピアスを開けてもよいかという質問が多いが，基本的には違う部位に開ける

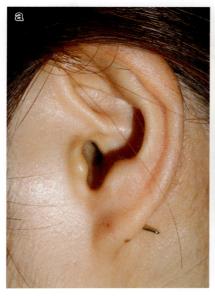
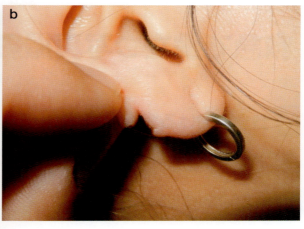

図10　ピアストラブル
a．ピアス迷入．局所麻酔下，ピアス芯周囲に小切開を加え摘出．
b．ピアスによる耳垂裂．保存的に上皮化後に耳垂形成術を施行．

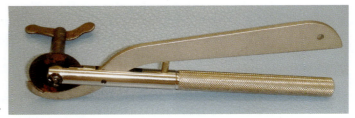

図11　リングカッター

ことを勧める．同じ部位に開ける場合でも創部が成熟する，半年から1年程度は開けないほうがよいと説明する．

5. 指輪埋没，指輪トラブル[1]

　指輪埋没では結婚指輪や高価なものでは本人の許可が得にくいため，可能な限り切らずに除去する．腫れが軽度の場合ではstring wrap法（太めの絹糸を指に巻き除去する方法）で取れることが多いが，高度の場合はリングカッター（図11）やニッパーなどで切断しないと取れない．その場合は皮膚の二次損傷に注意する．

　手の外傷後は，後に腫脹して指輪が埋没することがあるので，腫脹前に可及的速やかに指輪を外すのが基本である．また，点滴治療を行うときも指輪などの外せるものはあらかじめ外しておいたほうがよい．

　指輪を引っ掛けてデグロービング損傷となった場合は，再接合術や腹壁皮弁（腹部に指を埋める）などの手術が必要になるため至急，専門診療科に診察を依頼する（図2）．

● 引用文献
1）三島吉登ほか：Ring removal―その指輪，切る前に―．日手会誌 30：173-175, 2013

（吉田龍一・山本直人）

3 救急で役立つ写真撮影・iPad活用

A 救急における写真撮影

- 初診時の記録，病状説明，情報共有，コンサルテーション，医療安全などの目的で写真撮影する．
- 患者個人情報の保護には十分に注意する．デジタルカメラ機種選択も臨床写真撮影専用の機器を用い，院外には持ち出さない．
- 撮影時には，皮疹の部位がわかる写真と，皮疹の拡大写真を撮影する．背景には余計なものを省く．

　救急における写真撮影は，初診のときの症状を記録しておく，治療効果をみる，他の医療スタッフと情報を共有する，コンサルテーションする，などの目的で行われる．医療安全上もカルテ記載と並んで証拠として自分の立場を守るものになりうる．

　原則的に院内の個人情報保護方針に則り臨床写真を撮影する．スマートフォンやタブレットなどの携帯端末で直接に臨床写真を撮ることは避けるべきである．撮影された患者が自分の写真や個人情報がインターネットに晒される不安を抱いてしまう．必ず院内規定に沿って事前登録された臨床写真撮影専用のカメラを用いて撮影を行う．救急現場では処置前に患者，意識不明時には付添の家族に写真撮影の口頭あるいは文書同意（院内規定に沿う）を得て写真撮影を行う．

　カメラの選択に関しては，筆者はマクロレンズとマクロリングフラッシュを装着した一眼レフカメラを用いている（Canon Kiss digital x7 + Canon単焦点マクロレンズ EF-S60 mm F2.8マクロ USM + Canonマクロリングライト MR-14EX2）（図1）．マクロリングフラッシュを用いると近接撮影でピンボケ，影や白浮きを起こしにくい．一眼レフで撮影する場合にはファインダーを用いたほうが，両手とファインダーの3点でカメラが固定されるため，手ブレが少ない．液晶画面が回転するものが撮影しにくい角度からの撮影に適している．

　ミラーレス一眼レフやコンパクトデジタルカメラはフラッシュなしでも自動補正機能により明るく手ぶれの少ない写真が撮れる反面，近接撮影では白浮きすることがある（図2）．周囲を明るくし，影がなるべく皮疹に写り込まないように確認しながら撮影する．

　構図に関しては，皮疹の部位（オリエンテーション）がわかる写真と，皮疹の拡大写真（近接して撮影したもの）の少なくとも2通り，病変が中央にくるように撮影する．被写体に対して90°の角度で撮影する（斜めから撮影しない）．背景には余計なものがなるべく入らないように，吸水シーツや仕切りカーテンなどを背景にして撮影する（図3）．

> **Memo　画像補正用カラーチャートの活用**
> 　デジタルカメラ撮影では背景色によるカメラの自動補正やフラッシュ撮影の有無などさまざまな状況で画像の色調が変わってしまう．学会や論文用の写真では画像補正用カラーチャートCASMATCH®（ベアーメディック）を皮疹の近くの無疹部に貼って撮影し，後ほどPhotoshopを用いて色調を補正することができる（図4）．

3. 救急で役立つ写真撮影・iPad活用

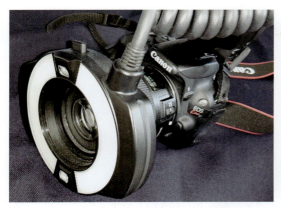

図1 マクロリングライトを装着した一眼レフカメラ
Canon Kiss digital x7＋Canon 単焦点マクロレンズ EF-S60 mm F2.8 マクロ USM＋Canon マクロリングライト MR-14EX2

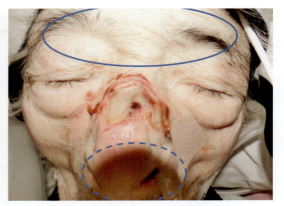

図2 コンパクトデジタルカメラで撮影した写真
白浮き（青実線）と撮影者の影（青点線）が写っている．

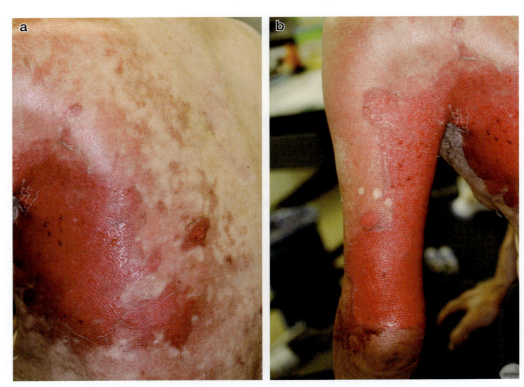

図3 良い構図と悪い構図
a. 良い構図の写真：左側背部というオリエンテーションがわかる写真．
b. 悪い構図の確認：背景画はいってしまっている．黒布などで背景などを隠す．体幹・右手はなるべくはいらない構図で撮影する．

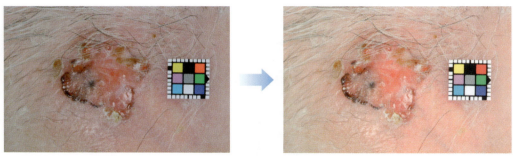

図4　CASMATCH®を用いたデジタル写真撮影(左)の色調修正(右)

B 簡単で正確な皮疹の記載

- 臨床写真を電子カルテにとりこんだら，書き込み機能を用いて皮疹部を囲ったり，矢印で示しておく．
- 写真の何が病変にあたるかを明らかにするために，皮疹に関して主に原発疹，続発疹などの用語を用いてわかる範囲で記載する(後述)．

　カルテ記載は基本的なSOAP形式にて，臨床写真はO(objective)にあたる．臨床写真を撮影したら，電子カルテにとりこむ．とりこんだ際に，編集ソフトを用いて皮疹の場所を丸く囲むか矢印を用いて皮疹の記載の注釈を一言，二言，簡単に加えておく．できればシェーマも併用すると，写真の部位がわかりにくい場合に補うものとなる．簡単な皮疹の記載方法(発疹学)[1]として，

1) **原発疹(病因に直接関連する)**；紅斑，毛細血管拡張，紫斑，色素斑，白斑，丘疹，結節，腫瘤，水疱，小水疱，膿疱，囊腫，膨疹など
2) **続発疹(原発疹に続発する)**；表皮剥離，びらん，潰瘍，瘢痕，亀裂，鱗屑，痂皮，萎縮など
3) **その他**；苔癬，苔癬化，局面，乳頭腫，面皰，毛瘡，紅皮症，黒皮症，皮斑，疱疹，粃糠疹，乾皮症，多形皮膚萎縮，硬化，脂漏など

　発疹学的に正しい記載は皮膚科学に関する正しいトレーニング(研修)を積まないとなかなか難しい．救急現場では完璧に正しい発疹学の記載にこだわるより，むしろSOAP形式に則って，S(subjective)に対して臨床写真の何がOにあたるのか，治療後に専門医の診察を受けるにあたって明示しておいたほうが望ましい．

　しかし発疹に対して処方，処置を行う際には，少なくとも病変が発疹学的に何にあたるか把握しておく必要がある．そのときは，絵合わせでもよいので本書やその他参考図書をパラパラめくって似たような状態の画像を探し，その記載を真似る，でもいい．暗黙知的に「蕁麻疹」「蜂窩織炎」という診断名が先に思い浮かんでもよい．実は皮膚科医も暗黙知的に診断，鑑別診断が先になり，それらに見合った皮疹をOとして記載していることもある．A(assessment)が先で，臨床写真を撮影してからOを絵合わせ，発疹学的な記載はあとづけでもよい．

C 救急現場でのスマートフォン，iPad活用

　本項では，携帯端末の付属カメラを用いた臨床写真撮影に関しては記載しない．忙しい人向け

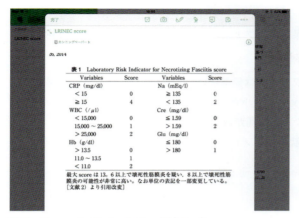

図5　Evernoteのノートの一例（iPad）
論文のPdfファイルからクリップしたスコア表に題名（LRINEC score）をつけ，使いやすいタグ名（カンニングペーパー）をつけておく．

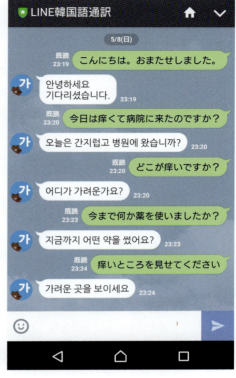

図6　LINE韓国語通訳（Android端末）
簡単な言葉なら相手も通訳ソフトを持っていれば双方やりとりができる．

の救急現場でのスマートフォン，iPadなどのタブレット端末の使用法に関して述べる．

1. クラウドサービスの利用

①Evernote（PC，Android，iOS向けアプリケーション）；無料～4,000円/年

　主にメモ，ノートとして使用する．利用法はいろいろあり，使いこなせば救急現場で最も早く欲しい情報を検索できるツールとなる．すぐに検索できるようにノート名，タグを工夫する必要がある．

> **使用例**
> - 診断基準や，スコア表など，救急現場で役に立つ情報をコピー＆ペーストやピクチャクリッピング，紙書類ならドキュメントモードで撮影してノートにする（図5）．
> - 医学中央雑誌の検索結果をテキスト方式でダウンロード，Evernoteノートにペーストする．編集時に各論文にチェックボックスをつけ，図書館での取り寄せやコピーの確認をしている．（そのほかTo Doリストとして使用する，なども）
> - 手持ちの医学論文のPdfファイルをノートに加え，論文データベースにすることもできる．

> **Column　Evernote無料版か，有料版か？**
> 　大きな違いは，無料版はオフライン検索ができないという点である．救急現場でWi-Fiや携帯回線が通じていない，電話回線が弱い場合には検索できない，時間がかかりすぎるなどの難点がある．筆者はオフライン検索ができる有料版をお勧めする．

②Dropbox（PC，Android，iOS向けアプリケーション）；無料（2 GBまで）～99＄／年（1 TBまで）

　オンラインのファイル保存サービス．保存したファイルをPC，スマートフォン，タブレットを用いてどこでも閲覧，共有できる．

> **使用例**
> ● 筆者はPdf，Wordなどの文献ファイルは無差別にDropboxに格納しておき，頻繁に閲覧しそうなファイルをEvernoteノートとして保存している．論文のコピーがその場にないので調べられない，などの問題が激減した．
> ● 共有も簡単にできる．参考文献のPdfファイルなどのリンクを貼ったメールを送って情報共有している．

> **Column　Dropbox無料版か，有料版か？**
> 　大きな違いは，オンラインストレージの容量（2 GBか1 TB）で，書類のみの保存なら2 GB以内でだいたい足りるので無料版で十分である．しかし，全ファイルサイズが2 GBになる前に更新が最も古いファイルなどをハードディスク内に移動しておく必要がある．

> **Column　育児と仕事の両立にはクラウドを駆使しよう**
> 　筆者は子ども関係の書類，仕事や論文を数枚まとめて高速スキャンできるスキャナー；Scansnap®（富士通）でなんでも無差別にスキャンしている．スキャン時，すべてのファイルをPCのDropboxフォルダーに入れ，重要なものはEvernoteのメモに入れる設定にしている．Evernoteではさらに優先順位の高いものには，ノート名やタグ付けし検索しやすくすることをお勧めする．

2. 電子書籍の閲覧
M2 plus launcher（Android，iOS向けアプリケーション）

　スマートフォン，タブレット端末用の電子書籍購入，閲覧アプリケーション．1製品につき2台の端末までインストール可能．筆者は特に「今日の治療薬」「ジェネリッこ（後発品の検索データベース，今日の治療薬とリンクする）」「サンフォード感染症治療ガイド」を重宝している．皮膚疾患に関して，「内科で出会う　見た目で探す皮膚疾患アトラス」はカラー画面で非皮膚科専門医向けに部位，キーワード，豊富な画像から絵合わせ的に診断・治療を探ることができる．

3. 皮膚科遠隔診療
ヒフミル君（株式会社エクスメディオ）（Web，Android，iOS向けアプリケーション）

　皮膚科医歴5年以上の皮膚科医師が皮膚疾患をオンラインで画像診断するサービス．質問したい症例に関してアプリケーションを用いて必要情報を入力し写真を送信すると，24時間以内に迅速回答があり1週間後に再診を申請できる．

4. スマートフォンを用いた外国語皮膚科診療　LINE通訳（Android，iOS，無料）

　日本にいる外国人診察において，簡単な日本語を中国語，韓国語，英語などに翻訳して表示することができる．文字入力システムが異なるため，相手も同様の翻訳アプリケーションを持っていたほうがやりやすい．特に中国語，韓国語の診察に役にたつ（図6）．赤い皮疹はとりあえず

"rash"として会話を始めてみよう．

5. Google Map を用いて近医へ逆紹介

　　Google Map（アプリケーション）の検索画面で，「患者住所」と「皮膚科」を入力して検索すると，患者住所から最も近い皮膚科クリニックがマーキングされた地図が表示される．これをもとに，患者が受診する医療機関を決め宛先を明示した紹介状を作成すると診療情報提供料(I)が算定できる．

●引用文献
1) 真鍋　求ほか：発疹学．シンプル皮膚科学，南江堂，p12-21，2014

〈井上多恵〉

総論　皮膚科救急の基本

4

病院経営からみた皮膚科救急

A はじめに

　病院経営に貢献するために皮膚科医は皮膚科救急診療において何をすべきかという視点で，皮膚科救急総論の原稿を依頼された．そこで，本質的な病院経営の話から始めて考えていきたい．

　病院経営はその設備と人件費という固定費を，1診療当たりの材料費と薬剤費を公定単価から除いたその1診療当たりの利益（限界利益という）で賄うということである．つまり常に最新の高度医療設備と優れた良い人材を集めるには総限界利益額が高くないといけない．1診療当たりの単価は公定であるために総限界利益額は診療患者数で決定されるので，単位時間当たりに患者数を多く診ることが病院経営に貢献するということである．

　皮膚科診療患者数を増加できるかどうかは，皮膚科診療が患者および紹介医師の要求に応えられているかということにつきる．「病院経営に貢献するために皮膚科医は皮膚科救急診療において何をすべきか」の答えは「患者が診てもらいたい，紹介医師が紹介したいと思えるレベルの高い診療によって患者数を増やす」ことである．本書各論ではそのような救急皮膚科の診療レベル獲得の詳細が記述されている．

B 二次救急病院である一急性期病院での皮膚科救急患者の実態例

　筆者の勤務先病院は452床の二次救急急性期病院である．当院における年間の救急患者については，統計の都合上最も近い平成26年11月から平成27年10月までの1年間のデータに基づいて解説したい．当該年間の当院における救急患者総数は15,499名，そのうち救急車搬送患者数は3,288名である．医師数は107名，皮膚科医数は常勤4名，非常勤1～2名であるが，筆者は院長職で週2日（朝から夕方まで）の外来のみであるので，実質常勤医は3名である．

1. 救急外来で入院しなかった患者における皮膚科と病院全体平均との比較（表1）

　このような病院で，この期間の1年間の外来救急（入院しなかった）患者数は13,016名で，そのうち皮膚科救急は689名（5.3％）である．その診療収益高については病院全体の救急外来患者診療1件当たりの平均診療収益（平均単価）は20,433円（一般外来では約16,000円），皮膚科の平均単価は11,195円（一般外来では約6,600円）で，皮膚科救急総診療収益高は総救急外来診療収益高の2.9％（一般外来では約4％）である．このうち，walk-in救急患者数は病院全体では11,086名，皮膚科では659名（5.9％），単価はそれぞれ，17,779円，10,603円である（表1）．walk-in皮膚科救急総診療収益高はその総救急外来診療収益高の3.5％である．皮膚科外来救急患者単価は一般外来のそれより約1.7倍になっている．しかし，患者数の割合は低いので総診療収益割合は低い．

　一方，救急車搬送外来（入院しなかった）患者は病院全体では1,930名で皮膚科では30名（1.6％），単価はそれぞれ，35,679円，24,186円である（表1）．皮膚科救急車搬送救急総診療収益高は総救急車搬送救急外来診療収益高の1.1％である．救急車搬入救急における皮膚科の単価（24,186円）はwalk-in皮膚科救急単価の倍になっているが，いずれも通常の一般外来の皮膚科単

4. 病院経営からみた皮膚科救急

表1 平成26年11月〜平成27年10月(1年間)における救急外来全体と皮膚科患者の比較

	件数			1件当たり金額(円)		
	合計件数	walk-in	救急車	全体	walk-in	救急車
救急外来全体	13,016	11,086	1,930	20,433	17,779	35,679
うち皮膚科	689	659	30	11,195	10,603	24,186
皮膚科割合	5.3%	5.9%	1.6%			
診療収益高割合	2.9%	3.5%	1.1%			

集計期間:平成26年11月〜平成27年10月(1年間)

	平成27年1月(1ヵ月)			平成27年8月(1ヵ月)		
	合計件数	walk-in	救急車	全体	walk-in	救急車
救急外来全体	1,585	1,401	184	1,209	1,034	175
うち皮膚科	38	36	2	79	78	1
皮膚科割合	2.8%	3.0%	1.1%	6.5%	7.5%	0.6%

集計期間:平成27年1月(1ヵ月),平成27年8月(1ヵ月)
8月は1月の2.3倍の患者数がある.

価の約3.7倍である(再診が含まれていないため).これらを夏と冬の季節別にみると(表1の下段),1月より夏のほうが2.3倍の救急患者増になっているのは日頃われわれが感じているとおりである.

2. 救急外来から入院になった患者における皮膚科と病院全体平均との比較(表2)

　救急外来から入院した救急患者数でみてみると,病院全体では2,483名,そのうち皮膚科患者数は31名,1.2%である.入院しなかった場合より皮膚科救急患者数割合は少なくなっている(表2).これを皮膚科救急入院総診療収益高と病院全体救急入院診療収益高と比較してみると,外来のみの総診療収益高では病院全体のそれの2.9%であったが,入院では0.3%(一般入院の総皮膚科診療高割合は病院全体に対して約1.4%で救急はきわめて少ない)になる.1救急入院当たりの診療収益高は病院全体の平均値では1,193,499円で皮膚科のそれは240,233円で4分の1である.当院での一般入院の皮膚科単価(1日当たりの単価)約68,000円は病院全体平均単価53,000円と比較して128%である.皮膚科入院平均単価において当院皮膚科が病院全体の平均単価より30%近く高いのは,皮膚科手術患者の入院期間をすべてDPC入院期間Ⅰ以内に終えているためで,特殊かもしれない.当院皮膚科は一般入院で救急入院より経営面でははるかに貢献している.救急入院では他科の1入院診療収益高(1日当たりの単価は出していない)がかなり高額になってくる.また,walk-in救急入院患者と救急車搬送入院患者における皮膚科入院患者の割合は救急車搬送患者のほうが少なくなっているが,1入院当たりの金額はほぼ同じで約24万円である.つまり,皮膚科の救急では救急車搬送入院患者でもwalk-in救急入院患者と医療資源投入費(重症度)の差があまりないようである.

3. 救急外来で入院しなかった患者における皮膚科疾患の種類(表3)

　救急外来で入院しなかった患者の中で,多かった順に上位8疾患(ICDの中分類)をあげると表3aに示すようになる.最も多かったのは蕁麻疹で当該1年間で199名そのうち3名が救急車搬送

表2 平成26年11月〜平成27年10月（1年間）における救急外来入院全体と皮膚科入院患者の比較

	入院件数			1入院当たり金額（円）		
	合計件数	walk-in	救急車	全体	walk-in	救急車
救急外来全体	2,483	1,125	1,358	1,193,499	922,564	1,417,949
うち皮膚科	31	18	13	240,233	239,338	241,472
皮膚科割合	1.2%	1.6%	1.0%			
診療収益高割合	0.3%	0.4%	0.2%			

集計期間：平成26年11月〜平成27年10月（1年間）

表3 平成26年11月〜平成27年10月（1年間）における救急外来・入院患者疾患名と単価

a. 救急外来患者疾患名と単価（1回診療費）

ICD中分類	合計件数	walk-in件数	救急車件数	全体（円）	walk-in（円）	救急車（円）
蕁麻疹	199	196	3	9,681	9,580	16,271
有毒物との接触による毒作用	138	134	4	9,946	9,758	16,237
熱傷，部位不明	68	62	6	10,429	10,342	11,325
部位不明の損傷	44	42	2	13,833	12,964	32,085
その他の皮膚炎	34	33	1	6,980	6,825	12,118
帯状疱疹	27	24	3	12,137	11,063	20,732
蜂巣炎	22	21	1	13,298	12,845	22,820
有害作用，他に分類されないもの	11	11		22,245	22,245	
合計件数/円（平均）	543	523	20	10,532	10,279	17,151

b. 救急から入院になった患者の疾患名と1入院診療費

ICD中分類	合計件数	walk-in件数	救急車件数	全体（円）	walk-in（円）	救急車（円）
蜂巣炎＜蜂窩織炎＞	7	4	3	337,135	279,373	414,150
有害作用，他に分類されないもの	7	3	4	97,527	97,533	97,522
有毒動物との接触による毒作用	4	2	2	140,133	99,615	180,650
帯状疱疹［帯状ヘルペス］	3	2	1	234,753	204,545	295,170
蕁麻疹	2	2		171,579	171,579	
摂取物質による皮膚炎	2	2		156,475	156,475	
合計件数/円（平均）	25	15	10	198,541	178,301	228,901

されている．単価はwalk-in患者で9,580円，救急車搬送患者は16,271円で救急車搬送者のほうが医療資源が多く投じられている．しかし，その人数が少ない（4％）ので全体としては，皮膚科の救急診療はwalk-in患者主体の外来診療ということになる．2番目に多いのは有毒物との接触による毒作用つまり各種の接触皮膚炎で，138名であるが，単価も救急車搬送の率も蕁麻疹とほぼ同じ状態である．熱傷は68名で人数は蕁麻疹の3分1であるが，救急車搬送患者は10％で多い．また，単価も10,429円（救急車搬送では11,325円）でやや高額になっている．

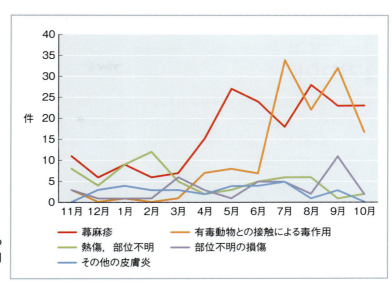

図1 救急外来における皮膚科上位5疾患の月別推移

最も単価の高い疾患は部位不明の損傷（いわゆる外傷）ということで13,833円である．これが，救急車搬送患者になると32,085円と高くなるが，当該1年間で2名のみであった．

一方，疾患別に皮膚科救急疾患の種類を季節変動でみると，図1のようになる．興味深いことに蕁麻疹は12月から3月までは月6例前後であるが4月から増加し始め5～10月の夏期は月25例以上に増加している．有毒動物に接触毒作用は7～9月に集中する．熱傷は2月に多くなる．これも日頃われわれが感じているようなデータであった．

4．救急外来から入院になった患者における皮膚科疾患の種類（表3）

救急入院になった患者の大半は蜂窩織炎と有毒作用である．表3aの頻度の高い救急外来8皮膚疾患と，入院することになった6疾患（表3b）は重症度を的確に判断することが重要であろう．

蜂窩織炎は救急1入院当たり337,135円で，当該年度には熱傷の救急入院はなかったので最も高額であった．帯状疱疹は外来と合わせて31名中3名の約10％が入院している．帯状疱疹は入院すると1入院当たり234,133円になる．

いずれにしても，入院が必要かどうかと迷ったときは入院して様子を見るということが，患者にとっても，紹介してきた医師にとっても，病院の経営の視点からも最も良いということになる．

C 経営の点からみた皮膚科救急診療

皮膚科救急診療を経営という点からみると，たとえば，総皮膚科診療収益高は，救急診療においては皮膚科一般外来よりは単価は高い（救急：11,195円，一般：6,600円）が，患者数が少ないので病院全体のそれに対して2.9％と少ない．これは数の多い皮膚科一般外来の総診療収益高の病院全体のそれに対する比（4.5％）よりは貢献度は低い．

皮膚科の病院に対する貢献は，きわめて多い合併や随伴皮膚症状・疾患の病態病理と診断と経過予測，原疾患の予後に関与する論理的解釈と説明を高い皮膚科専門診療レベルで提供するということである．これが当該患者および主治医に安心感をもたらし，高い評価を受け病院診療全体

のレベルアップに貢献することである(結果として患者が頼れる病院ということで来院患者数が増加する).

D おわりに

　皮膚科救急診療と病院経営貢献について,自院における例を解析してみたが,データの羅列に終始し,適切なコメントができなかったのは残念である.しかし,このようなデータはこれまでに公開されたことがないので,読者にはこれらの表を参考にして,何らかのアイデアが生まれればと期待したい.

(北島康雄)

各論

I

薬疹・蕁麻疹・ショック・アレルギー

各論 Ⅰ．薬疹・蕁麻疹・ショック・アレルギー

1

重症薬疹

救急受診の理由 ▶ 高熱，倦怠感を伴い急速に全身に拡大する水疱・びらんを伴う皮疹，または口腔粘膜疹による摂食障害，羞明や眼脂による開眼障害，排尿時痛による排尿困難などの粘膜症状を訴えて救急受診する．

A 重症薬疹とは

　重症薬疹とは皮疹・粘膜疹，特に水疱・びらんなどの表皮壊死性病変のみならず高熱，倦怠感，肝機能障害などの全身症状，さらに薬剤中止後の重症化，遷延によって生命をおびやかす薬疹を指す．皮膚粘膜移行部の重篤な粘膜疹を特徴とするStevens-Johnson症候群Stevens-Johnson syndrome(SJS)，SJSの重症型で粘膜病変に加え，広範な表皮の壊死を生じる中毒性表皮壊死症 toxic epidermal necrolysis(TEN)，ヒトヘルペスウイルス-6 human herpesvirus-6(HHV-6)の再活性化が病態に関与する薬剤性過敏症症候群 drug-induced hypersensitivity syndrome(DIHS)がその代表的な病型である．そのほか，急性汎発性発疹性膿疱症 acute generalized exanthematous pustulosis(AGEP)，紅皮症型，血管炎型も重症化する可能性がある．薬剤を中止し，入院してステロイド全身投与を必要とする．

B 診　断(図1)

- 正確に薬歴をとる．
- 発熱，全身倦怠感，重症感の有無を確認する．
- 重症な粘膜疹があればSJS/TEN，顔面腫脹，眼瞼浮腫があればDIHSを考える．

　重症薬疹にかかわらず，すべての薬疹の診断において，最も大切なのは薬疹を疑い，薬歴を正確に聴取することである．投薬中か最終投薬後数日以内に皮疹が出現した場合は，薬疹を疑い薬歴を尋ねる必要がある．過去に内服してトラブルのなかった薬剤は，患者自身が問題と考えず申

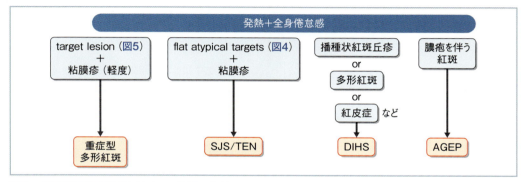

図1　重症薬疹の診断(文献1)より引用，改変)

表1 Stevens-Johnson症候群の診断基準

概念
発熱と眼粘膜，口唇，外陰部などの皮膚粘膜移行部における重症の粘膜疹を伴い，皮膚の紅斑と表皮の壊死性障害に基づく水疱・びらんを特徴とする．医薬品の他に，マイコプラズマやウイルス等の感染症が原因となることもある．
主要所見（必須）
1. 皮膚粘膜移行部（眼，口唇，外陰部など）の広範囲で重篤な粘膜病変（出血，血痂を伴うびらん等）がみられる． 2. 皮膚の汎発性の紅斑に伴って壊死性障害に基づくびらん・水疱を認め，軽快後には痂皮，膜様落屑がみられる．その面積は体表面積の10％未満である．ただし，外力を加えると表皮が容易に剥離すると思われる部位はこの面積に含まれる． 3. 発熱がある． 4. 病理組織学的に表皮の壊死性変化を認める． 5. 多形紅斑重症型（erythema multiforme [EM] major）を除外できる．
副所見
1. 紅斑は顔面，頸部，体幹優位に全身に分布する．紅斑は隆起せず，中央が暗紅色のflat atypical targetsを示し，融合傾向を認める． 2. 皮膚粘膜移行部の粘膜病変を伴う．眼病変では偽膜形成と眼表面上皮欠損のどちらかあるいは両方を伴う両眼性の急性結膜炎がみられる． 3. 全身症状として他覚的に重症感，自覚的には倦怠感を伴う．口腔内の疼痛や咽頭痛のため，種々の程度に摂食障害を伴う． 4. 自己免疫性水疱症を除外できる．
診断
副所見を十分考慮のうえ，主要項目5項目すべてを満たす場合，SJSと診断する．初期のみの評価ではなく全過程の評価により診断する．

（文献2）より作成）

告しないこともある．漢方薬，点眼薬，サプリメントなどについても確認する．

　発熱が初発症状のこともある．皮疹が軽微でも重症薬疹を疑う徴候として発熱はきわめて重要である．多くは38℃をこえている．さらに全身倦怠感も強く，ほとんどの患者は重症感がある．

　次に，粘膜疹の有無を確認する．結膜，口腔粘膜，陰部，肛門の診察だけでなく，羞明，眼痛，眼脂，咳嗽，咽頭痛，排尿時痛などを問診して，軽微な粘膜疹の有無を確認する．

1. SJS/TEN（表1，2）

　高熱と皮膚粘膜移行部の重篤な粘膜病変があれば，SJS/TENを疑う．口唇・口腔粘膜や舌の発赤，びらんを生じ，進行すれば口唇では厚い血痂，黄白色の壊死組織が付着する．口腔内の疼痛が著しく摂食障害をきたす．眼球結膜は充血し（図2），眼脂や偽膜形成で開眼が難しくなる．水疱・びらんが体表面積の10％未満であればSJS，10％をこえればTENと診断する（図3）．TENはSJSが進展して体表面積の10％をこえたSJS進展型と，はじめから皮疹がspotsを呈さず，熱傷様にびまん性紅斑，びらんが出現するびまん性紅斑型，特殊型に分類される．SJSの初期の皮疹はflat atypical target（図4）といわれる境界不明瞭な淡い紅斑で重症感は乏しい．一見正常な皮膚を擦ると皮膚が剥離するNikolsky現象がみられる．びまん性紅斑型TENの紅斑は初期からヒリヒリとした灼熱感や圧痛を有する．

　SJS/TENの原因薬剤は抗菌薬，非ステロイド抗炎症薬，抗痙攣薬が多く，通常は内服開始か

表2 中毒性表皮壊死症の診断基準

概　念
広範囲な紅斑と，全身の10％以上の水疱・びらん・表皮剥離などの顕著な表皮の壊死性障害を認め，高熱と粘膜疹を伴う．原因の大部分は医薬品である．

主要所見（必須）
1. 広範囲に分布する紅斑に加え体表面積の10％を超える水疱，びらんがみられる．外力を加えると表皮が容易に剥離すると思われる部位はこの面積に含める．なお，国際基準に準じて体表面積の10〜30％の表皮剥離は，SJS/TENオーバーラップと診断してもよい．
2. 発熱がある．
3. 以下の疾患を除外できる．
・ブドウ球菌性熱傷様皮膚症候群（SSSS）
・トキシックショック症候群
・伝染性膿痂疹
・急性汎発性発疹性膿疱症（AGEP）
・自己免疫性水疱症

副所見
1. 初期病変は広範囲にみられる斑状紅斑で，その特徴は隆起せず，中央が暗紅色のflat atypical targetsもしくはびまん性紅斑である．紅斑は顔面，頸部，体幹優位に分布する．
2. 皮膚粘膜移行部の粘膜病変を伴う．眼病変では偽膜形成と眼表面上皮欠損のどちらかあるいは両方を伴う両眼性の急性結膜炎がみられる．
3. 全身症状として他覚的に重症感，自覚的には倦怠感を伴う．口腔内の疼痛や咽頭痛のため，種々の程度に摂食障害を伴う．
4. 病理組織学的に表皮の壊死性変化を認める．完成した病像では表皮の全層性壊死を呈するが，軽度の病変でも少なくとも200倍視野で10個以上の表皮細胞（壊）死を確認することが望ましい．

診　断
副所見を十分考慮のうえ，主要所見3項目のすべてを満たすものをTENとする．全経過を踏まえて総合的に判断する．

（文献2）より作成）

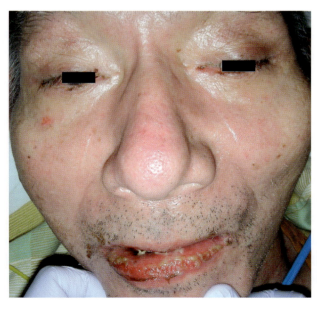

図2　TENの初期
眼球結膜の充血，眼脂．口唇の痂皮を付着したびらん．

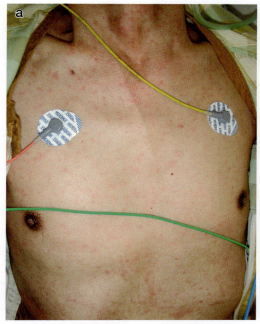
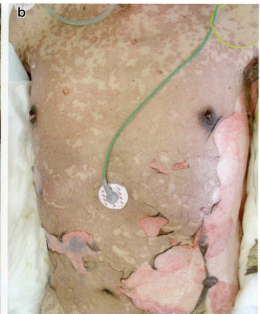

図3　TENの皮膚病変
a. 初期には淡い紅斑を認めた．
b. 1週間後，広範囲に表皮が剝脱する．

ら1〜3週間で発症する．

　SJSは薬剤性以外にマイコプラズマ感染で発症することが知られている．特に小児のSJSでは3割がマイコプラズマ感染症によるとの報告もある[3]．マイコプラズマ感染症によるSJSの特徴は，若年発症，眼病変の合併，呼吸器症状の出現が多く，これまでTENに進展した報告はない．

　SJSと重症型多形紅斑は，以前は同じ疾患と考えられていたが，現在では両者は別の疾患との見解が国際的コンセンサスとなっている．重症型多形紅斑は発熱を伴うも粘膜疹は軽度で，皮疹は辺縁が堤防状隆起する境界明瞭なtarget lesion（図5）を呈し，SJS/TENと比べて表皮の壊死性変化に乏しい．薬剤性のほか単純ヘルペスなどのウイルス感染と関連が深く，予後良好な疾患である．

　そのほか水痘，天疱瘡（図6），移植片対宿主病graft-versus-host disease（GVHD）などが薬剤性SJS/TENとの鑑別疾患となる．TENではブドウ球菌性熱傷様皮膚症候群を除外することが診断基準に含まれている．

　また初期の皮膚病理組織所見は診断・予後の判定に有用である．臨床的に皮膚の壊死が進行していなくとも，病理所見で皮膚の広範な壊死が認められれば，SJS/TENの診断が確定でき，壊死の程度によって予後を推測する．GVHDとは病理組織所見からも鑑別は難しい．

2. DIHS（表3）

　DIHSは原因薬剤がほぼ限定されているため（表4）内服薬を把握できれば診断しやすい．抗痙攣薬よる発症が多い．抗痙攣薬を内服中に発熱を伴い皮疹が出現すれば，内服開始が何年前で

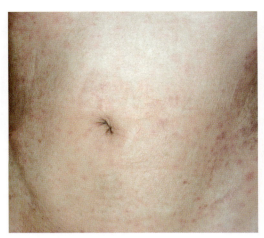

図4　flat atypical targets
中央が暗紅色で隆起しない淡い境界不明瞭紅斑.

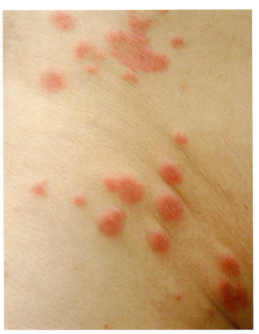

図5　target lesion
辺縁が堤防状に隆起した標的状の境界明瞭な滲出性紅斑.

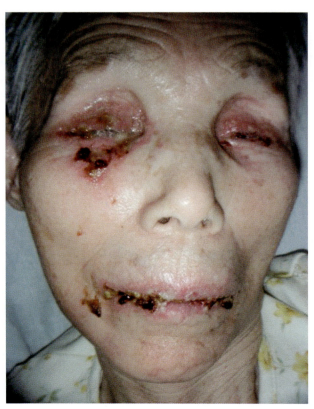

図6　SJS/TENに酷似する天疱瘡の粘膜病変

表3　薬剤性過敏症症候群の診断基準

概　念
高熱と臓器障害を伴う薬疹で，薬剤中止後も遷延化する．多くの場合，発症2～4週間後に HHV-6 の再活性化を生じる．

主要所見
1. 限られた薬剤投与後に遅発性に生じ，急速に拡大する紅斑．しばしば紅皮症に移行する． 2. 原因薬剤中止後も2週間以上遷延する． 3. 38℃以上の発熱． 4. 肝機能障害． 5. 血液学的異常：a. b. c のうち一つ以上 　　a. 白血球増多（11,000/mm^3 以上）　b. 異型リンパ球の出現（5％以上）　c. 好酸球増多（1,500/mm^3 以上） 6. リンパ節腫脹． 7. HHV-6 の再活性化． 典型的DIHS：1～7すべて 非典型的DIHS：1～5すべて，ただし4に関してはその他の重篤な臓器障害をもって代えることができる．

参考所見
1. 原因薬剤は，抗痙攣薬，ジアフェニルスルホン，サラゾスルファピリジン，アロプリノール，ミノサイクリン，メキシレチンであることが多く，発症までの内服期間は2～6週間が多い． 2. 皮疹は初期には紅斑丘疹型，多形紅斑型で，後に紅皮症に移行することがある．顔面の浮腫，口囲の紅斑丘疹，膿疱，小水疱，鱗屑は特徴的である．粘膜には発赤，点状紫斑，軽度のびらんがみられることがある． 3. 臨床症状の再燃がしばしばある． 4. HHV-6 の再活性化は，①ペア血清で HHV-6 IgG 抗体価が4倍（2管）以上の上昇，②血清（血漿）中の HHV-6 の検出，③末梢血単核球あるいは全血中の明らかな HHV-6 DNA の増加のいずれかにより判断する．ペア血清は発症後14日以内と28日以降（21日以降で可能な場合も多い）の2点にすると確実である． 5. HHV-6 以外にサイトメガロウイルス，HHV-7，EB ウイルスの再活性化も認められる． 6. 他臓器障害として，腎機能障害，糖尿病，脳炎，甲状腺炎，心筋炎も生じうる．

表4　薬剤性過敏症症候群の原因薬剤

一般名	商品名
カルバマゼピン	カルバマゼピン，テグレトール，テレスミン，レキシンなど
フェニトイン	アレビアチン，フェニトイン，ヒダントール，
フェノバルビタール	フェノバール，フェノバルビタール，ヒダントール
ゾニサミド	エクセグラン
ラモトリギン	ラミクタール
アロプリノール	アロプリノール，ザイロリック，サロベール，アロシトール，アロリン
サラゾスルファピリジン	サラゾピリン，アザルフィジンEN，アザスルファン
ジアミノジフェニルスルホン	レクチゾール，プロトゲン
塩酸メキシレチン	メキシチール，メキシレート
塩酸ミノサイクリン	ミノマイシン，塩酸ミノサイクリン，ミノペン

そのほかST合剤，イソニアジド，テラプレビル，シアナミド，ロキソプロフェン，プロピルチオウラシル，セレコキシブの報告もある．

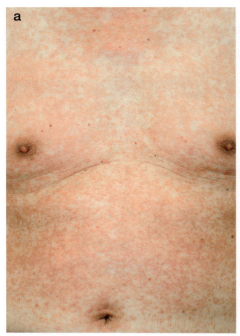
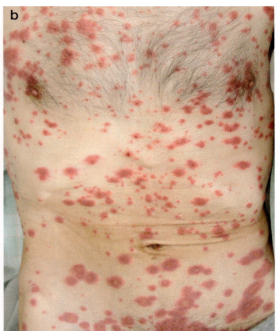

図7 DIHSの皮疹
a. 播種状紅斑丘疹型.
b. 多形紅斑型.

あってもDIHSの可能性を考える．抗痙攣薬を頓服で内服している患者もいるので注意を要する．
　DIHSの皮疹は播種状丘疹紅斑型（図7a），多形紅斑型（図7b），紅皮症型などさまざまな病型を呈し，薬歴が不明だとウイルス発疹症との鑑別は難しい．サラゾスルファピリジン（サラゾピリン®）によるDIHSでは伝染性単核症に酷似した症状を呈し，リンパ節腫脹が顕著で，悪性リンパ腫との鑑別を要することもある．SJS/TENに比べ特異的皮膚所見に乏しいが，顔面の皮疹は特徴的である．顔面の腫脹，眼瞼の浮腫（図8a），口唇の腫脹，脂漏性皮膚炎様の口囲の鱗屑，鼻唇溝の丘疹，膿疱（図8b）など認める．DIHSの粘膜疹はあまり知られていないが，口唇のびらんや口蓋の出血点がみられ[3]，SJSとのオーバーラップの報告もある[4]．
　DIHSの診断には血液検査所見も有用で，白血球増多，好酸球増多，異型リンパ球出現がみられ，肝機能障害を伴うことが多い．HHV-6 IgG抗体は2, 3週後以降に上昇してくるのでペア血清をとる．

C 治療

- 被疑薬を中止する．
- 入院で経過観察，全身状態の管理，補液を行う．
- ステロイド大量投与．中途半端な量を投与をしない．
- γ-グロブリン大量静注療法，血漿交換などの治療を早期に導入する傾向がある．

　重症薬疹の可能性があれば，投与されている薬剤をすべて中止し，入院で経過観察をする．皮

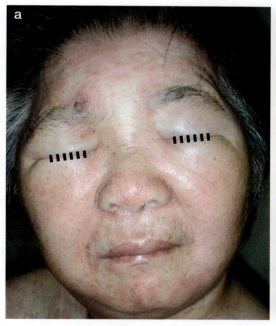
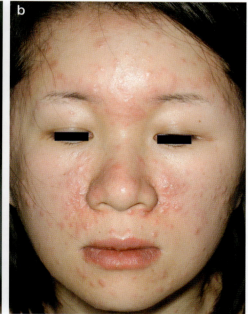

図8 DIHSの顔面の皮疹
a. 顔面，眼瞼の腫脹．眼瞼は白く抜けて見える．
b. 脂漏性皮膚炎に類似する鼻唇溝の丘疹，膿疱．

膚は保護と二次感染予防に重点をおく．

　SJS/TENでは薬剤肝腎機能障害や気道粘膜障害から生じる肺合併症や消化管粘膜障害に対する注意を要する．薬剤のwash outを目的とした補液も有効である．明らかな水疱，びらんがない紅斑だけの場合でも，水分，蛋白の経皮的蒸散は意外に多い．

　SJS/TENに対しては早期からステロイド大量投与を行うことが望ましい．プレドニゾロン換算で中等症は0.5〜1.0 mg/kg/日，重症例では1〜2 mg/kg/日を用いることが推奨されている．病勢が抑えられない場合にはステロイドパルス療法を施行する．広範囲のびらん，水疱からの感染症が致命症になることも多く，γグロブリン大量療法，血漿交換などの治療を早期に導入する傾向がある．

　DIHSに対する治療に関して治療指針は定まっていない．慎重な観察下でステロイド全身投与を行わず治療できる症例もあるが，DIHSに対しステロイド全身投与を行わなかった群では全身投与群にくらべ急性期軽快後の自己免疫性疾患の発症や自己抗体の出現が多いとの報告もある．基本的にはステロイドをプレドニゾロン換算で0.5〜1.0 mg/kg/日で開始する．早急な減量はヘルペスウイルスの再活性化により二峰性，三峰性の悪化を生じるため緩徐に減量する．

　重症薬疹の診断がつく前に，少量（プレドニゾロン10〜20 mg/日）のステロイド投与が開始されている症例に時に出会う．普通の薬疹であれば被疑薬を中止すればステロイドの全身投与は必要なく，重症薬疹であれば少量のステロイドで改善するはずもない．中途半端なステロイド投与は診断を混乱させるだけでなく，その後の病勢コントロールを難しくする．診断が確定する前に，根拠のないステロイド全身投与をすべきでない．

しばしば被疑薬となる抗痙攣薬は中止しづらい薬剤で，他剤に変更したくなるが，カルバマゼピン，フェニトイン，フェノバルビタールの三剤は構造が類似し交差反応をおこす．さらにDIHS発症後は感作能が高まっており，変更した薬剤にも感作される危険性も高い．また，重症薬疹では高熱を伴うため，解熱剤や予防的抗菌薬の投与の選択肢もあるが，これらも新たな薬剤感作の原因になりうる．重症薬疹では被疑薬は当然のことながら，その他の投薬も極力控えることが大切である．

　SJS/TENでは粘膜障害による失明，視力障害が問題になる．SJS/TENを疑った場合には早急に眼科を受診する．

Memo　抗痙攣薬の相互作用[5]

　重症薬疹ではそれまでに使用していたすべての薬剤を中止することが原則で，なかでも抗痙攣薬は真っ先に中止する必要がある．原因薬剤である可能性が高いだけでなく，カルバマゼピン，フェノバルビタール，フェニトインは薬物代謝酵素チトクローム3A4活性を高める誘導体で，プレドニゾロン，デキサメタゾン，メチルプレドニゾロンの薬物代謝を促進し，血中濃度を低下させる．抗痙攣薬を併用しながらのステロイド治療は非常に難しい．

Memo　薬剤添加リンパ球刺激試験 drug-induced lymphocyte stimulation test(DLST)

　SJS/TENでは発症1週間以内の検査で陽性反応を得やすい．DIHSは早期では陰性で，発症8週以後に陽性になることが多く，ペアで採血することが推奨される．結果がすぐにでないので救急の現場では役に立たないが，原因薬剤確定には早期の検査が望まれる．

Column　急性汎発性発疹性膿疱症 acute generalized exanthematous pustulosis(AGEP)

　急性に38℃をこえる発熱とともに紅斑が出現し，紅斑上に細かい膿疱が多発する．口腔粘膜疹をまれに伴う．末梢血では白血球，CRPが上昇する．重篤感があるが，原因薬剤を中止すると2～3週間で改善する．

● 引用文献
1) 堀川達弥：アレルギーの救急．MB Derma 229：199-205, 2015
2) 塩原哲夫ほか：重症多形滲出性紅斑　スティーブンス・ジョンソン症候群・中毒性表皮壊死症　診療ガイドライン．日皮会誌 126：1637-1685, 2016
3) 出光俊郎ほか：重症薬疹：薬剤性過敏症症候群．診断と治療 103：583-588, 2015
4) 藤山幹子ほか：DIHS症例(3)：Stevens-Johnson症候群とDIHSのオーバーラップ症例．Visual Dermatol 11：145-147, 2012
5) 永島和貴ほか：抗てんかん薬による薬物代謝酵素(CYP3A4)の誘導のためステロイド抵抗性を示した難治性水疱性類天疱瘡の1例．皮膚臨床 58：703-707, 2016

（梅本尚可）

2 分子標的治療薬による皮膚障害

> **救急受診の理由** ▶抗癌剤として分子標的治療薬を用いている患者に生じ，薬剤固有の薬理作用により特有の症状を有する．特にマルチキナーゼ阻害薬に多い手足症候群やEGFR阻害薬による爪囲炎は疼痛により著しくQOLを損なう．

A 分子標的治療薬による皮膚障害とは

　一般的に薬疹はアレルギー性のものが多く，原因薬剤の投与は禁止されることが多い．一方，分子標的治療薬による皮膚障害は，薬剤固有の薬理作用による場合が多く薬剤特有の皮膚症状を呈する．皮膚障害が出現した症例の予後がよいことがあるため，患者のQOL低下につながらない限り，減量や中止は行わず，至適量を選びそのまま薬剤を継続する．

B 診　断

- 手足症候群 hand foot syndrome (HFS)はマルチキナーゼ阻害薬(ソラフェニブ，スニチニブ，ラパチニブなど)に最も多い．
- epidermal growth factor receptor (EGFR)阻害薬(ゲフィチニブ，エルロチニブ，パニツムマブ)は，痤瘡様皮疹，乾燥，亀裂，爪囲炎，毛髪の変化が代表的．
- breakpoint cluster region and Abelson (Bcr-abl)阻害薬(イマチニブ，ニロチニブ，ダサチニブ)では重症薬疹に注意する．

　いずれの皮膚障害のgrade分類もCTCAE v4.0などを用いることが一般的である．表に手足症候群(表1)，痤瘡様皮疹(表2)，爪囲炎(表3)のgrade分類と臨床症状を示す．CTCAE v4.0では副作用の重症度をgrade1～5を表4の原則に従って定義している．

　Bcr-abl阻害薬のうちイマチニブには多彩な皮膚障害が生じ，特にStevens-Johnson症候群，中毒性表皮壊死 toxic epidermal necrolysis (TEN)，急性汎発性発疹性膿疱症 acute generalized exanthematous pustulosis (AGEP)が報告されている．これらはgrade 4, 5の重症薬疹として，直ちに投与を中止し，速やかに皮膚科専門医へのコンサルテーション，皮膚生検，入院して副腎皮質ホルモンの全身投与などの治療が必要である．

表1　分子標的治療薬による手足症候群のgrade（CTCAE v4.0）別症状と治療

grade 1	grede 2	grade 3
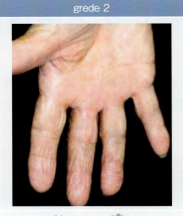	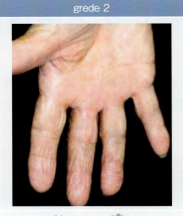	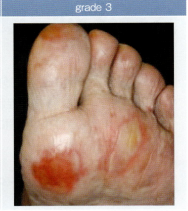
レゴラフェニブ（スチバーガ®）	ラパチニブ（タイケルブ®）	パニツムマブ（ベクティビックス®）
VEGFR1-3, KIT, PDGFR, FGFR阻害薬	EGFR, HER2阻害薬	EGFR阻害薬
疼痛を伴わないわずかな皮膚の変化または皮膚炎（例：紅斑，浮腫，角質増殖症）	疼痛を伴う皮膚の変化（例：角層剥離，水疱，出血，浮腫，角質増殖症）；身の回り以外の日常生活動作の制限	疼痛を伴う高度の皮膚の変化（例：角層剥離，水疱，出血，浮腫，角質増殖症）；身の回りの日常生活動作の制限
strongestクラスのステロイド（デルモベート®軟膏）外用 保湿剤外用（尿素軟膏，ヘパリン類似物質，白色ワセリン）外用		

表2　分子標的治療薬による痤瘡様皮疹のgrade（CTCAE v4.0）別症状と治療

grade 1	grede 2	grade 3
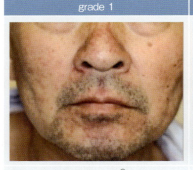	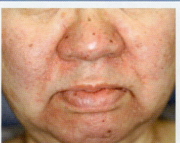	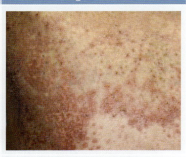
エルロチニブ（タルセバ®）	エルロチニブ（タルセバ®）	アファチニブ（ジオトリフ®）
EGFR阻害薬	EGFR阻害薬	EGFR阻害薬
体表面積の＜10％を占める紅色丘疹および／または膿疱で，瘙痒や圧痛の有無は問わない	体表面積の10～30％を占める紅色丘疹および／または膿疱で，瘙痒や圧痛の有無は問わない；社会心理学的な影響を伴う；身の回り以外の日常生活動作の制限	疼痛を伴う高度の皮膚の変化（例：角層剥離，水疱，出血，浮腫，角質増殖症）；身の回りの日常生活動作の制限
ステロイド外用剤：顔medium～strongクラス		very strongクラス以上
	ミノマイシン®内服100～200 mg/日　1日2回　朝・夕内服	

2. 分子標的治療薬による皮膚障害

表3 分子標的治療薬による爪囲炎のgrade（CTCAE v4.0）別症状と治療

grade 1	grede 2	grade 3
アファチニブ（ジオトリフ®）	タイケルブ（タルセバ®）	ゲフィチニブ（イレッサ®）
EGFR阻害薬	EGFR，HER2阻害薬	EGFR阻害薬
爪襞の浮腫や紅斑；角質の剥脱	局所的処置を要する；内服治療を要する；疼痛を伴う爪襞の浮腫や紅斑；滲出液や爪の分離を伴う；身の回り以外の日常生活動作の制限	外科的処置や抗菌薬の静脈内投与を要する；身の回りの日常生活動作の制限
ミノマイシン®内服100～200 mg/日　1日2回　朝・夕内服，デルモベート®外用		陥入爪手術
スパイラルテープ法	爪のトリミング	
	液体窒素冷凍凝固	

表4 CTCAE v4.0のgrade分類

grade 1	軽症；症状がない，または軽度の症状がある；臨床所見または検査所見のみ；治療を要さない
grade 2	中等症；最小限/局所的/非侵襲的治療を要する；年齢相応の身の回り以外の日常生活動作の制限
grade 3	重症または医学的に重大であるが，直ちに生命を脅かすものではない；入院または入院期間の延長を要する；活動不能/動作不能；身の回りの日常生活動作の制限
grade 4	生命を脅かす；緊急処置を要する
grade 5	AE（adverse event）による死亡

C 治療

- HFSはstrongestクラスのステロイド外用，保湿剤の外用，物理的刺激を避ける，皮膚の保護などのスキンケアを行う（表1，図1）.
- 痤瘡様発疹はgradeに応じてステロイド外用，ミノサイクリン100～200 mg/日内服を行う（表2，図2）.
- 爪囲炎にはstrongestクラスのステロイド外用，ミノサイクリン100～200 mg/日内服から試してみる（表3）.

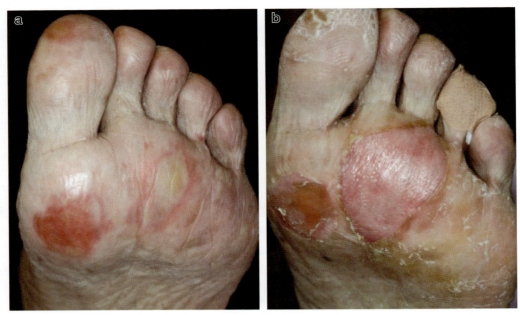

図1 パニツムマブによる手足症候群
65歳,男性.大腸癌術後.a. 足に大きい膿疱,紅斑があり痛くて歩けなくなった.
b. パニツムマブ投与を2週間延期し,紅斑にはクロベタゾールプロピオン酸エステル(デルモベート®)軟膏,潰瘍にはトレチノイントコフェリル(オルセノン®)外用,非固着性ドレッシング(エスアイエイド®)被覆にて上皮化した.

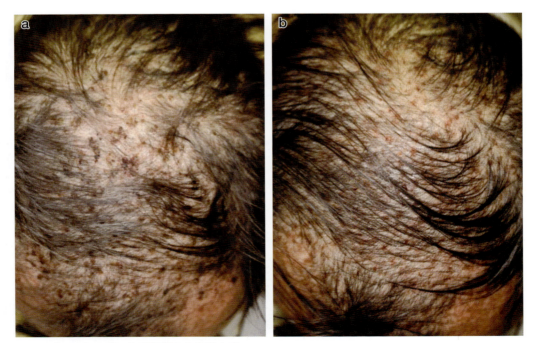

図2 パニツムマブによる頭部の痤瘡様皮疹
a. 頭部の皮疹.
b. ミノサイクリン(ミノマイシン®)200 mg/日,10日間内服,ベタメタゾン酪酸エステルプロピオン酸エステル(アンテベート®)ローション外用により軽快した.

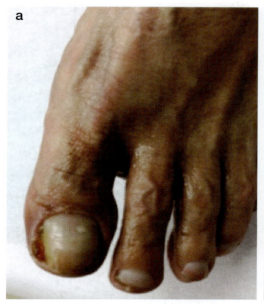 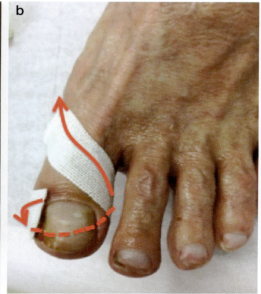

図3 アファチニブによる爪囲炎
a. 爪縁の小さい肉芽.
b. スパイラルテープ法は矢印の方向に巻く.

　HFSのスキンケアは患者指導が重要である.
① 物理的刺激を避ける(締め付けの強い靴や靴下を使用しない,ハイヒールなどつま先に負担のかかる靴を避ける,雑巾絞りは控える,など).
② 熱刺激を避ける.
③ 皮膚の保護(保湿剤外用,やわらかめの靴下をはく).
④ 二次感染予防(清潔を心がける).
⑤ 直射日光にあたらないようにする.
　ミノサイクリン塩酸塩(ミノマイシン®)を使用する際にはめまい,肝障害,長期使用による色素沈着などの副作用に注意する.
　爪囲炎のスパイラル法の実際を図3bに示す.弾性テープを幅1〜1.5 cm,長さ5 cmほどに切り,爪縁より反対側のmetacarpal phalangeal (MP)関節に向けてらせん状に巻く(図3b).周囲皮膚が保たれている場合に適応となり,炎症や乾燥が強い場合にはテープをはがす際に皮膚が剥離してびらん,出血になってしまうことがある.陥入爪手術は救急外来では行わず,後日,皮膚科か形成外科専門医を受診するように勧める.

D 予　後

● 分子標的治療薬のなかには,皮膚障害が顕著な症例ほど治療効果が高いものがあり,安易な中止は禁物.皮膚障害のコントロールが重要.

　エルロチニブ[1],セツキシマブ[2],パニツムマブ[3],は皮膚障害が顕著な症例ほど治療効果が高いことが知られている.このため,皮膚症状をうまくコントロールしながら投与期間を延長し,

抗腫瘍効果を最大限に引き出し，癌治療を成功に結びつけるようにする．

> **Memo** 予防的スキンケアの有効性
>
> 抗EGFR抗体薬のパニツムマブでは予防的治療群（保湿剤，日焼け止め，外用ステロイド薬の使用，ドキシサイクリン100 mgを1日2回内服）が投与6週間後皮膚障害出現率が29％，対照的治療群（皮膚障害発生時に担当医の判断で治療を開始する）が62％であり，予防的なスキンケアを行うことで皮疹（ざ瘡様発疹，瘙痒，毛包炎，爪囲炎）が減少することを報告した（STEPP試験）[4]．

　分子標的治療薬の皮膚障害（HFS，ざ瘡様発疹，爪囲炎）で救急受診した場合には，前述の治療に加えてなるべく分子標的治療薬の中止の指示はするべきではない．必ず癌治療の主治医の外来を受診するように指示し，できれば皮膚障害の程度（CACTE v.4.0の grade）を伝達するのが望ましい．

> **処方例**
> - ミノサイクリン（ミノマイシン®）100 mg 1日2回　朝・夕内服
> - 顔面：mildクラス（ロコイド®）〜strongクラス（リンデロン®-VG）軟膏外用1日2回
> - 体幹，四肢：strongest（デルモベート®）
> - 爪囲炎：strongest（デルモベート®）軟膏外用1日2回

表5　ステロイド外用薬のランク

ランク	主なステロイド外用薬
ストロンゲスト	デルモベート®，ジフラール®，ダイアコート®
ベリーストロング	フルメタ®，アンテベート®，トプシム®，リンデロンDP®，マイザー®，テクスメテン®，ネリゾナ®，パンデル®
ストロング	エクラー®，メサデルム®，ボアラ®，ザルックス®，アドコルチン®，リドメックス®，リンデロンV®，フルコート®
ミディアム	リドメックス®，レダコート®，アルメタ®，キンダベートロコイド®，グリメサゾン®，オイラゾン®
ウィーク	プレドニゾロン®

（文献5）より作成）

● 引用文献

1) Goto K, et al：A prospective, phase II, open-label study（JO22903）of first-line erlotinib in Japanese patients with epidermal growth factor receptor（EGFR）mutation-positive advanced non-small-cell lung cancer（NSCLC）. Lung Cancer 82：109-114, 2013
2) Jonker DJ, et al：Cetuximab for the treatment of colorectal cancer. N Engl J Med 357：2040-2048, 2007
3) Wacker B, et al：Correlation between development of rash and efficacy in patients treated with the epidermal growth factor receptor tyrosine kinase inhibitor erlotinib in two large phase III studies. Clin Cancer Res 13：3913-3921, 2007
4) Lacouture ME, et al：Skin toxicity evaluation protocol with panitumumab（STEPP）, a phase II, open-label, randomized trial evaluating the impact of a pre-Emptive Skin treatment regimen on skin toxicities and quality of life in patients with metastatic colorectal cancer. J Clin Oncol 28：1351-1357, 2010
5) 加藤則人ほか：アトピー性皮膚炎診療ガイドライン2016年版．日皮会誌 126：121-155, 2016

（井上多恵）

3 救急でみる蕁麻疹・血管性浮腫

救急受診の理由
- 全身の膨疹，発熱，かゆみ，咽頭痛，呼吸困難，気分不快のため受診を依頼する．
- 若年で，急激に顔面や四肢の血管性浮腫，腹痛や気道閉塞などの重篤な全身症状を生じ来院する．

Ⅰ．蕁麻疹

A 蕁麻疹とは

　蕁麻疹は限局性の皮膚の浮腫であり，皮膚科診療の中で頻度の高い疾患である．個々の発疹は一過性に生じ，その多くは数時間から24時間以内に消退し，消退後には形跡を残さない．蕁麻疹は原因不明の特発性蕁麻疹やアレルギー性などの原因の明らかな続発性蕁麻疹に分類される．
　急性蕁麻疹には感染性蕁麻疹（ウイルスや細菌感染による），アレルギー性蕁麻疹などがある．アレルギー性蕁麻疹の原因として食物，薬剤などがある．急性蕁麻疹には皮膚症状以外に全身症状を伴う場合があり，蕁麻疹と診察されたら呼吸困難や腹痛などの症状の有無を調べ，全身症状がある場合には迅速な対応を行う．アレルゲンを含む食事摂取後に運動負荷が加わり，蕁麻疹，アナフィラキシー症状をきたす疾患として食物依存性運動誘発性アナフィラキシー food dependent exercise induced anaphylaxis（FDEIA）がある．

B 診　断

- 一過性の浮腫，膨疹であり，遠心性に拡大し地図状，円形の形態をとる．
- 皮疹は通常数時間〜24時間以内に痕跡を残さずに消退する．
- 感染性蕁麻疹では前駆症状あるいは合併症としてしばしば発熱，咽頭痛を合併する．
- 感染性蕁麻疹は小児，若年者に多く，しばしば広範な膨疹を呈する．
- 全身の蕁麻疹に呼吸困難，血圧低下，意識障害など全身症状を伴いアナフィラキシーを呈することがある．原因に薬剤性，食事性が代表的である．
- 食物依存性運動誘発性アナフィラキシー（FDEIA）では原因食の摂取後に運動負荷が加わることで，蕁麻疹，呼吸困難，血圧低下など全身性ショック症状を示す．

　蕁麻疹は，一過性・限局性の浮腫性紅斑で，真皮の浮腫である．遠心性に拡大しながら互いに融合し，地図状，不整形の形態を呈し，通常数時間〜24時間以内に消退する．蕁麻疹は原因の明らかでない特発性蕁麻疹，原因の明らかな蕁麻疹に分類される．急性蕁麻疹で原因の明らかなものとして，アレルギー性蕁麻疹と非アレルギー性蕁麻疹などがある．アレルギーの場合には原因として食物，植物，薬品，昆虫毒素などが含まれる．食物アレルギーの場合には食事摂取1時間以内に蕁麻疹を生じる．アレルゲン抗原として乳幼児では乳製品が多く，成人では小麦，エビ，

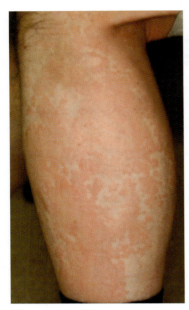

図1　急性蕁麻疹
下腿の膨疹．

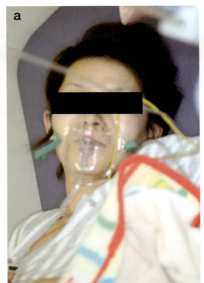
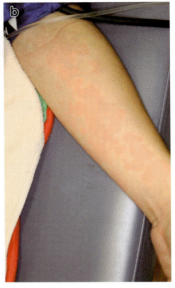

図2　アナフィラキシーショック，蕁麻疹
a．呼吸困難，血圧低下に対して，アドレナリン皮下注射，酸素吸入，抗ヒスタミン薬，ステロイド薬の点滴静注を行う．b．蕁麻疹．

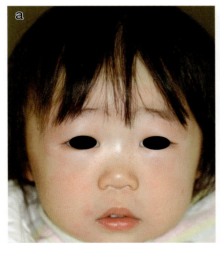
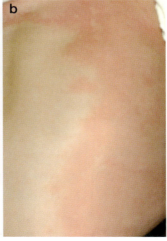

図3　感染性蕁麻疹
乳児の顔面（a），体幹（b）に広範囲に膨疹，発熱を認める．

そばなどがある（図1）．

　重症例では急性蕁麻疹に加えて，喘息や呼吸困難などの呼吸器症状，下痢や腹痛などの腹部症状，血圧低下などの循環器症状，しびれ，意識障害などの中枢神経症状を併発するため，蕁麻疹に気道症状，腹部症状など全身症状を併発するため全身状態の観察も重要である（図2）．

　蕁麻疹の原因には，問診によって原因となる物質について推察し諸検査を行う．原因の検索には血清中の抗原特異IgEの検出，プリックテストが補助的に行われる．

　また小児の急性蕁麻疹ではしばしば細菌やウイルスによって生じる感染性蕁麻疹があり，発熱や咳，咽頭痛とともに全身に膨疹を生じる（図3）．細菌性の場合には白血球増加，CRP増加を認めることがあるため参考になる．また咽頭培養でブドウ球菌や溶連菌などを検出する．またウイ

ルス性蕁麻疹ではEpstein-Barr(EB)ウイルス，エンテロウイルス，アデノウイルスなどによって感染蕁麻疹を生じる．ウイルス性の場合には白血球値など正常である場合も多い．

非アレルギー性蕁麻疹での薬剤性による場合としてアスピリン不耐症がある．アスピリンのほか解熱鎮痛薬でも蕁麻疹を生じる．

急性蕁麻疹で原因食摂取後に運動負荷でアナフィラキシーを生じるFDEIAがある．原因物質として小麦，エビ，イカなどが多い．小麦によるFDEIAでは不溶性蛋白であるωグリアジンが主要抗原であり，発作時に上昇する．運動負荷やアスピリン内服負荷によって血清グリアジンが上昇する．FDEIAの負荷検査では小麦うどんを摂取させた後に運動負荷を行う．

蕁麻疹様紅斑を示す疾患として自己炎症症候群(家族性寒冷蕁麻疹，Muckle-Well症候群，CINCA症候群 chronic infantile neurological cutaneous and articular syndrome)がある．NALP3遺伝子変異のために恒常的にIL-1βが産生される．反復性発熱，関節症状，蕁麻疹様紅斑などの症状を示す．家族性寒冷蕁麻疹は寒冷曝露後に発熱，蕁麻疹，関節痛を生じる．蕁麻疹は通常24時間以内に消退する．Muckle-Well症候群は蕁麻疹に感音性難聴，アミロイドーシスに関節炎，腹痛，結膜炎が併発する．数週間おきに12〜36時間の発作が出現する．CINCA症候群は生後1週間以内より全身の紅斑が生じ，無菌性髄膜炎，感音性難聴，結膜炎，ぶどう膜炎，精神発達遅滞を認めることがある．治療はIL-1βに対する生物学製剤が治療の中心となる．

鑑別診断のポイント　急性蕁麻疹の皮疹は浮腫紅斑，膨疹でありかゆみを伴う．虫刺症，多型紅斑，ウイルス感染症などが鑑別となる．膨疹では比較的短時間で皮疹が消退することなどが鑑別となる．また蕁麻疹に全身症状を伴う場合には，麻疹などのウイルス感染症，敗血症性ショックなどが鑑別となる．

C 治療

- 急性蕁麻疹の治療は抗ヒスタミン薬の投与が原則である．
- アレルギー性の場合や原因の明らかな場合には原因を探索し，原因除去に務める．
- 細菌性の感染性蕁麻疹では抗ヒスタミン薬に抗菌薬を併用すると有効である場合が多い．
- 重症の急性蕁麻疹には抗ヒスタミン薬に加えて，短期間のステロイドを併用する．
- アナフィラキシーでは抗ヒスタミン薬投与と同時に，アドレナリン(ボスミン®)の筋注・皮下注を行う．

蕁麻疹の治療は，急性では悪化因子の除去と抗ヒスタミン薬を中心とした薬物療法が主体である．急性蕁麻疹で診察時に原因の明らかな場合で可能な場合には原因を除去するようにする．急性蕁麻疹で症状が出ている場合に抗ヒスタミン薬を数日間服用する．継続する場合には数日以上完全に消退するまで内服を行う．効果が少ない場合には増量や追加などを行う．

緊急性を有する蕁麻疹としては植物，食物，昆虫毒素によるアナフィラキシーがある．眼球充血，鼻汁，呼吸困難，血圧低下など全身症状を有する場合には，早期の気道確保，循環器の確保，抗ヒスタミン薬の投与，アドレナリンの筋肉内・皮下注射を行う．問診で原因となる抗原を推測し，原因が同定できる場合には生活環境における原因物質除去を行う．

また生活指導としてエピペン®の自己注射の指導を行い，必要に応じて自己注射できるように常に携帯する．

発熱などの全身症状を伴う場合は急性感染性蕁麻疹が疑われる．上気道炎や咽頭炎の症状があ

り，これに引き続いて生じる．特に小児では多い．検査で白血球数，好中球，CRPの上昇など炎症の上昇を示す場合がある．細菌性蕁麻疹ではしばしば溶連菌が原因である．細菌感染が原因である場合には抗菌薬投与を行う．ウイルス性蕁麻疹の場合には抗ヒスタミン薬の単独投与を行う．時に効果不十分の場合にはステロイド投与を行うが，全身の感染症状の悪化を誘導する可能性も注意して慎重に対応する．通常一過性に経過し数週間で感染の治癒に伴い蕁麻疹も自然消退する．

原因の明らかでない特発性の場合には抗ヒスタミン薬を服用する．重症化する場合にはごく短期間のステロイド内服を行う場合もある．補助的な治療として抗ロイコトリエン内服，H_2受容体拮抗薬，トラネキサム酸，グリチルリチン酸などの追加があるが保険適用外である．

II．血管性浮腫

A 血管性浮腫とは

- 血管性浮腫は口唇や眼瞼に生じる浮腫でやや深い部分に生じる．
- 限局性の浮腫で持続時間が長く数時間〜数日間持続する．
- 通常自覚症状はなく，かゆみもないことが多い．
- 皮膚以外の症状として気道症状や消化器症状を伴うことがある．
- しばしばアナフィラキシーを生じやすく，喉頭浮腫，呼吸困難などの症状を呈する．

血管性浮腫は蕁麻疹よりやや深く真皮深層から皮下組織の浮腫によって生じる．血管性浮腫は全身どこでも生じうるが特に顔面，眼瞼，口唇に多発することが多い．血管性浮腫の原因は，特発性，遺伝性のもの，後天性のものとして薬剤性のものなどがある．特に喉頭浮腫による呼吸困難や血圧低下などアナフィラキシーショックを生じうるので迅速な全身状態の観察が重要である．

B 診　断

- HAEでは24時間以上継続するかゆみのない血管性浮腫が再発し，抗ヒスタミン薬が無効である．C1 INH低下とC4低下を認める．家族性では家族歴に血管性浮腫を生じることも診断に有用である．
- 後天性のC1 INH不全として，外傷，抜歯，ストレスを誘因として，舌，口唇，頭頸部，四肢に出現する．数日間〜1週間程度継続する．C1 INH欠乏状態ではC4が消費されC4が低下する．C4が低下している場合にC1qが正常であれば遺伝性であり，C1qが低値であれば後天性を考える．

血管性浮腫は真皮深層から皮下組織または粘膜下組織に発症する浮腫である．遺伝性，薬剤性，後天性があり，その他に特発性がある．原因の明らかなものとして薬剤性などがある．

特発性の血管性浮腫は明らかな誘因なく，後天性に顔面，特に口唇や眼瞼に浮腫を生じるもので，しばしば年に数回繰り返す（図4）．個疹は数時間から数日間経過する場合が多い．症状は血管性浮腫のみの場合，血管性浮腫に蕁麻疹を合併する場合がある．鑑別疾患として丹毒，蜂窩織炎，虫刺症などがある．C1 INH異常によるものは本疾患より除外する．血管性浮腫の全体の3割程度を占め多くで抗ヒスタミン薬が有効である．

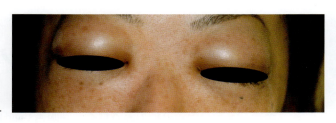

図4 特発性血管性浮腫
上眼瞼の顕著な浮腫を認める．

　遺伝性のものとして，遺伝性血管浮腫 hereditary angioedema(HAE)がある．C1 inhibitor活性不全による後天性がある．検査としてC1 inhibitor活性，C3，C4，C1q，CH50を検索する．遺伝性血管性浮腫は遺伝子に欠損を生じる常染色体優性遺伝性疾患であり，C1 INH遺伝子異常による．C1 INHは補体（C1），カリクレイン，凝固系（IX因子），線溶系（プラスミン）の活性を抑制しているが，C1 INHが欠損または機能が低下することによって補体の活性，線溶亢進，ブラジキニン合成を介する血管拡張，血管透過性亢進を誘導し血管性浮腫を生じる．1型はC1 INHの量が低下しているもので，2型は量は正常であるが機能が低下しているものである．3型はC1 INHの量や機能は正常であるが，凝固第XII因子，エストロゲンの機能が低下している．小児〜思春期に生じる場合が多い．臨床症状は皮膚，胃腸粘膜，気道粘膜の一過性の発作性の浮腫である．血管性浮腫は顔面や四肢に浮腫を生じやすい．再発性であり24時間以上持続する．かゆみは伴わない．疝痛発作様の腹痛を繰り返して生じることがある．喉頭浮腫による呼吸困難，窒息などを生じることがある．検査では，HAEはC1 INHの低下とともに補体のC4が低下する．この2項目の特異性が高い．

　後天性血管性浮腫は二次的にC1 INHが低下することによって生じ比較的まれである．1型では原疾患による補体の活性化に伴いC1 INHが消費される．2型ではC1 INHに対する自己抗体の出現によって生じる．原疾患としては悪性度の低いリンパ球増殖性疾患，自己免疫疾患，胃癌などの合併例の報告がある．中高年に多く，症状は頭頸部，四肢の血管性浮腫であり，一度出現すると数日から1週間程度継続する．外傷，歯科治療，ストレスなどを契機に出現する．上気道の浮腫では呼吸困難を生じる．腹痛，下痢などの消化器症状を伴う．

　薬剤性はACE阻害薬などによって生じる．機序はキニナーゼ阻害，ブラジキニン蓄積によってプロスタグランジン産生，血管拡張，血管性浮腫を生じる．

C 治　療

　遺伝性血管性浮腫の治療では急性発作時には抗ヒスタミン薬とステロイドは無効である．急性発作に著効であり保険適用がある薬剤として血漿由来C1 INH製剤であるベリナートPである．C1 INH製剤は健常人では4.5日と半減期が長く発作の再発が生じにくい．歯科治療の予防としては血漿由来C1 INH製剤を処置前に投与する．長期的予防としてトラネキサム酸，アンドロゲン製剤（ダナゾール），血漿C1 INH製剤などがある．

　特発性の場合には因果関係のある因子を問診で十分に聞き，検査する．特発性の場合には抗ヒスタミン薬が有効である．その他トラネキサム酸などを使用する．開眼，閉口困難な場合には短期的にステロイド内服を検討する．

　薬剤性としてACE阻害薬による血管浮腫があり中止し変更を行う．

　後天性の場合には抗ヒスタミン薬やステロイドは無効である．血漿製剤のC1 INH製剤が著効を示す．

（中村晃一郎）

4 アナフィラキシーショック

救急受診の理由 ▶全身の蕁麻疹のみでなく，呼吸苦や血圧低下などが生じ，死に至ることもあるため救急搬送される．まずは救命のための迅速な初期治療が重要である．症状が落ち着いた後はアナフィラキシーの原因究明や再発予防への対応のため，皮膚科へ紹介となることが多い．

A アナフィラキシーショックとは

　主にⅠ型アレルギー反応の結果，肥満細胞や好塩基球から遊離されるケミカルメディエーターによって起こる急激な全身症状で，血圧低下を伴う呼吸・循環障害である[1]．
　また，アナフィラキシーガイドライン[2]ではアナフィラキシーを「アレルゲン等の侵入により，複数臓器に全身性にアレルギー症状が惹起され，生命に危機を与え得る過敏反応」，アナフィラキシーショックを「アナフィラキシーに血圧低下や意識障害を伴う場合」と定義している．
　アナフィラキシーショックによる死亡数は年間50〜70人前後と報告されている[2]．
　アナフィラキシーショックの原因は，食物，薬剤など多岐にわたる（表1）．

1. 医薬品関連によるアナフィラキシーショック

　抗菌薬（βラクタム系，ニューキノロン系が多い），解熱鎮痛薬，抗腫瘍薬，局所麻酔薬，筋弛

表1 アナフィラキシーショックの原因物質

IgEが関与する免疫学的機序	食物	小児	鶏卵，牛乳，小麦，甲殻類，ソバ，ピーナッツ，ナッツ類，ゴマ，大豆，魚，果物など
		成人	小麦，甲殻類，果物，大豆(豆乳)，ピーナッツ，ナッツ類，アニサキス，スパイス，ソバ，魚など
	昆虫		刺咬昆虫(ハチ，蟻)など
	医薬品		βラクタム系抗菌薬，NSAIDs，生物学的製剤，造影剤，ニューキノロン系抗菌薬など
	その他		天然ゴムラテックス，職業性アレルゲン，環境アレルゲン，食物＋運動，精液など
IgEが関与しない免疫学的機序	医薬品		NSAIDs，造影剤，デキストラン，生物学的製剤など
非免疫学的機序（例：マスト細胞を直接活性化する場合）	身体的要因		運動，低温，高温，日光など
	アルコール		
	薬剤		オピオイドなど
特発性アナフィラキシー（明らかな誘因が存在しない）	これまで認識されていないアレルゲンの可能性		
	マスト(肥満)細胞症		クローン性マスト細胞異常の可能性

（文献2）より引用）

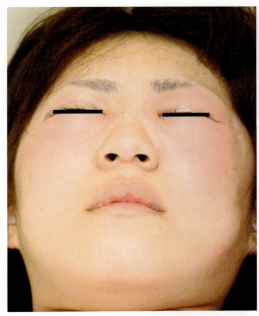

図1 小麦によるアナフィラキシーショック(19歳,女性)

ピザ摂取後に眼瞼浮腫,全身の蕁麻疹,紅斑がみられた.

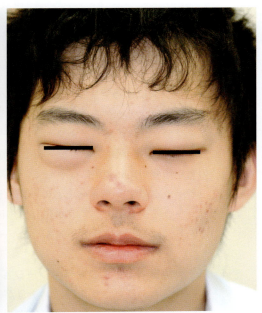

図2 口腔アレルギー症候群によるアナフィラキシーショック(17歳,男性)

朝食(炊き込みごはん,オレンジジュース)を摂取後に咽頭痛,眼瞼浮腫,喉頭浮腫,呼吸苦が出現した.プリックテストでオレンジジュース,キウイ,トマト陽性.口腔アレルギー症候群によるアナフィラキシーと考えられた.

緩薬,生物学的製剤,造影剤,輸血など,医薬品関連が原因のアナフィラキシーショックは多い.経口内服薬や注射剤だけではなく,点眼薬によるアナフィラキシーショックも報告されている[3].また,医療従事者が調剤中にアナフィラキシーショックをきたす接触蕁麻疹症候群contact urticarial syndrome(CUS)もある.

2. 食物によるアナフィラキシーショック

　欧米ではピーナッツ・ナッツ類,日本では鶏卵,乳製品,小麦,ソバ,ピーナッツが原因となることが多い[2].

　食物依存性運動誘発性アナフィラキシー food-dependent exercise-induced anaphylaxis(FDEIA)では小麦製品,甲殻類など原因食物を摂取した後に運動をすることで蕁麻疹反応が生じ,重症の場合にはアナフィラキシーショックに至る(図1).

　近年,加水分解小麦含有石鹸「茶のしずく」を使用したことで発症する小麦依存性運動誘発性アナフィラキシーの健康被害が多数報告されている[4].

　口腔アレルギー症候群oral allergy syndrome(OAS)では原因果物・野菜を摂取後数分以内に口腔内や喉頭の違和感,ひりひり感,かゆみなどが生じ,アナフィラキシーショックになることがある(図2).花粉症に合併することが多く,カバノキ科ハンノキ属(ハンノキ)・カバノキ属(シラカンバ)はバラ科果物(リンゴ,モモ,サクランボなど),イネ科とブタクサはウリ科果物(メ

ロン，スイカなど），ヨモギはセリ科野菜（セロリ，ニンジンなど）と交差反応しやすい[5]．ラテックスアレルギーではアボカド，クリ，バナナなどと交差反応して，アナフィラキシーを誘発する場合がある．

3. ラテックスによるアナフィラキシーショック

天然ゴムラテックスタンパクに対するIgE抗体を保有するものに生じる即時型アレルギーである．ラテックスによるアナフィラキシーショックのハイリスクグループは医療従事者，アトピー性皮膚炎患者，医療処置を繰り返し実施されている患者（特に二分脊椎患者），天然ゴム製の手袋の着用頻度が高い職業に従事している者である．

ラテックスアレルギー患者の一部はラテックスと交差反応性の高いアレルゲンを保有するクリ，キウイ，バナナ，アボカド，トマトなどを摂取した際に即時型アレルギー反応を起こすことがあり，この反応はラテックス・フルーツ症候群と呼ばれる．

4. ハチ刺症によるアナフィラキシーショック

初めてハチに刺された際にハチ毒が体内に注入され，ハチ毒を抗原としてIgE抗体が産生され，2度目以降の刺傷時にこのIgE抗体に基づくアレルギー反応からアナフィラキシーショックを起こす．

B 診 断

- アナフィラキシーショックの診断は一刻を争う．
- 発症時の状況について迅速かつ正確に情報収集することがだいじである．
- 全身の蕁麻疹や喘息様症状が診断の手掛かりとなる

アナフィラキシーガイドライン[2]によるアナフィラキシーの診断基準を**表2**に示す．

このうち，循環器症状（血圧低下や意識障害）を伴うものがアナフィラキシーショックである．

皮膚や粘膜症状がない患者の場合は，気管支喘息や心不全と誤診される可能性があり，また，アレルギーやアナフィラキシーの既往がない場合，患者にアレルゲン曝露の自覚がない場合などは診断が遅れることがあり，注意が必要である．

C 治 療

- まずはバイタルサインの確認と初期対応（蘇生）を行う．
- アナフィラキシー治療の基本はアドレナリン筋注である．
- ステロイドはよく使用されるが，作用発現が遅く急性期の治療の適応ではない．症状遷延や二相性反応の予防に用いられる．
- エピペン®処方の適応を見極める．

1. 初期治療

アナフィラキシーショック患者の初期対応は以下の手順で行う[2]．

① **バイタルサインの確認**：循環，気道，呼吸，意識状態，皮膚，体重を評価する．

表2 アナフィラキシーショックの診断

次の1〜3のうち，いずれかに該当すればアナフィラキシーと診断する

1. 皮膚症状（全身の発疹，瘙痒または紅潮），または粘膜症状（口唇，舌，口蓋垂の腫脹など）のいずれかが存在し，急速に（数分〜数時間以内）に発現する症状で，かつ下記a, bの少なくとも1つを伴う．	
a. 呼吸器症状	呼吸困難，気道狭窄，喘鳴，低酸素血症
b. 循環器症状	血圧低下，意識障害
2. 一般的にアレルゲンとなりうるものへの曝露の後，急速に（数分〜数時間以内）発現する以下の症状のうち，2つ以上を伴う．	
a. 皮膚粘膜症状	全身の発疹，瘙痒，紅潮，浮腫
b. 呼吸器症状	呼吸困難，気道狭窄，喘鳴，低酸素血症
c. 循環器症状	血圧低下，意識障害
d. 持続する消化器症状	腹部疝痛，嘔吐
3. 当該患者におけるアレルゲンへの曝露後の急速な（数分〜数時間以内）血圧低下．	
収縮期血圧低下の定義	平常時血圧の70％未満または下記 　生後1ヵ月〜11ヵ月　＜70 mmHg 　1〜10歳　　　　　　＜70 mmHg+（2×年齢） 　11歳〜成人　　　　　＜90 mmHg

（文献2）より引用改変）

② **アドレナリンの筋肉注射**：0.01 mg/kg（最大量；成人0.5 mg，小児0.3 mg）を必要に応じて5〜15分ごとに再投与する．

③ **患者を仰臥位にする**：仰臥位で30 cm程度足を高くする．呼吸が苦しいときは少し状態を起こす．嘔吐しているときは顔を横向きにする．アナフィラキシーショック発症時には体位変換をきっかけに急変する可能性があるため（empty vena cava/empty ventricle syndrome）急に座ったり立ち上がったりする動作を行わない．

④ **酸素投与**：必要な場合，フェイスマスクか経鼻エアウェイで高流量（6〜8 L/分）の酸素投与を行う．

⑤ **静脈ルートの確保**：必要に応じて0.9％（等張/生理）食塩水を5〜10分の間に成人なら5〜10 mL/kg，小児なら10 mL/kg投与する．

⑥ **心肺蘇生**：必要に応じて胸部圧迫法で心肺蘇生を行う．

⑦ **バイタル測定**：頻回かつ定期的に患者の血圧，脈拍，呼吸状態，酸素化を評価する．

1）薬物治療の第一選択[2]

　薬物治療の第一選択はアドレナリンである．アナフィラキシーと診断した場合，または強く疑われる場合には，大腿部中央の前外側に0.1％アドレナリン0.01 mg/kgを直ちに筋肉注射する．アドレナリンの効果は短時間で消失するため，症状が続く場合は追加投与する．

　アドレナリン筋注が適応となるのは，不整脈，低血圧，心停止，意識消失，嗄声，犬吠様咳嗽，嚥下困難，呼吸困難，喘鳴，チアノーゼ，持続する我慢できない腹痛，繰り返す嘔吐などの症状がある場合である．また，これらの症状がなくても，過去の重篤なアナフィラキシーの既往がある場合や症状の進行が激烈な場合，気管支拡張薬吸入で改善しない呼吸器症状がある場合にはアドレナリン筋注を行うことがある．

アドレナリンはα作用により皮膚毛細血管収縮による末梢抵抗増加，収縮期血圧上昇，β_1作用により心拍数増加心筋収縮力増強，冠動脈拡張，β_2作用により気管支筋の弛緩，腸管弛緩，炎症物質遊離抑制などの作用があり，アレルギー症状を緩和させる[6]．

2）薬物治療の第二選択

H_1抗ヒスタミン薬は瘙痒感，紅斑，蕁麻疹，血管浮腫，鼻および眼の症状を緩和するが，呼吸器症状には無効である[2]．

β_2刺激薬は咳嗽，喘鳴などの下気道症状に有効であるが，嗄声などの上気道閉塞症状には無効である[6]．ステロイドは二相性アナフィラキシーを予防する効果があると考えられているが，作用発現に数時間を要し，その効果は立証されていない．

2. その後の治療，管理

> **処方例** ● エピペン®
> 体重15 kg以上の場合：0.15 mg製剤
> 体重30 kg以上の場合：0.3 mg製剤

アナフィラキシーの再発予防のためには，アナフィラキシーの誘因の確定が望ましい．発症時の状況からある程度は誘因を予測することは可能だが，特定するためには皮膚科専門医へ紹介し，精査することが必要である．皮膚科ではアナフィラキシーの誘因確定のため，主にプリックテストや場合によっては入院管理のうえ，再投与試験を行うこともある．

誘因が確定できた場合には，再発予防のため誘因を回避することが当然重要であるが，回避できない場合や，誤って摂取してしまう可能性もある．したがって，アナフィラキシー反応を起こした既往のある患者またはアナフィラキシーを発現する可能性の高い患者にはアドレナリン自己注射（エピペン®）を処方する．

エピペン®は使用時に自動で注射針が出て筋肉注射をすることができる自己注射用のアドレナリン製剤である．エピペン®を処方するには，ファイザー株式会社が行っている講習を受け登録医になる必要がある．

処方されたエピペン®を使用することができるのは，原則的に患者本人とその保護者であるが，患者がエピペン®を携帯しているときには，学校の教職員が代わりに注射してもよいとされている．また，救命救急士も患者がエピペン®を携帯している場合には注射することが許可されている．

エピペン®の使用が推奨されるのは，強い呼吸器症状や強い消化器症状が出現したときと循環器症状が出現したときである[6]．このような症状が出現した際には，速やかにエピペン®を使用し，その後医療機関を受診する．

実際にはエピペン®を処方されている患者がアナフィラキシーを発症した際に，自己注射に対する不安感やエピペン®の不携帯などの理由から，エピペン®を使用せずに医療機関を受診することも多い．アナフィラキシーを発症した際には冷静かつ迅速に自己注射を行うこと，エピペン®は外出時常に携帯しておくこと，正しく使用できるように常日頃から訓練をしておくこと，などの患者指導を行うことが重要である．

●引用文献

1) 出光俊郎ほか：アナフィラキシーショック（ハチ刺症を含む）．最新皮膚科学大系第1版 2, 玉置邦彦編, 中山書店, p275-281, 2003
2) 日本アレルギー学会Anaphylaxis対策特別委員会：アナフィラキシーガイドライン, 2014. http://www.jsaweb.jp/modules/journal/index.php?content_id=4
3) 永島和貴ほか：市販点眼薬の添加物であるクロルヘキシジングルコン酸塩による即時型アレルギーの1例．臨皮 69：993-996, 2015
4) Fukutomi Y, et al：Rhinoconjunctival sensitization to hydrolyzed wheat protein in facial soap can induce wheat-dependent exercise-induced anaphylaxis. J Allergy Clin Immunol 127；531-533, 2011
5) 厚生労働科学研究班：食物アレルギー診療の手引き 2014. http//www.hosp.go.jp/～sagami/rinken/crc/topics/index.html
6) 浅海智之ほか：アナフィラキシーに対するアドレナリン自己注射．診断と治療 103：1171-1177, 2015

（飯田絵理）

各論 Ⅰ．薬疹・蕁麻疹・ショック・アレルギー

5
接触皮膚炎，全身性接触皮膚炎，接触皮膚炎症候群

救急受診の理由
▶ 通常の接触皮膚炎で患者本人も「かぶれ」と自覚する場合には皮膚科の一般外来を受診することが多いが，重症な場合（例：うるしなどの植物による接触皮膚炎で顔面腫脹が著しいときなど）は救急受診することもある．また，全身性接触皮膚炎や接触皮膚炎症候群の場合には一見して「かぶれ」が原因とわからないことも多く，救急受診することがある．
▶ 皮膚症状を治療するのみではなく，原因を解明して再発を防ぐことが皮膚科医の務めである．

A 接触皮膚炎，全身性接触皮膚炎，接触皮膚炎症候群とは

1．接触皮膚炎

接触皮膚炎とは外来性の刺激物質やアレルゲンが皮膚に接触することによって発症する湿疹性の炎症反応[1]，すなわちいわゆるかぶれといわれる皮膚反応である（図1，2）．
アレルギー性接触皮膚炎と刺激性接触皮膚炎があり，アレルギー性はアレルギー機序によって

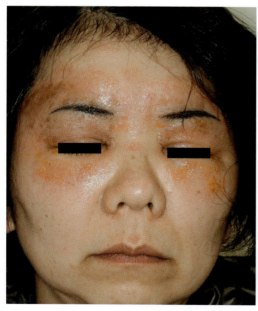
図1 アートメイクによる接触皮膚炎（43歳，女性）
眉毛部にアートメイクを施行後．眉毛部から眼瞼周囲に紅斑，漿液性水疱が多発している．

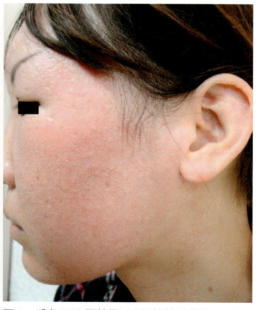
図2 ざ瘡OTC医薬品による接触皮膚炎（19歳，女性）
ざ瘡用のOTC外用薬を使用した翌日，顔面全体に紅斑と腫脹がみられ，小水疱や膿疱も多発している．パッチテストでイブプロフェンピコノールが陽性であった．
（今川皮膚科 今川一郎先生ご提供）

表1 接触皮膚炎の主な原因

限局性	被髪頭部	ヘアダイ・シャンプー・育毛剤・ヘアピンなど
	顔面	化粧品・外用剤・サンスクリーン剤・メガネ
	眼周囲	点眼薬・眼軟膏・花粉・手に付着したアレルゲン・ビューラー・化粧品など
	口唇・口周囲	口紅・リップクリーム・歯磨き粉・マンゴー・金属
	耳,耳介周囲	ピアス・頭皮に使用したもの・補聴器・メガネ
	頸部	ネックレス,聴診器・ヘアケア用品・衣類洗剤
	手	接触したものすべて・洗剤・手袋など
	上肢	ブレスレット・時計・洗剤
	足	靴下・靴・抗真菌薬
	下肢	消毒薬・外用薬
	体幹	下着・ゴム・ベルトバックル・下着金具・衣類洗剤
	腋窩	デオドラント・香水
	陰部	コンドーム・生理用品・外用薬・避妊薬品
全身性	接触皮膚炎症候群	外用薬(抗菌薬・消炎鎮痛薬)・植物・衣類
	全身性接触皮膚炎	金属・薬剤

(文献1)より引用改変)

感作された人にのみ生じる反応であり,刺激性は毒性を持つ物質により起こり刺激閾値を超えれば誰でも初回曝露でも生じうる反応である.原因物質は日用品,化粧品,植物,職業性物質など多岐にわたる(表1).通常この反応は原因となる物質が直接皮膚に接触した部位とその周辺に限局して局所的に生じるが,原因物質が強いアレルギー反応を起こした場合には全身的に汎発性に皮膚病変が生じることがある.この場合,初期の接触感作はすべて経皮的に行われるが,全身の皮疹を誘発する際,吸収経路によって次の2つに分けることができる[2].1つはアレルゲンが経皮的に吸収されて起こる接触皮膚炎症候群であり(図3),もう1つは接触アレルゲンが非経皮的(経口・経粘膜・吸入・注射など)に吸収されることにより生じる全身性接触皮膚炎である(図4).

2. 全身性接触皮膚炎

全身性接触皮膚炎は,過去に皮膚において接触感作を起こしたアレルゲンが非経皮的(経口,経気道,経粘膜的)に吸収されることで惹起される全身の皮膚炎である.以前は代表的な例として体温計破壊による水銀皮膚炎があったが,現在は水銀体温計や赤チンなどの消毒薬が使用されなくなってきているため,水銀皮膚炎の頻度は少なくなった.現在,頻度が高いのは医薬品が原因となるもので,痔疾用薬や腟錠の全身性接触皮膚炎や,経皮感作を起こした外用薬と同系統の薬剤を全身投与することによる全身性接触皮膚炎である.

3. 接触皮膚炎症候群

接触皮膚炎症候群は,接触皮膚炎を原因とした一種の自家感作性皮膚炎と考えられる[2].すなわち,アレルゲンと直接接触した部位の強い炎症と関連して,それ以外の遠隔皮膚に汎発性の散布疹が生じる.強い感作性物質であるウルシやギンナン,サクラソウなどの植物や,抗菌薬や抗真菌薬の外用剤,NSAIDsの外用剤などが原因となることが多い(表2).また,金属を扱う職業

表2 接触皮膚炎症候群と全身性接触皮膚炎の原因

病型		原因物質
接触皮膚炎症候群	抗菌薬	硫酸フラジオマイシン，ゲンタマイシン，クロラムフェニコール，塩酸オキシテトラサイクリン
	抗真菌薬	クロマトリゾール，ケトコナゾール，塩酸ネチコナゾール，硝酸スルコナゾール，ビホナゾール，ラノコナゾール
	NSAIDs	ブフェキサマク，イブプロフェンピコノール，ウフェナマート，ジクロフェナクナトリウム，インドメタシン，ケトプロフェン，ピロキシカム
	局所麻酔薬	塩酸プロカイン，アミノ安息香酸エチル，塩酸ジブカイン，塩酸リドカイン
	鎮痒外用薬	塩酸ジフェンヒドラミン，クロタミトン，L-メントール，サリチル酸グリコール，サリチル酸メチル
	その他	キク，ウルシ，カシューナッツオイル，ギンナン，ハゼ，サクラソウ，マンゴー，塩化ビニル手袋，メチルメタクリル酸，エポキシ樹脂，金属（ニッケル，コバルト，クロム）
全身性接触皮膚炎	痔外用薬	プロクトセディル®，強力ポステリザン®など
	抗菌薬	クロマイ腟錠®，アクロマイシン®トローチ，硫酸アミカシン（注射）など
	その他	水銀，金属含有食物（大豆，コーヒー，ココア，ナッツ，ワカメ，ヒジキ），金属の粉塵（ニッケル，コバルト，クロム），ヨード，ヨウ素，パラベン，ギンナン，茶葉，たばこ，ホルマリンなど

（文献2）より引用改変）

の従事者やピアス装着者などは金属アレルゲンによる経皮感作が成立し，アレルゲンの曝露が続くと接触皮膚炎症候群を発症することがある．また特殊な例として塩化ビニル手袋やエポキシ樹脂，アクリル樹脂などが原因となることもある．

B 診　断

- 皮膚炎の生じた部位や職業，生活様式をヒントに原因物質を推測する．
- 接触皮膚炎の診断確定はパッチテストで行う．
- 原因物質の推定が難しい場合には，ジャパニーズスタンダードアレルゲンを用いたパッチテストを行う．

　接触皮膚炎の診断・治療のためには接触皮膚炎の可能性を疑うことが第一歩である．特定の場所に限局して生じた皮疹や，何かに接触して生じたとわかっている皮疹の場合などは接触皮膚炎の可能性を疑うことは容易であるが，そうでない場合にはアトピー性皮膚炎，湿疹などの診断で漫然とステロイド外用治療がなされてしまう場合もある．

　臨床所見や問診から接触皮膚炎を疑った場合には，いつからどの部位に皮疹が生じたのか，患者の職業や趣味，生活様式をヒントに原因物質を推測する．接触皮膚炎の原因となる物質は，日用品，化粧品，植物，職業性物質など多岐にわたるが，皮疹の生じる場所によってある程度推測することが可能である（表1）．

　原因物質を推測したら，パッチテストで確定診断を行う．これは抗原と推定した物質を皮膚に貼付した後，同部位の皮膚所見を観察してアレルギーの有無を判定する．遅延型アレルギーの抗原を実証するための皮膚テストである．具体的には，原因物質と推定したアレルゲンをFinn

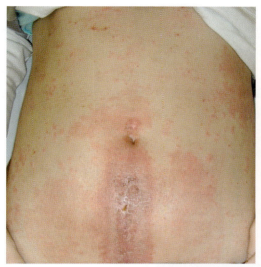

図3　ダーマボンド®による接触皮膚炎症候群（32歳，女性）
腹部の手術で閉創にダーマボンド®を使用した．創部周囲に紅斑がみられ，腹部，四肢体幹に紅色丘疹が多発していた．

表3　パッチテストパネル®(S)に含まれるアレルゲン一覧

No.	アレルゲン名（No.9，18は陰性対照のため除く）	種類
1	硫酸ニッケル	金属
2	ラノリンアルコール	油脂
3	フラジオマイシン硫酸塩	抗生物質
4	重クロム酸カリウム	金属
5	カインミックス	局所麻酔剤
6	香料ミックス	香料
7	ロジン（精製松脂）	樹脂
8	パラベンミックス	防腐剤
10	ペルーバルサム	樹脂
11	金チオ硫酸ナトリウム	金属
12	塩化コバルト	金属
13	P-tert-ブチルフェノールホルムアルデヒド樹脂	樹脂
14	エポキシ樹脂	樹脂
15	カルバミックス	ゴム硬化剤
16	黒色ゴムミックス	ゴム老化防止剤
17	イソチアゾリノンミックス	防腐剤
19	メルカプトベンゾチアゾール	ゴム硬化剤
20	パラフェニレンジアミン	染料
21	ホルムアルデヒド	防腐剤
22	メルカプトミックス	ゴム硬化剤
23	チメロサール	水銀化合物
24	チウラムミックス	ゴム硬化剤

注：本製品にはジャパニーズスタンダードアレルゲン25種類のうち，Primin，Urushiol，Sesquiterpene lactone mix，Mercuric chlorideの4種類のアレルゲンは含まれていない．

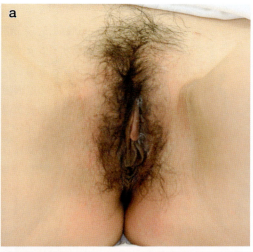

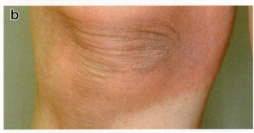

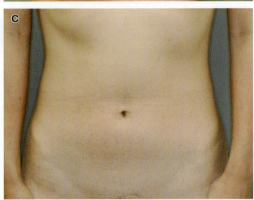

図4　クロラムフェニコール腟錠による全身性接触皮膚炎（35歳，女性）
クロラムフェニコール腟錠を挿入したあと，外陰部(a)，膝(b)，体幹(c)に紅斑が多発してみられた．パッチテストでクロラムフェニコール陽性．

表4　パッチテスト判定基準

ICDRG基準	反応
−	反応なし
+？	紅斑のみ
+	紅斑+浸潤，丘疹
++	紅斑+浸潤+丘疹+小水疱
+++	大水疱
IR	刺激反応
NT	施行せず

+以上を陽性反応とする

Chamber などのパッチテストユニットにのせ，患者の背部や上腕などの皮膚に貼りつけ，48時間後，72時間または96時間後，1週間後に判定を行う．アレルゲンの調整方法については過去の文献や接触皮膚炎診療ガイドライン[1]を参考にする．

以上は原因物質が推定できる場合のパッチテストの方法であるが，実際には臨床所見や経過から接触皮膚炎を疑っても，その原因物質を推測することが困難な場合も多い．何らかの接触皮膚炎が疑われるが明らかな原因物質が容易に推定できない症例に対しては，スクリーニングとしてジャパニーズスタンダードアレルゲンを用いてパッチテストを施行することを検討する[3]．ジャパニーズスタンダードアレルゲンは日本皮膚アレルギー・接触皮膚炎学会パッチテスト試薬共同研究員会が選定した，わが国で陽性率の高い25種類の抗原をそろえたものである．また，平成27年5月に発売開始となったパッチテストパネル®(S)は，ジャパニーズスタンダードアレルゲン21種のほか1種類のアレルゲンを2枚のパネルに配置し，一度にアレルゲン22種類のパッチテストを行うことができる ready to use の検査薬である（表3）．これにより，必要なアレルゲンを入手して試薬を一つずつ貼りつけるという作業がなくなり，簡便にパッチテストを施行することが可能となった．

なお，パッチテストの判定基準はICDRG基準（表4）を用い，＋以上の反応を陽性とする．

C 治療

- 急性期の治療にはステロイド外用，抗ヒスタミン薬の内服を行う．症状が強い場合にはステロイド内服を検討する．
- 再発を避けるために，原因物質との接触を避けるよう患者指導を行う．

1. 初期治療

通常は原因物質の回避，ステロイド外用，抗ヒスタミン薬の内服治療で改善するが，全身に皮疹の拡大を認める例では，プレドニゾロンを0.2〜0.5 mg/kg程度で投与する．

> **処方例**
> - 外用：アンテベート®軟膏(体)，ロコイド®軟膏(顔)
>   内服：アレグラ®錠120 mg/日　1日2回　朝・夕内服
> - 重症のときは上記に加えプレドニン®錠20 mg/日　1日2回　朝・夕内服

2. その後の治療，管理

再発を防ぐために，原因物質との接触を避けるよう患者指導をしっかりと行う．パッチテストの結果は口頭で伝えるのみではなく，結果や説明を記載した紙を渡すとよい．ジャパニーズスタンダードアレルゲンによるパッチテストの場合には，パッチテストで陽性と判定した抗原について，その抗原が含まれる物質を書いた説明書を渡し，生活の中でそのような物質の接触がないか検討し，それらを避けるように患者指導を行う．なお，この説明書は，日本皮膚アレルギー・接触皮膚炎学会ホームページ（http://www.jsdacd.org）より入手可能である．

● 引用文献
1) 高山かおるほか：接触皮膚炎診療ガイドライン．日皮会誌 119：1757-1793，2009
2) 池澤優子：接触皮膚炎症候群と全身性接触皮膚炎．医学のあゆみ 240：858-863，2012
3) 飯田絵理ほか：自治医科大学附属さいたま医療センターにおけるジャパニーズスタンダードアレルゲンによるパッチテストの成績のまとめ．自治医科大学紀要 34：41-47，2012

（飯田絵理）

各論

II

感染症（細菌・ウイルス）

A. 細菌感染症
B. ウイルス感染症
C. その他の感染症・熱性疾患

各論 II. 感染症（細菌・ウイルス）

 細菌感染症-1

溶連菌感染症（猩紅熱）

救急受診の理由 ▶子どもが，咽頭痛，全身倦怠感，発熱などの感冒症状に加え，紅色の点状ないしは粟粒大の丘疹が，頸部，腋窩，鼠径部などから出現し，救急を受診する．

A 溶連菌感染症（猩紅熱）とは

　溶連菌感染症の原因菌であるA群β溶血性レンサ球菌は，上気道炎や化膿性皮膚感染症などの原因菌としてよくみられるグラム陽性菌で，上気道炎は，乳幼児では咽頭炎，年長児や成人では扁桃炎が主体である．冬季に多く，春から初夏にも流行がある．通常患者との接触を介して伝搬する．潜伏期間は2〜5日で，突然，発熱(39〜40℃)，頭痛，嘔吐，咽頭痛あり，赤黒い咽頭発赤，両側性扁桃腫脹，頸部リンパ節腫脹，軟口蓋の点状紫斑などがみられる．通常，咳嗽はみられない．舌は早期は白苔で白く，その後それがとれ鮮紅色となる（図1，苺舌：red strawberry tongue）．健康保菌者が15〜30％いると報告されているが，健康保菌者からの感染はまれである．

　猩紅熱は，A群レンサ球菌が産生する発赤毒素により紅斑丘疹が出現する溶連菌感染症のまれな一型で，4〜8歳の学童期に好発する．皮疹は発熱後12〜24時間後に出現し，鮮紅色棒針頭大の毛包性丘疹が頸部，腋窩，鼠径部など関節屈側からはじまり（図2，3），その後，体幹に広がり（図4），ざらざらとビロード状に触れることがある（sandpaper rash）．顔面では，額と頬に紅斑が広がり，口囲，オトガイ，鼻翼を避け，口囲蒼白という特有の顔貌となる．反対に頸部はびまん性に紅斑が分布する．強い瘙痒を伴い，体幹でもびまん性紅斑となり，白色皮膚線描記症陽性となる．

 溶連菌とは

　レンサ球菌は溶血性によりα，β，γ溶血性の3群に分けられ，このうちヒトに化膿性疾患を起こすレンサ球菌の多くは完全溶血性であるβ溶血性であり，細胞壁多糖体抗原性による分類では，A群レンサ球菌〔主に*Streptococcus pyogenes*〕，B群レンサ球菌〔主に*S. agalactiae*〕，C群またはG群レンサ球菌〔主に*S. dysgalactiae* subsp. *equisimilis*（SDSE）〕の3種が重要である．A群レンサ球菌は，①急性咽頭炎や蜂窩織炎などの急性化膿性疾患や敗血症，②毒素に起因する猩紅熱や劇症型溶血性レンサ球菌感染症 streptococcal toxic shock syndrome（STSS），③免疫学的機序が関与する急性糸球体腎炎やリウマチ熱などの続発症を引き起こす．B群レンサ球菌は，新生児の菌血症，髄膜炎，および成人の敗血症，肺炎の原因となり，C群またはG群レンサ球菌は，成人の敗血症や劇症型溶血性レンサ球菌感染症を起こす．

B 診　断

- ①発熱，②咽頭痛，咽頭発赤，頸部リンパ節炎，③苺舌．
- 関節屈側面からはじまる瘙痒伴う紅色丘疹や口囲蒼白などの特有な顔貌．

62

A. 細菌感染症-1

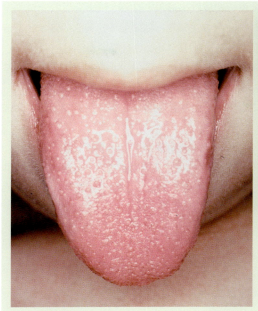

図1 猩紅熱（小児）
苺舌（編者提供）

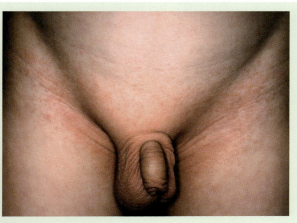

図2 猩紅熱（小児）
下腹部鼠径部の細かい紅色丘疹，紅斑がみられる．（編者提供）

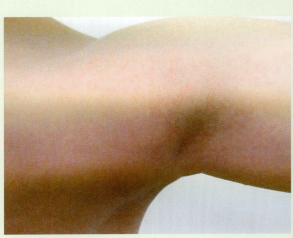

図3 猩紅熱（小児）
腋窩の紅斑性丘疹（編者提供）

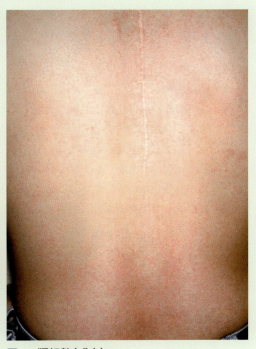

図4 猩紅熱（成人）
粟粒大の紅色丘疹が密に集簇して潮紅を呈している．
（編者提供）

- A群レンサ球菌感染を証明する検査所見．
  a) 迅速診断キットによる病原体の抗原の検出
  b) 咽頭拭い液による菌の培養同定
  c) 血清検査によるASO，ASK抗体のペア血清での陽転または有意の上昇

A群溶血性レンサ球菌咽頭炎は，小児科定点医療機関届け出対象となる5類感染症の一つで，確定例の判断は，症状や所見から当該疾患が疑われ，かつ，発熱，咽頭発赤，苺舌の3つをすべて満たすか，A群レンサ球菌感染をいずれかの検査所見で証明するとされている．

　迅速診断キットは，特異度，感度ともに高く，数分で結果がわかるが，咽頭擦過物採取方法により陰性となることがあり，また，死菌も抗原陽性であり治療延長の指標にもならない．

　咽頭培養検査は，最も信頼性が高いが，結果に時間がかかり急性期の診断に使用できない．抗菌薬内服開始後は陰性となる．

　血清検査は，A群レンサ球菌初感染の後，早くても感染1週間後からASOが上昇するため，やはり急性期の診断に使用できない．また，ASOがピークに達するのは感染3〜6週間後で，早期から抗菌薬を内服すると上昇しない．ただし，ASOが高値であることは，A群レンサ球菌感染後糸球体腎炎やリウマチ熱の診断には有用である．

C 治　療

- ペニシリンの内服を少なくとも10日間継続する．
- 皮疹を薬疹と誤診し治療を中止すると除菌に失敗する．

1. 初期治療

　抗菌薬投与は，急性症状の治癒に加え，感染部位から除菌することで，リウマチ熱の合併を予防するのが目的であるので，ペニシリン薬を少なくとも10日間投与する．β-ラクタム系抗菌薬に対する耐性菌は今のところ見つかってはいない．投与開始24時間以内に解熱し感染力もほとんどなくなるが，レンサ球菌にβ-ラクタマーゼ産生菌が共存していると，ペニシリン系抗菌薬が不活化されて，除菌に失敗することがある．そのような場合には，広域ペニシリンにβ-ラクタマーゼ阻害薬を配合した合剤や，β-ラクタマーゼに対して抵抗性がある経口セフェム薬を投与する．

> **処方例**
> - サワシリン® 250 mg 3錠，分3，毎食後 10日
> - サワシリン® 10％細粒　30 mg/kg，分3，毎食後（小児）

2. その後の治療・管理

　発症後，2週間後に尿検査を行う．

D 予　後

　皮疹は，3〜4日で暗赤色となり，1週間で鱗屑が顔から出現し3週間目には全身に広がる．顔面では枇糠様，体幹では小葉状で，手足では膜状鱗屑となる．合併症として，肺炎，髄膜炎，敗血症などの化膿性疾患，あるいはリウマチ熱，急性糸球体腎炎などの非化膿性疾患を生ずることがある．

> **Column　肛囲溶連菌性皮膚炎**
>
> 　肛門部から外へ広がる，鮮紅色から暗赤色の境界明瞭な紅斑で，浸潤，硬結を触れず，熱感はない．膿疱やサテライト病変，中心治癒傾向もない．真菌鏡検法（KOH法）で真菌を認めない．自覚症状としてかゆみや痛みがあり，ステロイドや抗真菌薬の外用に反応しない．乳幼児に好発するが，成人，特に高齢者の罹患例もみられる．乳幼児では，アトピー性皮膚炎の合併が多い．診断は，A群溶血性レンサ球菌性咽頭炎用の迅速検査キットを用い，その綿棒で肛囲の病変部を擦過し検査する．治療は，溶連菌感染症と同様である．

> **Memo　その他のA群溶血性レンサ球菌感染症が原因となる皮膚疾患**
>
> 　痂皮性伝染性膿痂疹，丹毒，壊死性筋膜炎，劇症型溶血性レンサ球菌感染症（severe invasive streptococcal infection または streptococcal toxic shock syndrome；STSS）など感染症のほか，感染アレルギーとして，結節性紅斑，急性滴状乾癬，浮腫性硬化症など，多数の皮膚疾患との関与が疑われる．

> **Column　リウマチ熱**
>
> 　A群溶血性レンサ球菌による咽頭炎に続発する非感染性の免疫性疾患で，好発年齢は5～15歳の小児．咽頭炎が適切に治療されなかった場合，2～3週後に発症する．心炎，関節炎，舞踏病などが主症状で，このうち特に心炎は感染性心内膜炎，脳卒中，心不全などの後遺症の原因となる．リウマチ熱はペニシリンで予防でき，咽頭炎の発症から遅くとも9日以内の開始が推奨される．

> **Memo　溶連菌感染症（猩紅熱）の感染症法，および学校保健法での取り扱い**
>
> 　感染症法，および学校保健法では，猩紅熱の病名は，A群溶血性レンサ球菌感染症の一病型にすぎないとの理由から削除されている．A群溶血性レンサ球菌感染症は，学校保健法第三種の疾患であり，「条件によっては出席停止の措置が必要と考えられる疾患」に分類されている．有効な抗菌薬内服で24時間ほど後には，感染力がほとんどなくなる．抗菌薬内服24時間以上経て，全身状態が良ければ（発熱がなく，食欲が良好ならば），登校や通園は許可してよい．

●参考資料

下記のサイトの資料を参考にしました．是非，最新の情報を確認してください．
NIID国立感染症研究所HP：http://www.nih.go.jp/niid/ja/group-a-streptococcus-m/group-a-streptococcus-iasrtpc/5843-tpc426-j.html

（村田　哲）

各論 Ⅱ．感染症（細菌・ウイルス）

  細菌感染症-2

伝染性膿痂疹，ブドウ球菌熱傷様皮膚症候群（SSSS）

救急受診の理由 ▶ 伝染性膿痂疹では小水疱が破れびらん，痂皮化し全身に拡大する．SSSS は新生児や乳幼児の頸部，腋窩，股部の紅斑で急激に発症し，表皮のシート状剝離，びらんとなる．リンパ節腫脹，発熱，白血球増加，CRP 上昇などの全身症状を伴う．

A 伝染性膿痂疹，ブドウ球菌熱傷様皮膚症候群 staphylococcal scalded skin syndrome（SSSS）とは

　伝染性膿痂疹は幼小児に好発し，表在性（角層下）に細菌感染が起こり自家接種により拡大する，いわゆる「とびひ（飛び火）」である．黄色ブドウ球菌，β溶連菌，あるいは黄色ブドウ球菌とβ溶連菌の混合感染により生じる．近年では伝染性膿痂疹の 20％以上にメチシリン耐性黄色ブドウ球菌 methicillin-resistant *Staphylococcus aureus*（MRSA）が検出され，メチシリン感受性黄色ブドウ球菌 methicillin-sensitive (susceptible) *Staphylococcus aureus*（MSSA）でも近年 gentamicin（GM）や erythromycin（EM）耐性菌が増加し，治療上，抗菌薬に対する耐性が問題になっている[1]．

　近年では入院歴のない健常者に発症し皮膚・軟部組織感染症を引き起こしたり，時に肺炎や敗血症で致命的となる，市中感染型 MRSA が注目されている．市中感染型 MRSA は院内感染型 MRSA とは異なりペニシリン・セフェム系以外の抗菌薬には感受性を示すことが多い．MRSA 膿痂疹の多くは市中感染型 MRSA である[2]．

　SSSS は新生児，乳幼児に好発し，病理組織学的に角質下に裂隙形成がみられる．原因菌は黄色ブドウ球菌．黄色ブドウ球菌の産生する ET（表皮剝脱毒素）-A，ET-B，ET-D により発症する[3]．

B 診断

- 水疱を形成する水疱性膿痂疹と，痂皮を形成する痂皮性膿痂疹に分類される．
- 膿や滲出液を採取し，菌の分離培養を行い原因菌特定と感受性を調べる（皮膚表面を綿棒で擦るのは皮膚常在菌を拾うだけ）．
- 膿や滲出液のグラム染色を行うと，迅速に起炎菌を推定することができる．
- β溶連菌による膿痂疹の場合には急性糸球体腎炎の発症に注意し，1ヵ月後まで血尿，蛋白尿の有無をチェックする．
- SSSS では黄色ブドウ球菌は紅斑や落屑部では検出されにくく，鼻粘膜から細菌培養し，原因菌の同定と薬剤感受性を調べる．

　伝染性膿痂疹は化膿性炎症が表皮に限られる．水疱性膿痂疹は紅斑，小水疱が破れてびらん化し中心部に痂皮，周辺に小水疱を伴い，離れた部位にも播種する（図1）．痂皮性膿痂疹は小紅斑から多発性の膿疱，痂皮を形成する．痂皮は厚く固着性で，圧迫によって膿汁を排出する．膿痂疹性湿疹はアトピー性皮膚炎など湿疹病変を基盤として発症する．湿疹としての要素と，膿痂疹

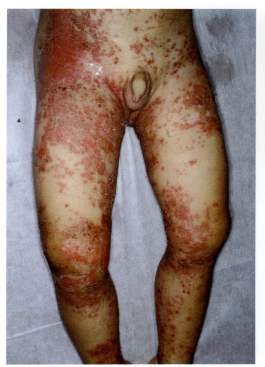

図1　伝染性膿痂疹の臨床像
紅斑，小水疱が破れてびらん化し中心部に痂皮，周辺に小水疱を伴い，離れた部位にも播種する(水疱性膿痂疹)．

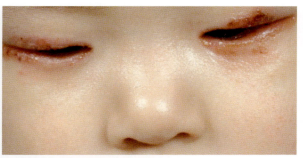

図2　膿痂疹性湿疹の臨床像
両上下眼瞼に紅斑，小水疱，びらん，痂皮．かゆみのため，搔破している範囲に皮疹が分布している．

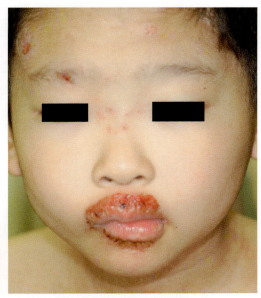

図3　アトピー性皮膚炎に伴う膿痂疹性湿疹
口唇周囲にびらん，痂皮があり，顔面にびらんが播種している．顔面，頸部に湿疹性病変が混在する．

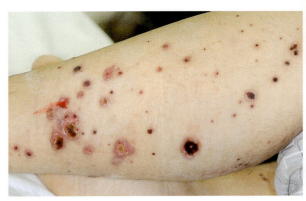

図4　尋常性膿瘡の臨床像
蜂窩織炎後に下腿に痂皮を付着する潰瘍が多発している．

としての要素を併せ持つ(図2，3)．

　β溶連菌による膿痂疹の場合には急性糸球体腎炎の発症に注意する．発症1ヵ月後まで尿検査を行い，血尿・蛋白尿をチェックする[3]．

　尋常性膿瘡は化膿性炎症が真皮にまで及び，紅暈を伴った厚い痂皮の付着した辺縁鋭利な潰瘍を形成する．好発部位は下腿で，原因菌についてはブドウ球菌，レンサ球菌，あるいは両菌の混合であることが多い(図4)．

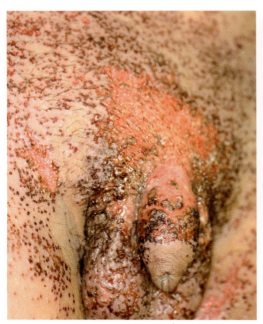

図5 鑑別診断：Kaposi水痘様発疹症
陰茎基部のびらんと周囲に小型の痂皮が多発している．

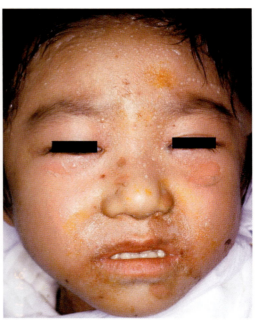

図6 SSSSの臨床像
顔面のびまん性紅斑と小水疱，口囲，鼻入口は痂皮を伴うびらんとなっている．

　鑑別診断として，Kaposi水痘様発疹症があげられる．単純ヘルペスウイルス感染症で，小水疱，びらん，潰瘍が播種性に生じる．38℃以上の発熱，リンパ節腫大を伴うことがある（図5）．
　SSSSは新生児では高熱，乳幼児では微熱とともに口囲，鼻入口，眼囲の潮紅と水疱形成に始まり，数日のうちに口囲の放射状の亀裂やびらん，痂皮を生じ，眼脂，鼻入口部にも痂皮が付着し，顔面は浮腫性となる（図6）．次いで頸部，腋窩，鼠径部が発赤し次第に全身の表皮が熱傷様に剝離しびらんとなる，接触痛があり，健常様部位でも著明なNikolsky現象を認める．適切な抗菌薬治療により5～6日後で潮紅は退色して落葉状鱗屑（手足は膜様鱗屑）を伴って軽快する．

> **Memo**
> 　細菌検査で最も重要なことは，感染が疑われる部位からの検体採取とその取り扱いである．抗菌薬の投与前に常在菌や消毒薬の混入を避けて滅菌スワブや嫌気ポーターなどの輸送培地に採取する[4]．

> **Column**
> 　小児の顔面の伝染性膿痂疹では，鼻腔の周りの皮疹の有無をチェックする．鼻腔をいじった手指で，他の部位を搔破して感染が拡大していることが多い[1]．患者の手洗いをしっかりさせることも重要である．

C 治療

- 伝染性膿痂疹では患部は1日1回石鹸でよく洗う．水疱やびらんには抗菌外用薬を塗布しガーゼや包帯で覆う．
- 全身状態がよく，比較的限局した膿痂疹では外用抗菌薬での治癒が可能．
- 水疱やびらんが広範囲に及ぶ場合やアトピー性皮膚炎に合併している場合には，局所療法に加え経口抗菌薬の投与が必要．
- MSSA，市中感染型MRSAはミノサイクリンに感受性があるが，ミノサイクリンは歯芽黄染症の副作用があるため8歳未満には使用できない．
- SSSSは黄色ブドウ球菌に感受性のあるβラクタム薬の内服ないし点滴静注を行う．患者の全身状態に応じて補液を行う．

　原因菌としてMRSA，MSSA（GM耐性，EM耐性）の頻度が高いことを考慮する．膿痂疹から分離されたMRSA，MSSAの抗菌薬に対する耐性出現率はナジフロキサシン，フシジン酸でいずれも低い．一方，GMはMSSAで63.5％，MRSAでは90.8％の耐性率であり，あまり効果は期待できない[5]．

> **処方例** [外用抗菌薬投与]
> - ナジフロキサシン（アクアチム®）軟膏　1日2回
>
> [内服抗菌薬投与]
> - セファクロル（ケフラール®）ドライシロップ　20〜40 mg/kg/日，1日3回　5日間
>
> [溶連菌性膿痂疹]
> - アモキシシリン（サワシリン®）　20〜40 mg/kg/日，1日4回　5日間
>
> [MRSA膿痂疹]
> - ホスホマイシン（ホスミシン®）　40〜120 mg/kg/日，1日4回　5日間

引用文献

1) 渡邊みどりほか：実践　子ども皮膚科外来，小児の難治性細菌感染症　MRSA膿痂疹とMRSAせつ腫症．Derma 236：51-57，2015
2) 渡辺晋一：抗菌薬をうまく使いこなそう，各種感染症における抗菌薬の使い方のコツ．臨と研 92：179-184，2015
3) 長谷哲男：小児皮膚感染症の診断と治療Update，細菌性皮膚感染症の診断と治療　最近の伝染性膿痂疹，ブドウ球菌性熱傷様皮膚炎症候群などの状況．小児科臨床 67：1111-1115，2014
4) 山崎　修：皮膚細菌感染症の検査法．日皮会誌 120：1-4，2010
5) Nakaminami H, et al：Molecular epidemiology and antimicrobial susceptibilities of 273 exfoliative toxin-encoding-gene-positive *Staphylococcus aureus* isolates from patients with impetigo in Japan. J Med Microbiol 57：1251-1258, 2008

（井上多恵）

各論 Ⅱ．感染症（細菌・ウイルス）

A 細菌感染症-3

顔面の丹毒

救急受診の理由 ▶ 主に顔面の局所熱感を伴う有痛性紅斑として来院する．発熱，悪寒，頭痛，所属リンパ節腫大を伴う．治療はペニシリン系，第一世代セフェム系抗菌薬が第一選択である．

A 顔面の丹毒とは

　主に化膿性レンサ球菌（A群β溶連菌）による真皮内における急性感染症である．顔面の丹毒は片側性に発症するものが多いが（図1），両側性にみられることもある（図2）．水疱を生じるものを水疱性丹毒（図3），リンパ流の障害により同一部位に再発を繰り返すものを習慣性丹毒という（図4）．細菌の侵入門戸は明らかではないことが多いが，外耳道や鼻腔からの侵入も考えられている．

B 診　断

Point
- 顔面の境界明瞭な紅斑で局所熱感と圧痛がある．表面は緊満し光沢を放つ．
- 高熱，悪寒，頭痛，所属リンパ節腫大などの全身症状を伴う．
- 血液検査では白血球数，CRPなどの炎症反応，尿所見をチェックする．
- 溶連菌が原因の場合，抗ストレプトリジンO抗体（ASO）と抗ストレプトキナーゼ抗体（ASK）の上昇．

　顔面では，通常片側の頬部から眼瞼にかけて境界明瞭な圧痛のある紅斑として発症する（図1）．外耳道が顕著に発赤・腫脹する例もあるためチェックしておく（図2）．両側性にみられることもあり（図3），両側性に再発を繰り返すものもある（図4）．
　鑑別診断は，皮膚筋炎のヘリオトロープ疹（図5），接触皮膚炎（図6），皮膚筋炎（図7），Sweet病（図8），血管肉腫（図9）や，美容皮膚科でフィラーを注入した後の紅斑（図10）などがあげられる．両耳介が暗赤色に腫脹した場合には再発性多発軟骨炎を疑う．再発性多発軟骨炎のうち54％，再発時に78％が耳介軟骨炎をきたしており，最も多い初発症状と考えられている．ほかに気道軟骨炎も約半数に生じ，軟骨が存在しない部位（眼，心，皮膚）など多彩な臨床像を呈する．

C 治　療

Point
- ペニシリン系が第一選択薬である．
- 抗菌薬の使用は2週間を目安とする．
- 再発を繰り返したり，腎炎を併発することがあるため注意する．

　教科書的には蜂窩織炎の原因菌は黄色ブドウ球菌のため治療はセフェム系，丹毒は溶連菌のためペニシリン系ということになるが，実際の症例で原因菌を確認できることはほとんどない．蜂窩

A. 細菌感染症-3

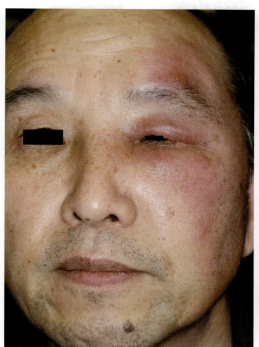

図1 典型的な片側性丹毒
頬部から眼瞼にかけて境界明瞭な圧痛のある紅斑として発症する.

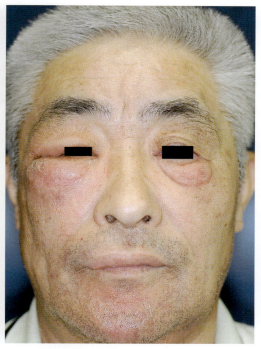

図2 両側性丹毒
左右上下眼瞼の腫脹,右頬部の浸潤を伴う紅斑.

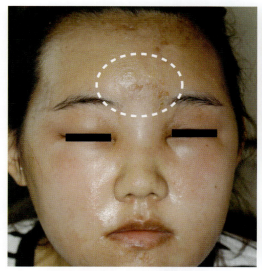

図3 水疱性丹毒
両側性丹毒になっており,眉間に水疱を生じた(点線囲み部位).

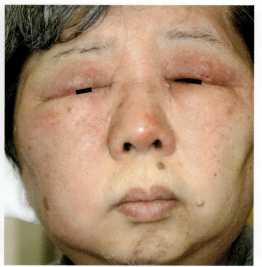

図4 習慣性丹毒
両側上下眼瞼,右頬部などの紅斑,腫脹を繰り返す.

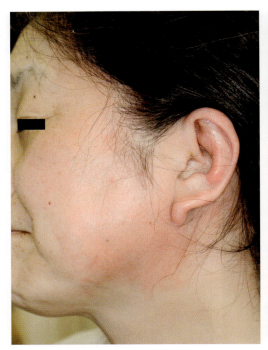

図5　耳介周囲の丹毒
左耳介周囲の浸潤，紅斑，左顔面の紅斑．

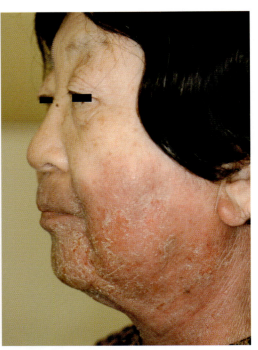

図6　鑑別診断：接触皮膚炎
非ステロイド系消炎薬外用部位に境界鮮明な紅斑，びらん，落屑．

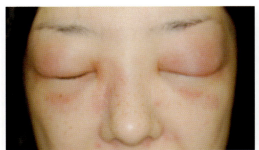

図7　鑑別診断：皮膚筋炎
上眼瞼，下眼瞼の紅斑，浮腫．

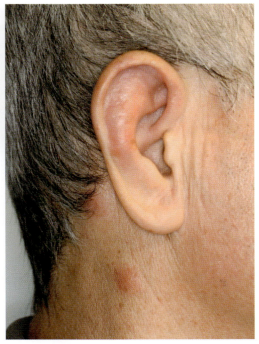

図8　鑑別診断：Sweet病
耳介の有痛性紅斑．耳介後面，顔面にも同様の皮疹が多発している．

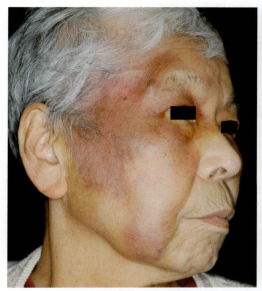

図9　鑑別診断：血管肉腫
ワルファリン内服中の患者．右顔面に片側性の紫斑．

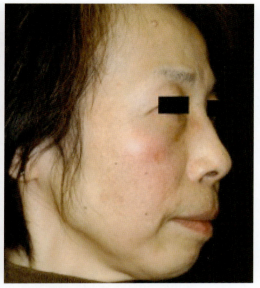

図10　鑑別診断：頬部へのフィラー注入後の紅斑
両頬部に境界不鮮明な紅斑．

織炎・丹毒の原因菌はブドウ球菌，溶連菌とセットで捉え，点滴では第一世代セフェム系のセファゾリン（セファメジン®），経口ではbioavailabilityも考慮に入れアモキシシリン（サワシリン®）や第一世代のセファレキシン（ケフレックス®），セファクロル（ケフラール®）を用いる．入院・点滴で顔面の紅斑・腫脹が軽快してきたら退院して経口薬に切り替え，再発や腎炎併発の予防のために2週間ほど抗菌薬を使用する．

● 引用文献
1) 出光俊郎：§4 顔面の皮疹をみたら　1.丹毒　内科で出会う見た目で探す皮膚疾患アトラス．羊土社，p50-52，2012
2) 真鍋　求ほか：第19章 細菌感染症　丹毒　シンプル皮膚科学．南江堂，p188-189，2014
3) 梅本尚可：Case 28 発熱，顔面の境界明瞭な紅斑，腫脹．内科で役立つ　一発診断から迫る　皮膚疾患の鑑別診断．羊土社，p210-215，2013
4) 崎山真幸ほか：再発性多発性軟骨炎の1例．皮膚臨床 56：3-4，2014
5) 梅林芳弘：第3章 感染症など ⑳頬が赤い！　あらゆる診療科で役立つ皮膚科の薬　症状からの治療パターン60　これだけは知っておきたい！　羊土社．p139-141，2013

(井上多恵)

A 細菌感染症-4

歯性感染症（顔面歯性蜂窩織炎）

救急受診の理由 ▶急速に生じた顔面や頸部の腫脹，疼痛に加え開口障害，食事摂取が困難，息苦しさなどを訴え来院することが想定される．

A 歯性感染症とは

　顔面の蜂窩織炎の感染経路としては歯性が最も多い．すなわち根尖性歯周炎あるいは辺縁性歯周炎からの波及がほとんどであり，その他に外傷（骨折，歯肉損傷など），埋伏歯，囊胞や腫瘍，唾石などの二次感染がある．

　根尖性歯周炎とはう蝕が進行し，歯髄炎，歯髄壊死を生じ，さらに根尖孔から根の周囲に炎症が波及したものである．一方の辺縁性歯周炎とはいわゆる歯周病であり，歯肉の炎症が深部まで進行したものである．

　顔面の皮膚の発赤と腫脹が主な症状であるが，組織間隙を通じて眼窩周囲，側頭部，口腔底などにも波及することがある．また，咀嚼筋や咽頭周囲に波及すると開口障害，嚥下障害，さらには気道の狭窄も生じる．広範囲に壊死性筋膜炎を生じることがある．

B 診　断

Point
- 口腔内や顔面の腫脹の程度，疼痛の程度を評価し，呼吸困難の有無などを聴取する．
- 口腔内の観察が可能な場合，深いう蝕歯や歯肉に炎症症状がないか診察する．
- 原因歯の特定にパノラマX線写真を撮影し，残根，根尖周囲のX線透過像，進行した歯周病の有無を診断する．
- 口腔内，顔面で波動を触知する部位がないか触診する．
- 波動を触知した場合や顔面の腫脹が広範囲に及ぶ場合，特に口腔底，頸部にまで症状を認めた場合は直ちに造影CTを撮影し，炎症の範囲を明確にする．

　歯性炎症の場合，顔面の腫脹を生じる前に歯の違和感，鈍痛などを自覚することが多い．開口障害を伴うことが多く，口腔内を十分に観察できないことが多いが，辺縁性歯周炎が原因の場合は原因歯の周囲の歯肉腫脹や膿瘍形成を認める．顔面，特に頬部から下顔面の腫脹，皮膚の発赤，痛みを生じる（図1）．顎下リンパ節の腫脹や圧痛も伴う．

　原因歯の確定にはX線検査が必須である．原因の診断のためまず単純X線写真を撮影する．パノラマX線写真，唾石症や前歯部の病変を疑う場合は咬合法，上顎洞炎を疑う場合はWaters撮影法，顔正面撮影法を追加する．根尖性歯周炎の場合は，原因歯の根尖を含んでX線透過像を認める．辺縁性歯周炎の場合は歯の周囲（歯槽骨）の骨吸収像がみられる．

　特に軟組織の腫脹が顕著である場合や，触診にて波動を触知した場合は膿瘍の形成が疑われるため，直ちに造影CTを撮影する．最も危険な場合は口腔底から顎下，オトガイ下に及ぶ炎症の

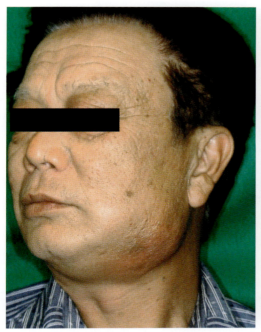

図1　顎下部蜂窩織炎
左頬部から頸部にかけて皮膚の発赤と腫脹を認める．

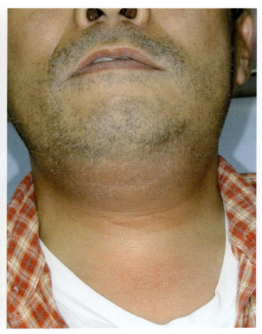

図2　口腔底蜂窩織炎
口腔底が腫脹し，前頸部まで皮膚の発赤を認める．

波及である（図2）．軟組織における炎症の波及範囲や膿瘍の形成の有無，気道の状態の評価にはCTが有利であるため腎機能障害などに問題がなければ造影CTを撮影する．

　重篤な患者では糖尿病などの基礎疾患を有している可能性が高い．

> **Column　口腔底蜂窩織炎**
>
> 　口腔底部には種々の筋肉が付着し，その周囲には疎性結合織が存在しており，この部分に炎症が生じると疎性結合織を通って広範囲に炎症が波及する．下顎骨周囲には次のような組織隙が存在する．
> 　a. 舌下隙　b. 顎下隙　c. オトガイ下隙　d. 扁桃周囲　e. 翼突下顎隙　f. 咬筋下顎隙　g. 側咽頭隙
> これらの組織隙に炎症が拡大した場合が口腔底蜂窩織炎あるいは口腔底膿瘍である．口腔底部の炎症は気道の閉鎖や縦隔炎に波及することがあり，生命の危険をまねくことがあるため迅速な診断と対応が重要である．

> **Column　智歯周囲炎**
>
> 　特に下顎の智歯は種々の程度の萌出異常を生じる．このため半埋伏の状態にとどまっていることが多く，歯冠周囲に不自然な歯周ポケットが形成され，慢性炎の状態が続き，しばしば急性化する．開口障害，嚥下痛などを生じる．

> **Column　急性歯性上顎洞炎**
>
> 　上顎洞を中心とした顔面の激痛，同側の歯の挺出感，動揺，打診痛を生じる．鼻症状として，鼻閉感，また偏頭痛や眼圧痛などを訴えることがある．原因は第1大臼歯や第2大臼歯が多く，根尖性歯周炎からの波及や慢性炎症の急性転化のほか，抜歯時の洞内穿孔，根の洞内迷入などによっても生じる．パノラマX線写真，Waters撮影法で上顎洞の不透過性から診断は可能であるが，正確な評価はCTで行う．

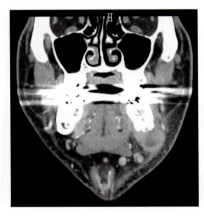

図3 左下顎骨炎に由来する顎下部膿瘍の造影CT画像
左顎下部に膿瘍形成像を認める．

C 治療

- 歯性感染の場合，多くは口腔内常在菌による混合感染であるため，ペニシリン系，セフェム系抗菌薬を第一選択とする．
- 触診あるいは画像診断で膿瘍の形成（図3）がみられる場合は切開，排膿処置を行う．
- 画像から嫌気性菌感染，広範囲な壊死性筋膜炎，気道の狭窄を認める場合は緊急に全身麻酔下での外科的処置が必要である．
- 開口障害，嚥下障害などのため水分や食事摂取が困難な場合は栄養管理を行う．
- 口腔内が不潔になることが多いので口腔ケアを行う．

　急性症状が強い場合は抗菌薬を点滴静注で投与する必要がある．炎症の波及部位，範囲，発熱などの全身状態，基礎疾患，食事摂取の状態などから重篤と判断される場合は入院のうえで対応する．
　触診で波動を触知した場合やCTの所見から膿瘍形成が疑われる場合は外科的に切開し，排膿させるのが原則である．特に嫌気性菌（ガス産生菌）の感染や壊死性筋膜炎が疑われる場合は直ちに外科処置を行う必要がある．膿瘍の形成部位によっては，口腔内の切開に加え口腔外の切開も必要になる．
　原因菌については多くの場合，口腔の常在菌の感染である．古くから黄色ブドウ球菌，化膿性レンサ球菌などが原因菌と考えられてきたが，病巣から検出される菌は1種類であることは少なく，複数の菌が検出されることが多い．最近は嫌気培養技術が向上した結果，口腔に生息する偏性嫌気性菌の検出が多くなっている．理想的には原因菌を特定した後に感受性に基づいたスペクトラムの狭い抗菌薬を投与することであるが，現実的には培養の結果を得るのに数日を要すること，必ずしも初診時に原因菌を採取できるとは限らないことから，すでに報告されている口腔化膿性炎症から分離された菌の報告を参考に抗菌薬を投与するのが一般的である．
　主要な原因菌のほとんどはペニシリンに対して高い感受性を示すことからペニシリン系，セフェム系が第一選択となる．しかしβラクタマーゼを産生する耐性菌が検出された場合には非βラクタム系抗菌薬としてマクロライド系やニューキノロン系抗菌薬が投与される．
　その他，栄養の管理，口腔ケアを行う．

（神部芳則）

A 細菌感染症−5

眼窩蜂窩織炎・眼部膿瘍

救急受診の理由 ▶丹毒や帯状疱疹は頻度の高い疾患であり，顔面の発赤・腫脹で救急外来を受診する患者は多いが，時に眼窩蜂窩織炎や眼部膿瘍などの迅速な対応を迫られる疾患が含まれており，これらを見落とさないことが重要である．

A 眼窩蜂窩織炎・眼部膿瘍とは

　皮膚科領域において顔面の腫脹をきたす疾患の代表は丹毒と帯状疱疹である．両疾患とも顔面に突然紅斑が出現する感染症であるが，これらの疾患において眼窩周囲に発赤・腫脹が限局する症例は少なく，さらに抗ウイルス薬や抗菌薬投与で臨床症状の改善がみられない場合は，他の眼窩に腫脹をきたす疾患を鑑別しなければならない．

　眼窩蜂窩織炎や眼部膿瘍は比較的まれな疾患だが，対処を誤ると失明に至るため，非典型的な臨床症状や経過を呈する「丹毒」・「帯状疱疹」を診察したときには注意が必要である．

　眼窩蜂窩織炎とは急性涙腺炎や副鼻腔炎，顔面骨の骨髄炎などが眼窩の軟部組織に波及して発症する化膿性炎症である[1]．これらの原因の中で副鼻腔炎は重要であり，特に上顎洞炎から細菌感染が眼窩に及ぶ症例が大部分を占める．

　細菌は眼窩周囲の組織から侵入する以外に，敗血症や菌血症により血行性に眼窩へ侵入する場合もある．また，眼窩外傷後に異物が残存し，眼窩蜂窩織炎を発症する症例もある．症状としては眼瞼浮腫と発赤，眼瞼下垂，眼球運動障害，流涙，眼球周囲の疼痛が認められる．眼部膿瘍とは上記の原因によって発症した眼窩蜂窩織炎に膿瘍を形成した状態である．

　眼窩へ細菌感染が波及すると眼窩内圧が上昇し眼窩内の動脈圧は低下する．その結果，視神経と網膜が虚血状態となり不可逆的な視力障害を残す．さらに眼部膿瘍を形成すると，眼窩内圧はいっそう上昇して失明に至る危険性が高まる[2]．

B 診　断

- 眼瞼周囲に比較的限局した発赤と腫脹を認める．眼瞼の浮腫や眼球結膜の発赤もみられる．患者は視力障害や複視，流涙を訴えることがある．
- 丹毒のように頬部から耳介にかけて熱感を伴うびまん性の紅斑はみられず，帯状疱疹の際に出現する紅色丘疹，小水疱，小膿疱は認められない．
- CTやMRIなどの画像所見が診断に有用である．

　眼窩蜂窩織炎・眼部膿瘍は急性涙腺炎や副鼻腔炎，顔面骨の骨髄炎などが眼窩の軟部組織に波及して発症する細菌感染症である．皮疹としては，眼瞼周囲に比較的限局した発赤と腫脹が特徴である（図1）．

　受診時に問診で上記疾患に伴う症状の有無を聴取する必要がある．具体的には，眼瞼の腫脹が出現する前に眼窩周囲の局所的な腫脹がなかったか，う歯や歯周病の既往がなかったかなどを確

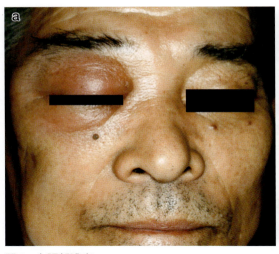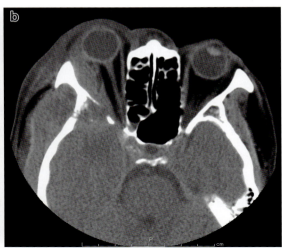

図1 右眼部膿瘍
a：眼瞼周囲に比較的限局した発赤と腫脹．
b：CT所見．右眼球突出と眼窩内の脂肪織のdensityの上昇を認める．

認する．特に上顎洞炎に合併した眼窩蜂窩織炎は頻度が高く，上顎洞炎の誘因となる歯性感染の既往を確認することは重要である．

外傷による異物も眼窩蜂窩織炎・膿瘍の発症の契機となる．転倒したり，庭仕事の際に木片等を眼周囲に突き刺してしまったりしたことはないかなどを問診することが必要である．

細菌は血行性に眼窩へ侵入することもあるので，これまでの細菌感染の既往，免疫低下をきたす糖尿病や肝疾患，HIV感染などの併存症の有無を確認する．

眼窩蜂窩織炎・眼部膿瘍の診断には画像検査が診断上有用である．MRIを撮影すると眼窩蜂窩織炎は眼窩内に正常とは異なるintensityを示す病変として描出される．夜間などでMRIが撮影できないときや緊急時にはCTでも眼窩内に病変を確認することが可能である．

臨床症状から眼窩蜂窩織炎・眼部膿瘍を診断するには，顔面の腫脹をきたす疾患を除外する必要がある．

丹毒では頬部を中心に板状の浸潤を触れる紅色局面が認められる．細菌の侵入部位は不明なことが多いが，耳孔から感染する症例が多いので，紅斑は耳介周囲から頬部へ連続性に認められることが多い（図2a）．このように丹毒は眼窩蜂窩織炎に比べ皮疹の範囲は広く，さらに紅斑局面は水疱や膿疱などを伴うことはない．腫脹が強いと眼瞼にも浮腫をきたし，開眼が不可能となる症例もある（図2b）．紅斑は片側性に出現するが，両側頬部へ拡大することもある．しかし，あくまでも表在性の炎症であるため，眼球の運動障害や眼球突出が出現することはない．

帯状疱疹が三叉神経第Ⅰ枝領域に発症した場合には眼瞼の腫脹をきたす（図3）．帯状疱疹では浮腫性の紅斑上に小水疱が認められ，その後，膿疱を形成し痂皮化する．発症初期は水疱がはっきりしないこともあるが，そのような早期では紅斑局面ではなく，紅色丘疹が帯状に配列している．また，三叉神経の走行に沿って皮疹が分布するため，額から頭頂部，側頭部にかけて皮疹や疼痛が認められる．

さらに，眼瞼の腫脹・発赤をきたす，眼窩蜂窩織炎以外の疾患の鑑別も必要である．特発性眼

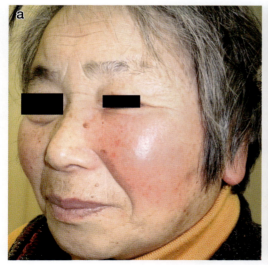
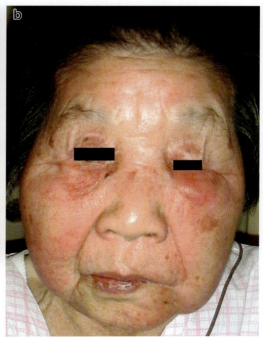

図2 丹毒
a. 左頬部から耳介にかけて境界明瞭な紅斑局面.
b. 腫脹が高度で左眼の開眼が困難となっている症例.

窩炎症は眼窩内の付属器に特異的に発症する原因不明の炎症であり，突然の発症と顕在する炎症の三徴（発赤，疼痛，腫脹）を特徴とする．占拠性病変を形成するがその本体は炎症であるため，眼窩偽腫瘍との疾患名で呼ばれることもある．涙腺，外眼筋，眼窩先端部，視神経周囲，眼瞼と眼窩のさまざまな部位に病変を形成する[1]．皮膚科領域では馴染みのない疾患であるが，眼窩に発生する腫瘤性病変のなかで，最も頻度が高い疾患である．

臨床的に眼窩蜂窩織炎との鑑別は難しく，実際には抗菌薬の投与に反応しないこと，眼窩蜂窩織炎の原因となる外傷，副鼻腔炎，歯性感染症などの疾患の既往がないことなどが診断するうえで重要な所見である．病変の組織学的検索が可能であれば，細菌による化膿性炎症との鑑別はできるが，病理組織像は線維化や慢性の炎症細胞浸潤以外にリンパ濾胞の形成や血管炎など，症例ごとにかなりばらつきがある．

特発性眼窩炎症は経過中にIgG4関連疾患やMALTリンパ腫などを発症することがあり，これらの疾患でも眼球突出や眼瞼の腫脹をきたすことがあるが，症状の悪化は緩徐であり，救急外来で対応する機会は少ない．

頸動脈海綿静脈洞瘻は頸動脈が破綻し，瘻孔を形成した結果，静脈洞に動脈血が流入した状態である[3]．眼窩静脈に還流障害が生ずるために球結膜のワイン栓抜き様充血と浮腫，眼球突出，血管性雑音が出現する．また，静脈洞の内圧が上昇することにより，静脈洞内を走行する神経が圧迫され，複視が出現することもある．発症要因は外傷であるが，動静脈奇形に基づく特発性の症例もある．外傷続発性の海綿静脈洞瘻は契機となる外傷受傷後すぐに発症すると考えがちであるが，実際には受傷直後に発症する症例のほうが少なく，患者に問診する際には数週間，数ヵ月遡り，外傷の既往を聴取する必要がある．一方，特発性の海綿静脈洞瘻は進行が緩徐で眼症状が軽度な場合が多く，自然治癒例もあることから，救急外来を受診する可能性は低い．

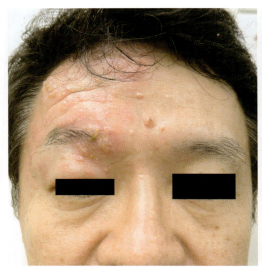

図3　右三叉神経第Ⅰ枝領域帯状疱疹
右上眼瞼から前額部に認められる紅斑と融合傾向のある小水疱．

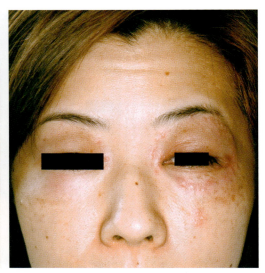

図4　左眼囲に皮疹を生じたSweet病
左上眼瞼の発赤腫脹．帽針頭大の紅色丘疹が紅斑上や周辺に認められる．

　皮膚科医が時に遭遇するSweet病（acute febrile neutrophilic dermatosis）もまれに眼瞼や眼窩に限局して発症することがある[4]．臨床的に発熱とともにびまん性の眼瞼腫脹や眼球運動障害が認められ，眼窩蜂窩織炎との類似した症状を示す（図4）．さらに血液検査所見も細菌感染と同様に好中球優位のWBC上昇とCRPの高値を認めることから，両者の鑑別に苦慮する．顔面以外に体幹，四肢に有痛性の紅斑が出現することからSweet病を疑うことは可能ではあるが，救急外来を受診した時点で本疾患と診断を確定することは難しく，通常は数日間，抗菌薬投与し経過観察することが必要となる．

C 治　療

- 眼窩蜂窩織炎と診断した場合，まず行う治療は抗菌薬の全身投与である．
- 培養の結果が出るまで，広域抗菌スペクトラムをもつ抗菌薬を使用し，原因菌を同定できたところでターゲットを絞ったものへディ・エスカレーションする．
- 24〜48時間の抗菌薬投与を行っても眼瞼の発赤・腫脹が改善しない場合，視力障害を認める場合，敗血症や髄膜炎などの全身症状が出現する場合，画像所見で膿瘍が証明された場合には外科的治療を行う．
- 問診上外傷の既往があり，異物の混入が疑われる症例は積極的な外科的な治療が必要となる．

1. 初期治療

　眼窩蜂窩織炎と診断した場合，直ちに抗菌薬の全身投与を開始する．一般的に蜂窩織炎は局所からの原因菌の同定が難しいため，抗菌薬の選択に苦慮するが，眼窩蜂窩織炎は上顎洞炎から細

菌感染が波及して発症する症例が多いので，問診や画像所見，臨床症状から副鼻腔炎が疑われる場合には，耳鼻科へコンサルトし培養検査を施行してもらう．敗血症や膿瘍に続発した眼窩蜂窩織炎では，これまでの培養の検査結果が参考となる．

眼窩蜂窩織炎は緊急対応が必要な疾患であるので，培養の結果が出るまで，まず，広域な抗菌スペクトラムをもつ，メロペネムやピペラシリンなどの広域ペニシリン系抗菌薬を投与する．眼窩蜂窩織炎では嫌気性菌が原因の症例も報告されているので，クリンダマイシンの併用も考慮する．もし，原因菌が同定できた場合にはターゲットを絞ったものへ，ディ・エスカレーションする．

抗菌薬の投与により臨床症状の改善が認められない場合には外科的なデブリードマンが必要となる．どの程度の期間保存的治療で経過観察するかは，症例により異なるが，金子ら[5]は経験した症例を検討し24〜48時間，抗菌薬を投与しても改善しない症例は手術適応とすべきとしている．

眼窩蜂窩織炎の最も重要な合併症は視力障害である．炎症による眼窩内圧の亢進と虚血による視神経障害が原因となる．蔦ら[6]は副鼻腔嚢胞の手術例の検討から，視力障害出現後は48時間以内に減圧術を施行すべきであると報告しており，蜂窩織炎の際に手術を施行するかどうか判断する際に参考となる．

2. その後の治療・管理

上記の治療により症状が改善しない場合には，特発性眼窩炎症症，頸動脈海綿静脈洞瘻，Sweet病などの鑑別を行う．特発性眼窩炎症症はリンパ腫に移行したり，IgG4関連疾患の症状であったりする場合があり，注意深い経過観察や全身検索により，他臓器病変がないかどうかをチェックする必要がある．頸動脈海綿静脈洞瘻を疑う場合には脳外科へコンサルトすることが必要である．眼瞼以外に浸潤性有痛性紅斑が認められ，Sweet病と診断した場合にはステロイドの全身投与の適応となる．

> **処方例** ［蜂窩織炎］
> ● メロペン® 0.5 g　8〜12時間おき静注
> ● ゾシン® 4.5 g　6〜8時間おき静注
> ［上記の抗菌薬とともに］
> ● クリンダマイシン酸エステル 600 mg　6時間おき静注
> ［MRSA感染が疑われる症例］
> ● バンコマイシン 0.5 g　6時間おき静注

● 引用文献
1) 前久保知行ほか：［目が赤い］眼窩炎症性疾患．あたらしい眼科 28：1565-1569，2011
2) 堀内隆作ほか：歯性上顎洞炎から眼窩膿瘍を発症し失明に至った1例．日口腔外会誌 53：425-429，2007
3) 橋本雅人：［とっても身近な神経眼科］飛び出た眼の取り扱い．あたらしい眼科 24：1607-1612，2007
4) 忍足和浩：眼窩蜂窩織炎症状で発症したSweet病の1例．日眼会誌 108：162-165，2004
5) 金子研吾：副鼻腔炎による眼窩内合併症 32症例の臨床的検討．日鼻科会誌 42：130-137，2003
6) 蔦　佳尚：眼症状を呈した副鼻腔嚢胞の検討．耳鼻臨床 84：945-951，1991

（原田和俊）

A 細菌感染症-6

深頸部感染症

救急受診の理由 ▶ 発熱，咽頭痛，頸部腫脹を主訴に来院する．急速に進行し気道閉塞，縦隔炎，敗血症ショックをきたす危険性が高い疾患である．口腔外科，耳鼻咽喉科，呼吸器外科に依頼される．

A 深頸部感染症とは

　深頸部感染症 deep neck infection とは頸部間隙内に生じた感染症の総称であり，リンパ節炎，蜂巣炎，膿瘍を含む概念である．咽喉頭感染症，唾液腺炎，歯性感染症，咽喉頭異物・外傷などの炎症が原因となる．蜂巣炎は急速に拡大する傾向があるが，抗菌薬治療あるいは自然に病勢が停止すると，組織間隙や組織の崩壊によって生じた空洞に限局性に膿が貯留し，深頸部膿瘍を形成する[1]．

　炎症がそのように重篤化する背景として，扁桃炎や扁桃周囲膿瘍の反復感染，糖尿病合併，喫煙やアルコールの多量摂取，口腔内不衛生（う歯の放置）などがあげられる．来院され数時間もたたないうちに急速に進行し，気道閉塞やショック症状が出現することも決してまれではなく，迅速な対応が必要な疾患である．

B 診　断

- 発熱，咽頭痛，頸部腫脹など一般的な炎症症状に加え，進展範囲に応じて気道閉塞，開口制限といった重篤な症状が出現する．
- 原因は咽頭・扁桃の感染症，歯牙，唾液腺炎，リンパ節炎などがある．
- 喉頭内視鏡による気道の評価および造影CTによる膿瘍の評価を行う．
- 重症感染症を引き起こす基礎疾患の代表は糖尿病である．
- 特にガス産生性では，筋膜や筋組織の壊死を生じ急速に進行し致死的となる．

　発熱や咽頭痛以外に，頸部の発赤腫脹や開口制限があれば深頸部感染症を強く疑う．口腔内の視診および頸部の触診による圧痛の有無，皮下気腫（ガス産生）の有無を確認する．血圧や呼吸状態を確認し，経鼻的に喉頭内視鏡で気道狭窄の有無を評価し，バイタルサインが安定していて腎機能も問題なければ造影CTで膿瘍腔の評価を行う．特に咽頭後間隙，頸動脈間隙，内臓間隙への感染の波及は，気道閉塞，縦隔炎，敗血症，大血管破綻など致死的な合併症を引き起こす危険性が高い（図1）．

　検出菌は，好気性菌ではレンサ球菌が多く（特にA群β溶血性レンサ球菌），嫌気性菌では*Bacteroides*，*Peptostreptococcus*，*Prevotella*が多く，混合感染例も存在する．ガス産生性の膿瘍はどちらの菌でも生じうるが，クロストリジウム性や混合感染によるものはより重症で，炎症は間隙にとどまらず筋膜（壊死性筋膜炎），筋組織（筋壊死）まで及ぶ．

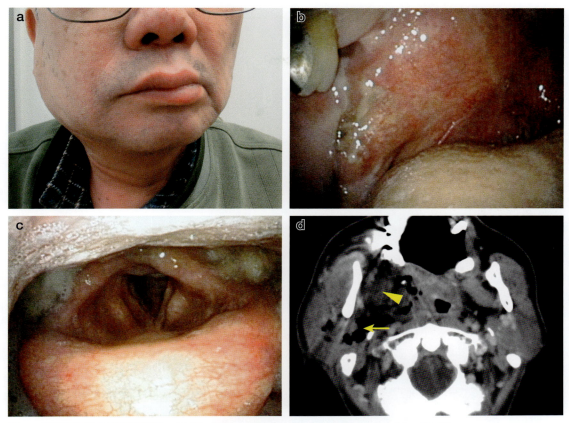

図1　ガス産生性の深頸部膿瘍：68歳，男性　糖尿病（未治療）合併例　HgbA1c 10.4%
a. 右耳下部および頸部が発赤腫脹し，一部皮下気腫を触知した．WBC 20,170/μL，CRP 34.5 mg/dL と炎症反応の著明な上昇を認めた．
b. 口腔内所見：軟口蓋の発赤腫脹．口腔内は不衛生である．開口は1.5横指程度．
c. 喉頭内視鏡所見：気道は保たれていた．
d. 頸部造影CT所見（軸位断）：頸動脈間隙にガス像を認め（→），筋壊死も疑われた（▶：内側翼突筋）．
致死的であることを説明し，入院および手術を強くすすめたが拒否された．やむをえず外来で連日抗菌薬の点滴を開始した．頸部の腫脹はやや消退しているようにみえたが，通院1週間目に自宅で亡くなっているのを発見された．

鑑別診断　膿瘍が形成され胸腔内に進展すると壊死性降下性縦隔炎 descending necrotizing mediastinitis という，致死率の非常に高い疾患を発症する危険性がある（図2, 3）．重症の深頸部膿瘍では胸部造影CTも行うことが大切である．

　その他の鑑別疾患として，長年放置され徐々に巨大化した甲状腺腫瘍，頭頸部の悪性腫瘍などがあげられる．小児例では化膿性リンパ節炎が多いが，時に唾液腺膿瘍や咽後膿瘍例も存在する．症状の訴えが乏しく，口腔咽頭所見や頸部所見が目立たない場合もあり注意を要する（図4）．

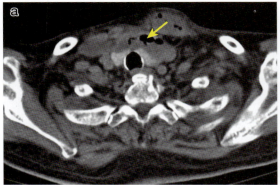
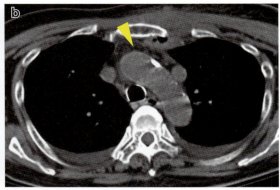
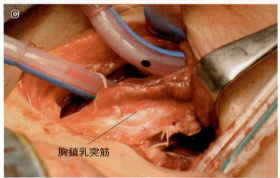

図2 69歳，女性　降下性壊死性縦隔炎合併例（*Escherichia coli* 検出例）
a．頸部CT所見：甲状腺周囲の内臓間隙のガス像（→），および甲状腺の壊死を認めた．
b．胸部CT所見：内臓間隙から上縦隔にかけて炎症像あり（▶）．
c．頸部からのドレナージのみで対応可能であった．

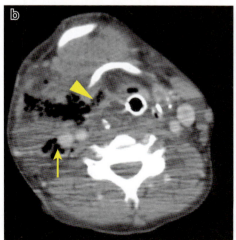
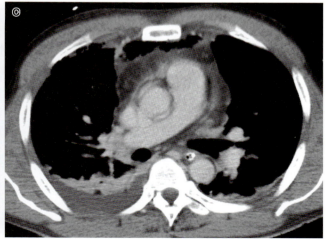

図3 37歳，男性　降下性壊死性縦隔炎　アルコール多量摂取者
a．頸部は著明に発赤腫脹していた．
b．頸部造影CT：頸動脈間隙（→）および内臓間隙（▶）にガス像あり．
c　胸部造影CT：炎症は気管分岐部を超えていた．
本症例では胸部外科による縦隔，胸腔ドレナージを要した（計3回）．レンサ球菌と *Peptostreptococus* が検出されている（混合感染）．

A. 細菌感染症-6

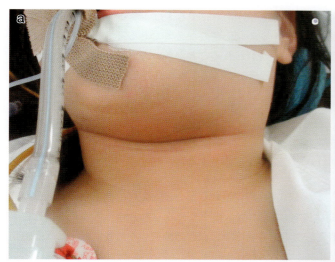
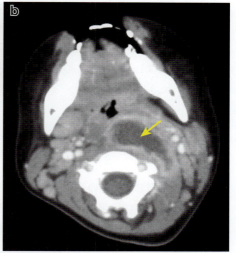
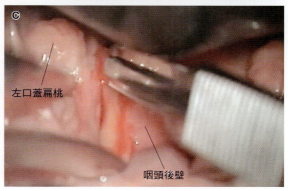

図4 4歳, 女児 咽後膿瘍（WBC 26,250/μL, CRP 26.69 mg/dL）
a. 頸部の腫脹はあまり目立たない.
b. 咽頭後間隙（左側優位）に膿瘍腔を認める（→）.
c. 全身麻酔下に咽頭後壁を切開すると, 大量の膿汁が排出された.

C 治療

- 気道確保：気管内挿管を行う（切迫例では輪状甲状間膜切開）.
- 抗菌薬治療：好気性菌だけでなく嫌気性菌もカバーする抗菌薬を経静脈投与する.
- 外科的治療：膿瘍が明らかであれば速やかに切開排膿ドレナージを行う. 縦隔炎をきたしている場合には, 胸部外科医による縦隔ドレナージの適応判断が必要である.

　吸気時喘鳴を伴う呼吸苦の切迫した患者への対応は人手と経験を要する. 外科医はいつでも輪状甲状間膜切開あるいは気管切開ができる体制で麻酔科医と協力して気道確保を行う.
　抗菌薬は好気性菌と嫌気性菌それぞれをカバーすることが望ましい. セフトリアキソン（CTRX）などのセフェム系抗菌薬とクリンダマイシン（CLDM）を併用することが多いが, 近年CLDM耐性菌が増加しているとの報告からアンピシリン・スルバクタム（ABPC/SBT）も推奨されている[2]. その他, バンコマイシン（VCM）やカルバペネム系抗菌薬など, 培養結果を参考に起炎菌に対して抗菌力が強い薬剤を選択する.
　外科的処置の基本は, 切開排膿ドレナージである. 広い頸部皮膚切開をおき, 良好な術野で感

染の波及しているすべての間隙を開放し，壊死組織があればそれを除去する．縦隔炎をきたしている場合には，胸部外科医による縦隔ドレナージの適応判断が必要である．気管分岐部を超える場合には，胸腔内視鏡下による縦隔ドレナージが行われることが多い．ドレーンを複数留置し，術後は1日数回生理食塩水で局所洗浄を行う．重症例では再手術を必要とすることもある．

D 予　後

- 降下性壊死性縦隔膿瘍や壊死性筋膜炎の死亡率は約4割である．
- 嚥下障害や廃用症候群による長期リハビリ入院が必要となることがある．

　深頸部感染症の予後は改善してきているが，治療が遅れるといまだ致死的な感染症である．特に，降下性壊死性縦隔膿瘍の死亡率は20～40％，ガス産生性にみられる壊死性筋膜炎は死亡率45％と報告されている[3]．膿瘍が消失したあとも嚥下障害などの後遺症や，長期臥床による廃用症候群のために入院が長期化するケースもある．

●引用文献
1) 市村恵一：深頸部感染症の臨床．耳鼻臨床 97：573-582, 2004
2) 杉田麟也：抗菌薬―主な耳鼻咽喉科疾患での実際例．耳鼻咽喉科最新薬物療法マニュアル―選び方・使い方，市村恵一編，中山書店，東京，p23-30, 2014
3) 木村光宏ほか：深頸部膿瘍25例の検討．耳鼻臨床 107：569-577, 2014

（新鍋晶浩・出光俊郎）

尿膜管遺残症（尿膜管膿瘍）

▶有名スケート選手が罹患した疾患である．救急では腹痛や臍部の膿瘍として来院する．反復する臍の炎症や臍の膿瘍をみたらまずは本症を疑い，画像検査，泌尿器科医師の診察を依頼する．治療は感染消退後に，根治手術を施行する．

A 尿膜管遺残症とは

　胎生の早期に臍帯と膀胱は尿膜管でつながっており，尿膜管は胎生20週頃には，退化して正中臍索となる．胎生期の尿膜管の閉鎖が不十分な場合を尿膜管遺残症という．本症は，①congenital patent urachus，②umbilical urachal sinus，③vesicourachal sinus，④urachal cyst，⑤the alternating sinusに分類される．このうち②〜⑤では，炎症や外傷，膀胱内圧上昇により遺残尿膜管が臍側に破れて瘻孔，嚢腫，膿瘍をきたす[1]．臍部の膿瘍を形成した場合に尿膜管膿瘍といわれる．一般に20歳代の若年者に多い．尿膜管遺残の比率は2％である．

B 診　断

- 臍部に反復する臍炎，膿瘍で，疼痛や排膿をみる．
- 発熱，腹痛が主訴になることもある．
- 画像診断，特に造影CT，MRIが診断に有用である．

　本症の臨床所見は，臍部の膿瘍，紅色結節で圧痛を伴う（図1）．発熱，腹痛，臍部からの滲出液，膿汁で受診することも多い．
　単なる臍炎や炎症性粉瘤などとして見過ごされる可能性もあるためにMRIやCTでの腫瘤や膀胱頂部から臍への索条物の確認が必要である（図2）．

C 治　療

- 切開・排膿ドレナージを行う．
- 抗菌薬・解熱鎮痛薬を使用する．
- 尿膜管切除の根治手術（図3）が必要で臍の再建も行われる．

1．初期治療

　まずは炎症を止めるために切開，排膿ドレナージを行う．抗菌薬，解熱鎮痛薬を使用する．ドレナージのみでの再発率は30％である．

> **処方例**［抗菌薬投与］
> - メイアクト®　300 mg/日　1日3回
>   または
> - クラビッド®　500 mg/日　1日1回

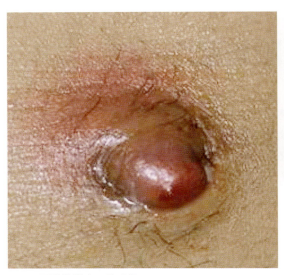

図1 尿膜管膿瘍の臨床像
臍部に2×1.5 cm大のドーム状に隆起した紅色腫瘤を触知し，2×4 cm大の皮下硬結を伴う．排膿部位から正中下方（膀胱方向）に1.5 cmゾンデ挿入可能であった．

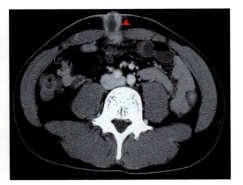

図2 腹部造影CT
臍部皮下から左右腹直筋間に辺縁がエンハンスされ，中央がlow densityな腫瘤を認める（矢印）．

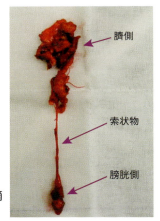

図3 手術摘出標本

> **Memo** 起因菌の種類[2]
>
> ①*Staphylococcus aureus*，②*Streptococcus viridans*，③*Escherichia coli*の頻度が高い．この結果をもとに初期治療の抗菌薬の選択を考える

2．その後の治療・管理

遺残した尿膜管からの癌発生の報告もあり（発生部位：膀胱頂部，組織型：腺癌が多い），炎症が落ち着いた段階で，尿膜管全摘の根治的な手術が必要な疾患である．腹腔鏡を使用した手術も行われる[3]．

●引用文献
1) 高橋菜穂美ほか：尿膜管膿瘍の1例．臨皮 67：536-538, 2013
2) 西村 理ほか：化膿性尿膜管嚢腫の12例の検討．日臨外会誌 45：494-498, 1984
3) 丹羽直也ほか：腹腔鏡下に摘除した尿膜管膿瘍の1例．日泌尿会誌 104：12-16, 2013

〔出光俊郎・小林　裕〕

A．細菌感染症 −8

癤，癰，炎症性粉瘤

▶急性の炎症であるため，突然，痛みを伴って発赤・腫脹・熱感が出現する．さらに，自潰すれば滲出・排膿・出血も生じ，不快さが増す．これらが受診の動機となる．

A 癤，癰，炎症性粉瘤とは

毛包部の急性細菌感染症で，浅在性のもの（毛包入口部から毛包漏斗にかけての炎症）を毛包炎という．これより深く及んだ深在性の感染症で，1本の毛包に生じるものを癤，複数の毛包に及ぶものを癰という．炎症性粉瘤は，嚢腫が破れて周囲に内容物に対する化膿性炎症や異物反応をきたしたものである．

B 診　断

- 毛包炎は膿疱を呈する．
- 癤と癰は痛みと発赤を伴う結節である．
- 炎症性粉瘤は面皰様黒点を有する．

1. 毛包炎

毛包に一致した帽針頭大の小膿疱で紅暈を伴う（図1）．

2. 癤

毛包に一致した有痛性の紅色結節で，中央に膿点を有する，あるいは自潰している（図2）．

3. 癰

鶏卵大から手拳大以上に及ぶ結節で，膿点・波動・熱感・激痛をみる．膿点は壊死に陥ることもある（図3）．

4. 炎症性粉瘤

先行する結節病変が突然，発赤・腫脹・疼痛をきたす，という病歴が典型的である．現症では，炎症所見を呈する結節中央に，表皮嚢腫の開口部である面皰様黒点が見られる（図4a）．

> **Memo** 癤腫症
> 毛包炎・癤・癰が多発・反復する状態を癤腫症という．糖尿病などの基礎疾患を背景に出現することがある．

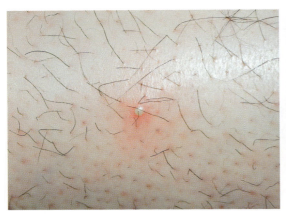

図1 毛包炎(下肢)
粟粒大の小膿疱があり，周囲に発赤が広がっている．

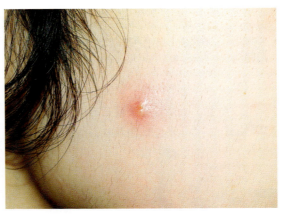

図2 癤(頬部)
小指頭大の紅色結節が存在し，ほぼ中央に膿点を伴っている．

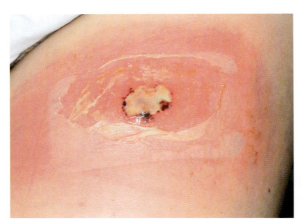

図3 癰(大腿)
中央は黄色壊死組織を伴う潰瘍となり，膜様の鱗屑を伴っている．

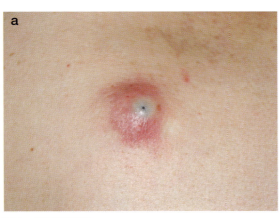

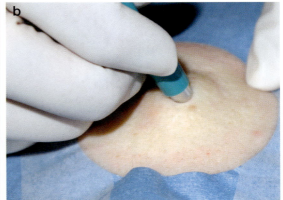

図4 炎症性粉瘤
a. 面皰様黒点の周囲を発赤が取り囲んでいる．
b. aを，局所麻酔下にトレパンで切開しているところ．粉瘤の開口部である面皰様黒点を中心に切り込んでいる．(秋田大学皮膚科　能登　舞先生ご提供)

> **Column** 「炎症性粉瘤」と「感染性粉瘤」
>
> 炎症性粉瘤において細菌の関与は一義的ではなく，その多くは感染症ではない[1, 2]．ただし，一部には細菌感染が関与しているものがあると考えられており，感染性粉瘤という場合，狭義にはこれに限るべきである．が，しばしば炎症性粉瘤と同義で使われている．

C 治療

- 原因菌の多くは黄色ブドウ球菌であり，抗菌薬はβ-ラクタム系を第一選択とする．
- 大きな膿瘍は，切開・排膿する．
- 切開時，膿を浴びないように注意・工夫が必要である．
- 切開後，コメガーゼを詰めすぎるとドレナージにならない．
- 炎症性粉瘤は，炎症が消退してから切除する．

1. 初期治療

1）抗菌薬の選択

黄色ブドウ球菌をターゲットにした抗菌薬を選択する．JAID（日本感染症学会）/JSC（日本化学療法学会）感染症治療ガイド[3]では，β-ラクタム系（セフェム系，ペニシリン系）がよい，とされている．

経口セフェムでは，従来セフジニル，セフカペンピボキシルなどの第3世代セフェムが頻用されていたが，bioavailabilityが低い[4]ため，最近は第1世代セフェムが見直されている．JAID/JSC感染症治療ガイドでは，セファレキシン（ケフレックス®），セファクロル（ケフラール®）が処方例としてあげられている．同ガイドでは，β-ラクタム系以外は，テトラサイクリン系，マクロライド系，キノロン系も有効である，とされている．ペニシリン系を用いる場合は，β-ラクタマーゼ阻害薬を配合したクラブラン酸カリウム・アモキシシリン水和物（オーグメンチン®）などを用いる．

大きな癤などで全身症状を伴う場合，入院のうえ，セファゾリン（セファメジン®α）など第1世代セフェムを用いる．JAID/JSC感染症治療ガイドでは，β-ラクタマーゼ阻害薬配合ペニシリン（スルバクタムナトリウム・アンピシリンナトリウム）も推奨しているが，添付文書上皮膚感染症に適応はない．

毛包炎では，外用療法のみでもよい．頻用されているゲンタマイシン軟膏は黄色ブドウ球菌の半数以上が耐性なので，ナジフロキサシン（アクアチム®）軟膏か，フシジン酸（フシジンレオ®）軟膏を用いる．前者のほうが耐性菌の誘導が少なく，メチシリン耐性黄色ブドウ球菌（MRSA）に対し，より有効とされる[3]．

皮膚科で分離されるMRSAの多くは市中感染型MRSA（community-associated MRSA：CA-MRSA）であり，ST合剤，ミノサイクリン（8歳以上），キノロン系（一部を除き16歳以上）の投与を考慮する[3]．わが国の文献ではホスホマイシンの有効性を説くものもある[5]．

> **処方例**
> - ケフレックス® 1,000 mg/日　1日4回内服
> - ケフラール® 750 mg/日　1日3回内服
> - オーグメンチン® 750～1,000 mg/日　1日3～4回内服

- セファメジン®α 2～3g/日 1日2～3回点滴静注
- アクアチム®軟膏 1日1～2回外用

Memo　JAID/JSC感染症治療ガイドの処方量

JAID/JSC感染症治療ガイドでは，セファレキシン（ケフレックス®）は1回250～500 mg・1日4回，セファクロル（ケフラール®）は1回500 mg・1日3回，すなわち，1日量として通常の倍量を推奨している．

Column　化膿性汗腺炎，慢性膿皮症

JAID/JSC感染症治療ガイドでは，「感染性粉瘤」に対しては，「化膿性汗腺炎の慢性型に準じた抗菌薬の投与を行う」と書かれている．化膿性汗腺炎の慢性型については，「毛包系異常による慢性膿皮症と考えられている」とある．慢性膿皮症とは，毛包の閉塞と嚢腫形成が先行し，嚢腫が破れて異物反応や膿瘍を形成，さらに二次的に細菌感染が加わって複雑で遷延性の経過をたどるものであり，炎症性粉瘤同様，細菌の関与は一義的ではない（よって，炎症性粉瘤とは慢性膿皮症のプロトタイプ基本型である，ともいえよう）．なお，上記ガイドで化膿性汗腺炎の慢性型に対し推奨されている薬剤とは，アジスロマイシン，ロキシスロマイシン，レボフロキサシンである．

Column　Pantone-Valentine leukocidin産生菌と癤

黄色ブドウ球菌が産生する毒素のうち，白血球に対する破壊活性を有するものを白血球破壊毒素（leukocidin）という．Pantone-Valentine leukocidin（PVL）はその一種であり，米国ではCA-MRSAのマーカーとされている．わが国におけるCA-MRSAのPVL陽性株は3～5％と米国よりかなり低いが増加傾向にある[5]．

Demosらのレビュー[6]では，PVLは，毛包炎や癤といった毛包の感染症，特に再発性の癤腫症との関連が強いという．わが国の検討では，PVL陽性菌による癤は基礎疾患のない若年者に多く，多発し発赤の強い傾向があった，と報告されている[7]．

2）切開・排膿の方法

癤・癰・炎症性粉瘤で膿瘍形成が著明な場合は，局所麻酔下に切開・排膿する（図4b）．切開の道具としては，尖刃刀（11番メス）かトレパン（4～5 mm）を用いる．術者の好みもあるが，トレパンを用いたほうが，①切開創が丸く開いたままなので膿が排出しやすい，②治癒後の瘢痕がニキビ痕のようで目立ちにくい，③炎症性粉瘤の場合，粉瘤の開口部を摘出することもできる，というメリットがある（図4b）．一方，病変が大きいときは，尖刃刀で大きく切開したほうが排膿の効率がいい．

局所麻酔薬を注入すると膿瘍内の圧力が高まり，しばしば切開と同時に膿が噴出するので，術者はこれを浴びないよう注意する必要がある．一つのコツは，切開のポイントを決め尖刃刀ないしトレパンをセットしたら，厚く重ねたガーゼで覆ってしまい，その下で切り込むことである．

切開後は，創の周囲をそっと圧搾して可及的に膿を排出する．炎症性粉瘤の場合，粥状物質や嚢腫壁もできるだけ圧出する．抗菌薬が効かなかった場合（MRSA感染）を想定し，膿は細菌培養に提出したほうがよい．排膿後，コメガーゼを詰める流儀もあるが，ぎゅうぎゅうに押し込むと止血目的のタンポナーデにはなっても，ドレナージにはならない．ドレナージのためには，切開創は抗菌外用薬を置く程度で開いたままとし，止血についてはガーゼを多めに重ねて圧迫することで対処するとよい．

2. その後の治療・管理

炎症性粉瘤は，炎症が治まった後も結節が残っていることがある．破れる前の粉瘤に戻ったと考えられる．超音波などで囊腫構造の残存が確認されたら，切除する．なお，炎症が激しい時期に上述のように切開するのはよいが，炎症病変を含めて切除するのは無用な侵襲を加えることになり，行うべきではない．

> **Column　臀部・肛囲の化膿性病変の鑑別**
>
> 　臀部・肛囲の化膿性病変では，臀部慢性膿皮症，毛巣洞，肛門周囲膿瘍・痔瘻を鑑別する必要がある．
> 　臀部慢性膿皮症は，上述の化膿性汗腺炎が臀部・肛囲に生じたものである（化膿性汗腺炎は，アポクリン腺の分布部位に生じやすいが，汗腺ではなく毛包漏斗の閉塞に発した毛包脂腺の化膿性炎である）．毛巣洞は，毛包の閉塞とともに毛が刺入し，慢性膿皮症に似た病変を形成するもので仙骨部に多い．
> 　肛門周囲膿瘍は，多くは歯状線にある肛門小窩から細菌が侵入し，内外括約筋間の肛門腺に感染巣を形成，そこからさまざまな方向に炎症が波及し膿瘍を形成するものである[8]．これが自潰して瘻孔を形成すると痔瘻となる．肛門周囲膿瘍・痔瘻は，臀部慢性膿皮症に合併することもまれではない[8,9]．肛門との連続を疑った場合は，肛門外科と連携する．また，Crohn病が高頻度に肛門周囲膿瘍・痔瘻などの肛門病変を合併することにも留意が必要である．

●引用文献

1) 大畑千佳ほか：表皮囊腫の細菌学的検討．皮膚38：305-309，1996
2) 西嶋攝子ほか：類表皮囊腫の細菌学的検討．日皮会誌113：165-168，2003
3) 渡辺晋一ほか：皮膚軟部組織感染症．JAID/JSC感染症治療ガイド2014，JAID/JSC感染症治療ガイド・ガイドライン作成委員会編，ライフサイエンス出版，p183-202，2014
4) 青木祥介：セフェム系抗菌薬の使い方．抗菌薬適正使用生涯教育テキスト（改定版），日本化学療法学会抗菌化学療法認定医認定制度審議委員会編，日本化学療法学会，p63-84，2013
5) MRSA感染症の治療ガイドライン作成委員会編：MRSA感染症の治療ガイドライン―改訂版―2014，日本化学療法学会・日本感染症学会，p1-110，2014
6) Demos M, et al：Recurrent furunculosis：A review of the literature. Br J Dermatol 167：725-732, 2012
7) 山崎　修ほか：毛包の膿皮症．MB Derma 127：9-13，2007
8) 岡本欣也ほか：肛門周囲膿瘍・痔瘻の診断と治療．写真とイラストで学ぶ肛門疾患診療の実際，松島　誠ほか編，日本医事新報社，p120-151，2011
9) 松田保秀：その他の肛門疾患診療の実際．実地医科のための肛門疾患診療プラクティス，第2版，岩垂純一編，永井書店，p145-196，2007

（梅林芳弘）

各論 Ⅱ．感染症（細菌・ウイルス）

A 細菌感染症-9

陥入爪，療疽による爪囲炎

> **救急受診の理由** ▶ 救急では，軽症，中等症では歩行時の疼痛，重症では安静時も疼痛，局所の排膿や出血で来院する．治療は，感染対策，疼痛対策，爪組織と側爪郭陥入部の除圧隔絶するための処置を施行する．ほとんどの症例が保存的治療で軽快するが，重症例では肉芽腫除去，陥入爪根治手術を施行する．

A 陥入爪とは

爪の変形により爪組織そのものが刃物のような役割をしてしまい，側方，前方の健常皮膚組織に創をつくる状態（図1）．疼痛，炎症，感染，爪組織に対する異物反応で生じる肉芽腫形成が治療目的となる症状である．患者は疼痛を緩和除去するために，習慣的に自分で爪の両端先端の，皮膚に刺さる爪の角の部分を斜めに切っており，受診されたときにも同様の爪切りを希望する患者も多いが，この爪切り法は陥入爪が続く理由となる．

B 診 断

- 爪が周囲の組織に過度に接触，陥入している部位に，紅斑，腫脹，潰瘍，肉芽腫がみられ，疼痛を伴う．

陥入爪は爪の変形により爪の角や外側が爪周囲の皮膚を傷つけることにより発症する．爪白癬や，足に合わない靴の着用，深爪を含む誤った爪切り法などに起因する，巻き爪などの爪の変形による．炎症，疼痛のある部位に生じる爪の変形，陥入により診断は容易である．爪の変形により側爪郭へ陥入しており，同部に紅斑腫脹，排膿があり，長期に症状が持続した症例では肉芽腫形成がみられる．鑑別診断としては，カンジダ性爪周囲炎，ヘルペス性瘭疽があげられる．水疱形成やびらん潰瘍の状態からヘルペス性瘭疽を疑った場合は，スメアでのウイルス抗原検査で診断を確定できる．治療は抗ヘルペスウイルス薬の内服，外用による（分子標的薬による爪囲炎については各論Ⅰ.2「分子標的治療薬による皮膚障害」参照）．

C 治 療

- 膿瘍は，穿刺/切開，排膿する．
- 抗菌薬・鎮痛薬を内服する．
- 爪の陥入により生じている創傷に対する局所治療を施行する．
- 爪の陥入を軽減，除去するための保存的治療を施行する．

1．初期治療
1）細菌感染・炎症の治療
陥入部に生じている急性炎症，感染の治療である．膿瘍は穿刺/切開，排膿し，抗菌薬，鎮痛

A．細菌感染症-9

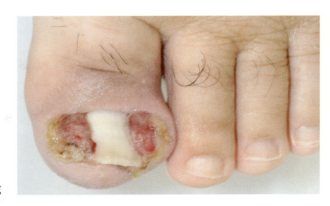

図1 陥入爪による著明な肉芽腫形成

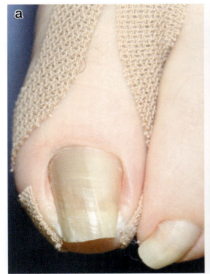
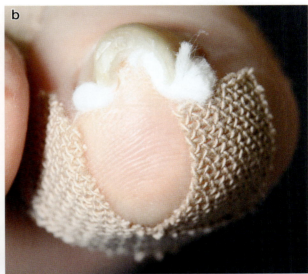

図2 テーピング法・コットンパッキング
a. 爪の先端角にコットンパッキングし，爪の陥入をテーピングで矯正する．
b. 先端からの画像．陥入部を除圧，保護する方法である．

薬を使用する．

> **処方例**
> ● フロモックス® 300 mg/日 1日3回
> ● クラビット® 500 mg/日 1日1回
> ● アクアチム®軟膏外用

2) 局所治療

爪の陥入を解除する治療としてテーピング法，爪の変形を治療する方法として爪矯正法（自由診療による治療），コットンパッキング，ガター法，フェノール法，根治的陥入爪手術の治療方法がある．肉芽腫の治療法には，液体窒素による冷凍凝固術，電気焼灼法，切除がある．

2. テーピング法

粘着力の強い弾性絆創膏を爪の陥入部位の爪辺縁に固定した後，皮膚に接触が解除される方向に，もう一方を引っ張り固定する方法である（図2）．最も侵襲が少なく，他の治療との併用も可

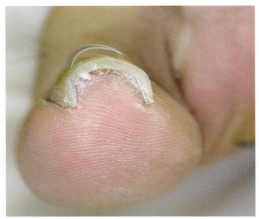

図3 超弾性ワイヤーによる爪矯正

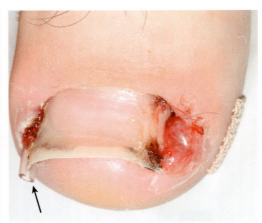

図4 ガター法
側爪郭皮膚を障害している部分の爪側に，筒を切った点滴チューブを挿入固定したところ．

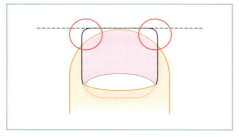

図5 爪切り法
爪の角が皮膚よりも先に出るようまっすぐに切る．

能な基本的処置である．

3. 爪矯正法

　陥入爪の原因となっている変形を矯正し，陥入を解除する方法である．爪甲先端に超弾性ワイヤー，爪矯正クリップなどの矯正器具を装着し，爪両端での陥入する力の方向と逆方向に爪の反りを矯正する方向に継続的に力を加える（図3）．これにより爪の陥入変形は徐々に矯正される．治療による疼痛がない．自由診療での治療である．

4. コットンパッキング

　爪先端角の陥入部，刺入部と側爪郭皮膚の間に脱脂綿を挿入し，接触を断つことで疼痛を緩和し，創を保護する方法である（図2）．

5. ガター法

　点滴チューブなどを側爪郭陥入部にレール状に挿入する方法である（図4）．伝達麻酔下で，外側縁を少し剥離し，筒を縦に切った点滴チューブを挿入し瞬間接着剤やナイロン糸で固定する．

6. その後の治療・管理

　爪の変形が顕著であり，前述の局所治療では改善が困難で再発を繰り返す症例には，根治的陥入爪手術を施行する．陥入している爪の先端角が周囲組織より先になるまで伸ばす．爪切り法は，深爪は禁忌，爪切り器具にはカーブがついており先を丸めるように切りたくなるが，爪両端までまっすぐに切るように指導する（図5）．

> **Memo　瘭疽**
> 　爪囲からの細菌感染により発症する．原因菌種は黄色ブドウ球菌が多い．疼痛により，日常生活に支障をきたすことがある．治療は穿刺/切開，排膿，抗菌薬の外用，抗菌薬の内服である．

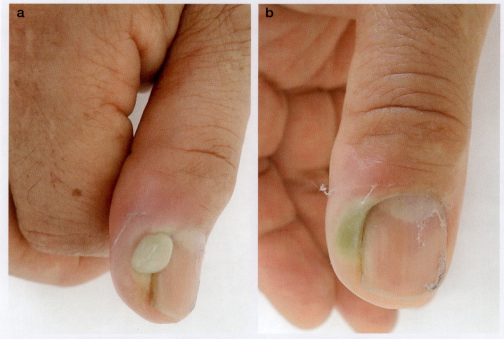

図6　拇指の瘭疽（56歳，女）
a. 浅在性の病変で化膿性爪囲炎ともいえる状態である．
b. 切開後：病変が浅いので無麻酔切開で膿汁の排出をみた．

（髙橋和宏）

各論　II. 感染症(細菌・ウイルス)

　細菌感染症-10

toxic shock syndrome, toxic shock like syndrome

　▶血圧低下，意識消失などのショック状態となり，救急まで搬送されるケースが多い．救急ではびまん性の潮紅を指摘され，皮膚科に依頼される．

I．toxic shock syndrome

A　toxic shock syndromeとは

　トキシックショック症候群(TSS)は臓器の感染症や外傷などを契機にブドウ球菌感染を生じ，血行性に全身に広がり，重症では血圧低下，意識消失などショック症状を生じる感染症である．初期に一過性の全身に淡い紅斑を生じ，まもなく粃糠疹，落屑を生じる．原因として産褥期の感染，術後感染，熱傷などや，皮下膿瘍などの皮膚感染症などを契機に生じることが多い．

B　診　断

- 初期に全身性に淡い紅斑を生じる．
- 突然の発熱，嘔吐・下痢，筋肉痛，咽頭痛，頭痛，眼球結膜充血，血圧低下や意識障害などのショック症状を呈する．
- 消化管，筋肉，腎臓，肝臓，中枢神経など多臓器障害を生じる．

　TSSは全身性の紅斑とともに，突然発熱，嘔吐・下痢，筋肉痛，咽頭痛，頭痛，眼球結膜充血，血圧低下や意識障害などのショック症状を呈する(図1)．消化管，筋肉，腎臓，肝臓，中枢神経など多臓器障害を生じる．全身に淡い紅斑(日焼け様紅斑)で初発し，1～2週間前後で手足に落屑を生じる．原因菌は黄色ブドウ球菌であり，感染の誘因として膿瘍，骨髄炎，術後感染症などにより発症することが多いが，感染原因が明らかでない場合もある．原因菌は黄色ブドウ球菌の産生する毒素であるTSST-1，およびenterotoxin-B, Cが血流を介して全身臓器に到達する．血液検査で，感染徴候であるCRP，白血球数の上昇，プロカルシトニン高値を認める．肝機能酵素AST，ALT上昇，血小板減少，CPK値の上昇，クレアチニン上昇などを生じる．重症化すると播種性血管内凝固症候群 disseminated intravascular coagulation syndrome(DIC)などを生じる．

　TSSの診断基準を示す(表1)．突然発症する高熱，低血圧，筋肉痛，頭痛，嘔吐・下痢などの全身症状，および全身のびまん性紅斑で発症する．細菌培養では咽頭，結膜，皮膚創部の培養でStaphylococcus aureusを同定する．黄色ブドウ球菌の産生するTSST-1や外毒素であるenterotoxin-A, Bなどによって生じる(なお，診断基準は発症時にすべて揃うとは限らず，確定診断がなされてから症状が揃う場合もある)．溶連菌ではA群β溶連菌以外にG群などがある．

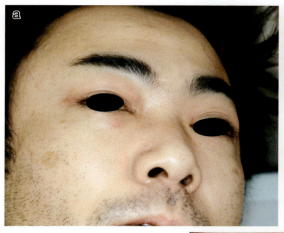
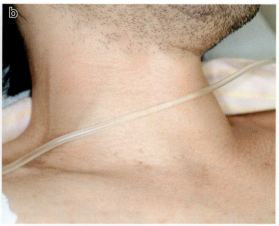
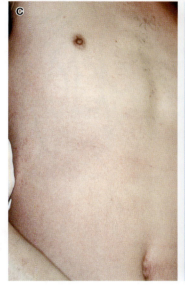
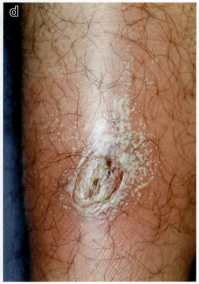

図1 TSSの臨床症状
a. 結膜充血，b, c. 頸部，前胸部より腹部に日焼け様紅斑，d. 右下腿の裂傷（潰瘍，周囲の膿疱，発赤）．
（文献1）より引用）

C 治 療

　　TSSをはじめとする重症感染症では早期に診断を行い，発症初期より大量の抗菌薬を投与することが重要である．びまん性の紅斑やそれに続いて生じる鱗屑などの皮膚症状は感染症の早期診断に重要な所見である．治療は血圧低下やショック症状に対する全身管理を行い，同時に感受性の高い抗菌薬を大量投与する．抗菌薬の種類として高い感受性を有するペニシリン，バンコマイシンなどを投与する．重症例では循環器機能の集中管理や腎機能低下に対する透析や血漿交換を行うこともある．

> **処方例**
> - タゾバクタムナトリウム・ピペラシリンナトリウム配合（ゾシン®）　13.5 g/日　1日3回にクリンダマイシン（ダラシン®）　600〜1,200 mg/日を併用する．
> - またγ-グロブリン（献血ヴェノグロブリンIH®）　2.5〜5 g/日　3日間を併用する．
> - MRSAでは，バンコマイシン塩酸塩（塩酸バンコマイシン®）　2 g/日を投与する．

表1　トキシックショック症候群診断基準

1. 発熱：体温≧38.9℃以上
2. 発疹：全身の斑状紅斑ないしびまん性紅斑
3. 落屑：発症より1～2週間後に掌蹠，指趾に生じる．
4. 血圧低下
    成人（16歳以上）では収縮期血圧90 mmHg以下
    小児ではそれぞれの年齢別収縮期血圧の4/5未満
    起立時に拡張期血圧が臥位あるいは座位より>15 mmHg
    起立性失神，起立性めまい
5. 多臓器障害（以下の臓器系のうち3つ以上）
    消化管：発症時の嘔吐または下痢
    筋肉：激しい筋肉痛，CPKの正常上限値の2倍以上上昇
    粘膜：腟，口腔・咽頭，あるいは結膜の充血
    腎臓：BUNまたは血清クレアチニン値の正常上限値の2倍以上上昇
        尿路感染がなく尿沈渣での高倍率視野で白血球5個以上
    肝臓：総ビリルビン，GOT，あるいはGPTの正常上限値の2倍以上上昇
    血液：血小板数≦100,000/μL
    中枢神経：発熱および血圧低下がなく神経学的巣症状がない状態での失見当識あるいは意識障害
6. 次の検査結果が陰性であること
    血液，咽頭液，脳脊髄液の培養（血液から*Staphylococcus aureus*が検出されてもよい）
    ロッキー山紅斑熱，レプトスピラ症，あるいは麻疹の血清反応

◎以上6項目すべてを満たす症例をTSSとする（落屑を生じる前に患者が死亡した場合は落屑を除く）
　5項目を満たす症例は疑い例とする

（文献2）より引用）

II．トキシックショック様症候群（TSLS）

A　トキシックショック様症候群（TSLS）とは

　トキシックショック様症候群（TSLS）は溶連菌感染による上気道感染，創傷感染を契機に生じる重症感染症である．急激に発症し，紅斑や紫斑などの皮膚症状を生じ，その後急激に血圧低下，意識障害，ショック症状を生じるため，TSSと同様に早期の全身的な治療が必要である．

B　診　断

- 初発時に全身にびまん性の淡紅色の紅斑を生じる．
- 四肢の筋肉痛，高熱，嘔吐，血圧低下などのショック症状を呈する．
- しばしば紫調の紫斑や水疱を生じ，その後壊死性筋膜炎を発生する．

　TSLSは四肢の筋肉痛，高熱，嘔吐，血圧低下などのショック症状を呈する．*Streptococcus pyogenes*による上気道炎，創傷感染などに続発して生じる感染症である．TSSと同様，初発時に全身にびまん性の淡紅色の紅斑を生じ，爪囲や手指の枇糠疹を生じる（図2）．TSLSでは，皮膚症状としてびまん性の紅斑以外にも，しばしば紫調の紫斑や水疱を生じ，その後壊死性筋膜炎を発生する．鼻咽頭，気道，肺などの呼吸器，腟，骨などの細菌培養や壊死に至った皮膚組織で

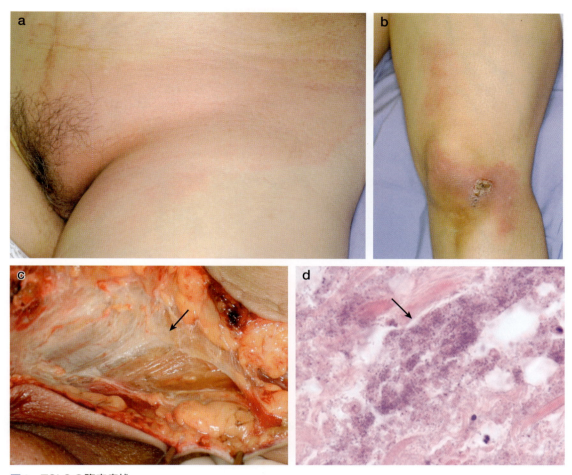

図2　TSLSの臨床症状
a. 鼠径部周囲の淡い紅斑，b. 左膝の擦過部位の痂皮，周囲の紅斑，熱感．
c. 切開にて鼠径部の脂肪組織の黄色変性を認め（→），筋組織周囲は容易に剥離される．
d. 変性した皮下組織に多数の球菌（→）を認める．
（文献3）より引用）

原因菌を培養できることが多い．検査は，白血球数の増加，CPKの上昇，肝腎機能の異常（AST，ALT高値，クレアチニンの上昇）である．重症化すれば，DIC，血小板減少などをきたす（表2）．
　TSLSで紫斑や水疱を生じ壊死性筋膜炎の発生を疑う場合，一度試験切開で筋膜レベルまでの切開で壊死組織の貯留があるかを確認し，壊死組織のデブリードマンが必要である．

C 治　療

　TSLSでも同様に早期診断を行い，感受性を有する抗菌薬を大量に投与する．溶連菌に感受性のあるペニシリン系抗菌薬，クリンダマイシンなどの抗菌薬を投与する．
　皮膚症状である紫斑や水疱を生じ，壊死性筋膜炎に発展する場合には，早期の試験切開が必要である．紫斑部位をメスで切開すると白色の膿貯留が筋膜まで認められ，脂肪組織や筋膜の色調が不良であり，壊死を確認できる．壊死組織が残存すると臓器障害やショック症状が進展するた

表2 トキシックショック様症候群の診断基準

A. A群溶連菌 S. pyogenes の検出
　1. 本来は無菌であるべき部位から
　2. 本来は無菌でない部位から

B. 重篤な臨床症状
　1. 血圧低下
　2. 臨床症状・検査異常（以下のうち2項目以上を満たすこと）
　　　a. 腎障害
　　　b. 凝固異常
　　　c. 肝障害
　　　d. 急性呼吸窮迫症候群
　　　e. 壊死性筋膜炎
　　　f. 紅斑（びまん性猩紅熱様皮疹）

確実例：A1＋B(1＋2)
疑診例：A2＋B(1＋2)

(文献4)より引用)

め，十分な壊死組織の除去を行う．皮下に貯留した膿には洗浄を繰り返し行い，完全に排膿する．またガンマグロブリン投与も死亡率の減少が報告されている．

処方例
- ピペラシリンナトリウム（ペントシリン®）　4g/日（重症では16g/日まで増量）を投与し，クリンダマイシン（ダラシン®）　600〜1,200mg/日を併用する．
- 壊死性筋膜炎を生じた場合，メロペネム水和物（メロペン®）　1.5g/日にクリンダマイシン（ダラシン®）を併用する．

D 予後

　感受性のある抗菌薬投与が奏効すれば全身症状の改善を認める．またTSLSで壊死性筋膜炎などの皮膚症状を合併する場合には抗菌薬投与に加えて壊死組織の完全な除去を目的として外科的治療が必要となる．DICなどの血液疾患や肝腎機能などの臓器障害が進展した場合にはショック症状に対する集中治療が必要になり，時に予後不良となる．

●引用文献
1) 大野志保ほか：透析治療を要したToxic shock症候群．Visual Dermatol 12：292, 2013
2) Centers for Disease Control and Prevention : Case definition for public health surveillance. NMWR Morb Mortal Wkly Rep 39 : 38-39, 1990
3) 町野　哲：Toxic shock like症候群．Visual Dermatol 12：284, 2013
4) Stevens DL : Streptococcal toxic-shock syndrome : Spectrum of disease, pathogenesis, and new concepts in treatment. Emerg Infect Dis 1 : 69-78, 1995

(中村晃一郎)

電撃性紫斑病

▶発熱，敗血症ショック，全身の紫斑を呈し，四肢末梢の乾性壊疽がみられるため，救急搬送後，皮膚科や形成外科，整形外科に診察を依頼されることが多い．

A 電撃性紫斑病とは

　電撃性紫斑病は，①先天性プロテインC，プロテインS欠乏症に伴う新生児の病型，②猩紅熱，水痘に続発するタイプ，③重症敗血症に伴い，四肢の切断を余儀なくされる病型の3つに分類される[1]．本稿では重症敗血症に伴う急性感染性電撃性紫斑病acute infectious purpura fulminans (AIPF)をとりあげる．凝固異常や感染症を基盤に広範囲の紫斑や四肢末梢の壊疽と多臓器不全を生じる．わが国では肺炎球菌が原因菌として最多であり，成人に多く，四肢切断率，死亡率ともに高い．

B 診　断

- 全身の紫斑，敗血症，ショック，意識障害がある．
- 左右対称性四肢末端の紫斑，水疱から進行する乾性壊疽(ミイラ化)を呈する．
- 鼻尖部や耳介にも紫斑や壊疽が本症の特徴である．
- 原因はわが国では肺炎球菌敗血症が多いが，髄膜炎菌，ブドウ球菌なども起因菌になりうる．
- 脾摘など何らかの免疫障害をもつ患者ではリスクが高い．
- 皮膚病理組織では真皮皮下の血管に炎症の少ないフィブリン血栓がみられる．
- 播種性血管内凝固症候群(DIC)，多臓器不全をきたす．

　AIPFは発熱，播種性血管内凝固症候群disseminated intravascular coagulation syndrome (DIC)，ショックとともに進行性の四肢末端の壊疽と全身の紫斑が特徴である(図1〜4)．発症早期に診断するのは困難な場合が多い．壊死性筋膜炎と臨床的に異なる点は，①左右対称の四肢末端の乾性壊疽，②鼻，耳介にも紫斑，壊疽がみられる，③全身広範囲に紫斑がみられることである．潮紅や紅斑など皮膚の炎症は少なく，この点も壊死性筋膜炎とは異なる．敗血症によるショック，DICとともに，多臓器不全を伴っている．

　起因菌は肺炎球菌，髄膜炎菌，インフルエンザ菌，黄色ブドウ球菌，溶連菌などである．日本では肺炎球菌が多く，脾摘後の敗血症に伴う例も少なくない．イヌやブタの人畜共通感染症の病原体である*Capnocytophaga canimorsus*や*Streptococcus suis*が原因菌となることもある．

　病理組織学的には静脈および毛細血管のフィブリン血栓がみられるが，重症例では深在性静脈の血栓も生じる．通常，炎症細胞は少なく，血管炎はない．表皮下水疱や皮膚壊死がみられる[2]．

　発症機序は細菌，毒素，生体反応により，プロテインC，プロテインS，AT-Ⅲの欠乏が起こり，血栓を形成することが関与している．

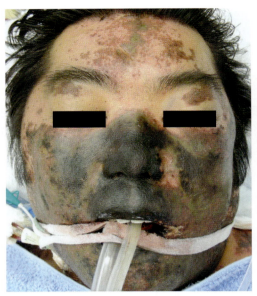 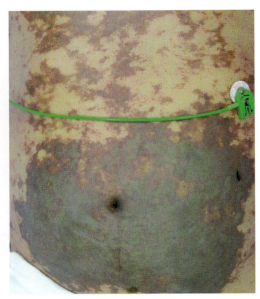

図1 肺炎球菌による電撃性紫斑病(49歳, 男性)　図2 腹部の紫斑, 壊死
顔面の紫斑と壊疽．鼻の壊疽が特徴的である．

鑑別診断　Vibrio vulnificus敗血症に伴う四肢の壊死性筋膜炎が問題となる．血液培養，局所の細菌培養，塗抹標本でコンマ状のグラム陰性桿菌の確認が有用である．

宿主側の要因として糖尿病，脾機能低下，癌，アルコール性肝障害，などの免疫低下が知られているが，健常者にも発症する．

> **Column　鑑別診断のポイント**
>
> 電撃性紫斑病，重症壊死性筋膜炎，ドーパミン壊疽は病態が重複しており，厳密には鑑別が困難な症例もあるが，急速に拡大する広範な紫斑と左右対称性の虚血による乾性四肢壊疽，DIC，敗血症(主として肺炎球菌)があれば電撃性紫斑病の可能性を考えるべきであろう．重症で死亡率が高く，救命されても四肢切断の可能性が高い．単に予後不良の徴候として見逃されている可能性もある病態である．救急に関わる医療者は本疾患の存在を知ることが重要である．

> **Column　夏の壊死性筋膜炎　Vibrio vulnificus感染症**
>
> Vibrio vulnificus感染症は肝硬変患者に魚介類の生食により起こる重症感染で発熱，腹痛から敗血症性ショック，DIC，四肢の壊死性筋膜炎をきたす．特に夏に多く，致死率は50％以上である．

C 治療

- 敗血症：肺炎球菌，髄膜炎菌などを想定して抗菌薬を選択する．
- ショック治療：昇圧剤など集学的治療を施行する．
- 多臓器不全：新鮮凍結ヒト血漿，血漿交換などを行う．
- 抗凝固療法：ヘパリン，アンチトロンビン(AT-Ⅲ)，トロンボモジュリン，プロテインC補充療法を行う．
- 四肢末端の乾性壊疽：境界が明瞭になるのを待つ(早期手術は行わない)．

図3　四肢の紫斑水疱
a. 前腕, 手背の紫斑
b. 下腿の紫斑, 水疱

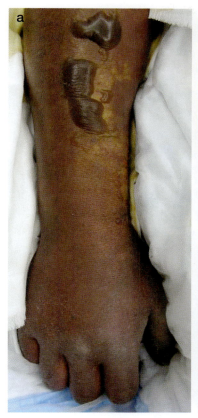
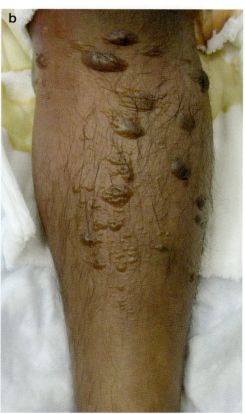

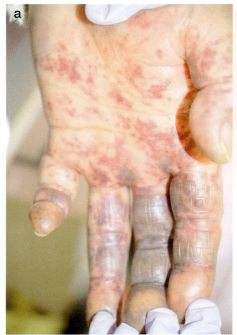
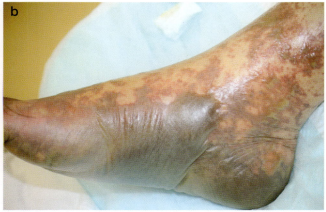

図4　肺炎球菌による電撃性紫斑病（59歳, 男性）
手(a), 足(b)の紫斑, 水疱, 壊死

初期治療

1) **敗血症**：血液培養，感受性試験の結果をふまえて抗菌薬を検討するが，まずは髄膜炎菌，肺炎球菌を想定して抗菌薬を選択する．局所については水疱があれば，水疱内容の塗抹，細菌培養を行い，ガーゼ保護をする．原則として早期のデブリドマンはしない．

2) **ショック対策**：昇圧剤を使用することが多い．ドーパミン使用により，電撃性紫斑病に類似の四肢末端の壊疽がみられ，ドーパミン壊疽(dopamine-associated symmetrical peripheral gangrene)と呼称される[3]．電撃性紫斑病は単一疾患ではないために[1]，ドーパミン壊疽の病態がオーバラップして，鑑別が困難な症例もある．

3) **多臓器不全**(肝障害，急性腎不全)：新鮮凍結血漿，血漿交換，血液透析を行う．

4) **抗凝固療法**：血管拡張(ニトログリセリン，プロスタサイクリン，プロスタグランジン，局所神経ブロック)，抗凝固・血栓治療(ヘパリン，AT-Ⅲ，トロンボモジュリン，プロテインC，組織プラスミノーゲンアクチベータ，デキストラン)が行われる．

D 予　後

- ミイラ化を待って四肢切断を検討する．
- 四肢切断しても予後は悪い．
- 死亡率は20～40％である[1]．

AIPFにおいて早期手術は禁忌で[1]，壊死部の境界が明らかになる四肢のミイラ化を待って切断を考慮するが，この点が，壊死性筋膜炎やガス壊疽と異なる点である．

原因菌によって，肢切断率や予後も異なる．Warnerら[4]によれば，肢切断や植皮を要したものは90％で，4分の1の患者は全肢切断となっている．

わが国に多い肺炎球菌によるAIPFは死亡率が高く，救命できても四肢切断率は高い．そのために機能的予後も不良である．

> **Memo　肺炎球菌ワクチン**
>
> 肺炎球菌感染症に対する予防として，海外，わが国いずれでも，高リスク群ではワクチン接種が推奨されている．電撃性紫斑病は死亡率が高く，肺炎球菌が原因のことも多いため，ワクチン接種率の向上が望まれる．

●引用文献

1) 村上義之：電撃性紫斑．最新皮膚科学大系4巻，玉置邦彦編，中山書店，東京，p113-116, 2003
2) Weedon D：Purpura fulminans, Skin Pathology, Chuchill Livingstone, p224-225, 2002
3) Park JY, et al：Dopamine-associated symmetric peripheral gangrene. Arch Dermatol 133：247-249, 1997
4) Warner PM, et al：Current management of purpura fulminans：a multicenter study. J Burn Care Rehabil 24：119-126, 2003

（出光俊郎・塚原理恵子）

A 細菌感染症-12

蜂窩織炎，下肢の丹毒

救急受診の理由 ▶高齢者に多く，悪寒，発熱を伴う下肢の発赤・腫脹を主訴に救急外来を受診する．白血球増多，左方移動がみられるが，感染症のフォーカスが不明というときには，まず下肢をチェックしてみる．救急外来では意外に見落としが多い．

A 蜂窩織炎，下肢丹毒とは

　丹毒は真皮，蜂窩織炎は皮下脂肪織を炎症の主座とする細菌感染症である．蜂窩織炎は下肢に，丹毒は顔面に好発するとされる．両者の鑑別は炎症が起きている深さを踏まえて，発赤の境界が明瞭であれば丹毒，不明瞭であれば蜂窩織炎と診断する．しかし，境界が明瞭か不明瞭か，丹毒か蜂窩織炎かという判断には，主観が大きく関与する．このため，しばしば区別の難しい症例が存在する．

　また，わが国の教書には，丹毒はβ溶血性レンサ球菌（溶連菌）の関与が多く，蜂窩織炎は黄色ブドウ球菌が関与することが多いと記載されている．ところが，近年世界的に，市中獲得型MRSA（CA-MRSA）の急速な増加が問題となっており，丹毒・蜂窩織炎の起因菌に関する再検討が盛んに行われた．その結果，起因菌はどちらも溶連菌が代表的な起因菌であるとされるようになってきている．

　以上2つの理由から，世界的には丹毒・蜂窩織炎の両者をあえて区別することなく，合わせて検討するのが主流となってきている[1]．そこで，本項では両者を代表して，蜂窩織炎の用語を使用する．重要な注意点であるが，本項で単に蜂窩織炎という場合は，細菌の侵入門戸が明らかでなく，化膿巣をもたない症例を指している．既存の皮膚潰瘍からの二次感染や，癤・癰・皮下膿瘍など化膿巣をもつ感染症の場合は，黄色ブドウ球菌が起因菌の代表で，その他にも多種の細菌が関与する．

> **Memo** 蜂窩織炎における細菌培養について
> 　既存の皮膚損傷なく，化膿巣をもたない蜂窩織炎では，局所培養が困難である．穿刺や生検により局所培養を提出することもあるが，検出率は必ずしも高くない．また，血液培養は感染症診療の基本とされるが，蜂窩織炎での陽性率は低く，ルーチンで全例に施行することは医療経済上，現実的ではない．しかし，陽性となれば感受性情報など得られる利点も大きく，臨床的な重症例や，重篤な基礎疾患を持つ症例では積極的に血液培養を施行するべきである．

B 診　断

- 局所の炎症所見として，典型例では発赤・腫脹・熱感・疼痛がみられる．
- 血流障害，神経障害等の合併により，上記の4徴候がそろわない症例もある．
- 特に糖尿病患者では重症度に比べ，症状が軽微なことがあり注意を要する．
- 臨床的な重症例では，積極的に血液培養を採取する．

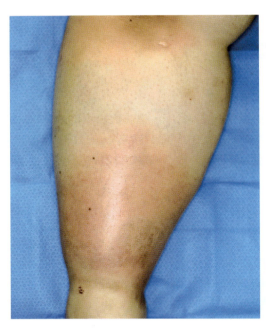

図1 肥満（BMI 56.3）患者の下肢病変
アンピシリン 6 g/日を15日間静注投与し，軽快した．ASLO値は，初診時 270 IU/mL から2週間後に 487 IU/mL に上昇し，溶血性レンサ球菌が起因菌と考えられた．

- 深部膿瘍の有無などを確認するために，時に画像検査が必要となる．
- 致死的になりうる壊死性軟部組織感染との鑑別が最も重要である．

基本は臨床所見による診断である．局所の炎症所見として，発赤・腫脹・熱感・疼痛がみられる（図1, 2）．しかし，血流障害，神経障害などの合併があると炎症の徴候はそろわないこともあるので，注意が必要である．紫斑や水疱を伴うこともあり，この場合は壊死性軟部組織感染症を鑑別することが，生命予後に関わるため非常に重要である（詳細は次項）．

中等症～重症の症例では，抗菌薬投与量の調整，他疾患との鑑別，合併症（糖尿病，脱水等）の対策のため，スクリーニング採血が必要になる．また，膿瘍形成の有無，壊死性軟部組織感染症との鑑別のため，エコー，CT，MRIなどの画像検査を必要に応じて施行する．

C 治療

- 入院が必要かどうかの判断は，合併症も踏まえて総合的に考える必要がある．
- 溶連菌，黄色ブドウ球菌をターゲットとして，第1世代セフェムを第一選択とする．
- 臨床的な重症例では，血液培養採取のうえ，広域抗菌薬を使用する．
- 壊死性軟部組織感染症への進展がないか，慎重な経過観察が必要である．

蜂窩織炎の起因菌は溶連菌が代表的であり，溶連菌は今のところ古典的抗菌薬であるペニシリンに耐性がない．溶連菌が起因菌であることが確認された場合は，ペニシリン系抗菌薬が第一選択となる．しかし，現実的には，次に多いといわれている黄色ブドウ球菌もカバーする目的で，第1世代セフェム（あるいはペニシリナーゼ阻害薬配合のペニシリン）を使用するのが無難である．

溶連菌の関与を検討する補助手段として，抗ストレプトリジンO抗体（ASLO）などの測定があ

A. 細菌感染症—12

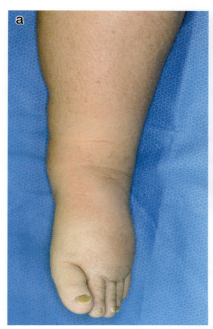
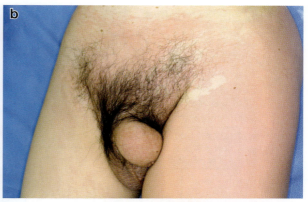
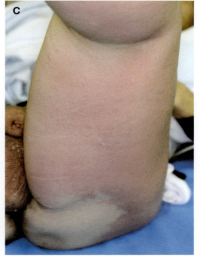

図2 術後リンパ浮腫を基盤とした7回目の罹患症例
悪寒，左下肢の腫脹を自覚した2時間後に救急外来受診．収縮期血圧は70台にまで低下．循環動態の管理とともに，empiric therapyとしセファゾリン3g/日を投与開始した．入院時採血では，CRP 0.05 mg/dL以下，白血球数4,550/μL，プロカルシトニン0.10 ng/mL未満．10時間後にプロカルシトニンは72.25 ng/mLまで上昇した．入院時血液培養にてG群溶連菌を検出し，アンピシリン3g/日に変更，合計14日間の点滴加療を行い軽快退院となった．発症からの進展速度が，採血データより重要ということを教えてくれる貴重な症例である．

る．ペア血清にて上昇がみられれば，A群，C群，G群の溶連菌感染症が疑われる．ただし，2週間後のペア血清では治療がおおむね終了してしまった後になるので，1週間後にペア血清をとるとよい．溶連菌による蜂窩織炎の場合，第1世代セフェムよりペニシリンのほうが，治療効果は高い．

> **処方例**［軽症例（内服）］
> ● ケフラール® 750 mg/日 1日3回 （or サワシリン® 1,000 mg/日 1日4回）
> ［中等症（静注）］
> ● セファゾリン 3 g/日 1日3回

D 予後

一般的に予後は良好である．しかし，初診時に蜂窩織炎と診断した症例の中には，後に壊死性軟部組織感染症と診断修正する症例が潜んでいる．初診時に非典型的と考えた蜂窩織炎では，特に慎重な経過観察が必要である．

Memo 耐性菌情報

　時代や地域によって，耐性菌の状況は変化するため，長く使用できる万国共通のマニュアルを作成することはできない．常に耐性菌に対する情報収集が必要である．参考として，2014年の米国のガイドラインを図3に示す[2]．

　また，当院で2011年から2013年に入院加療を行った86症例の初期治療と最終治療を図4に示す[3]．全例で，抗MRSA薬は不要であった．

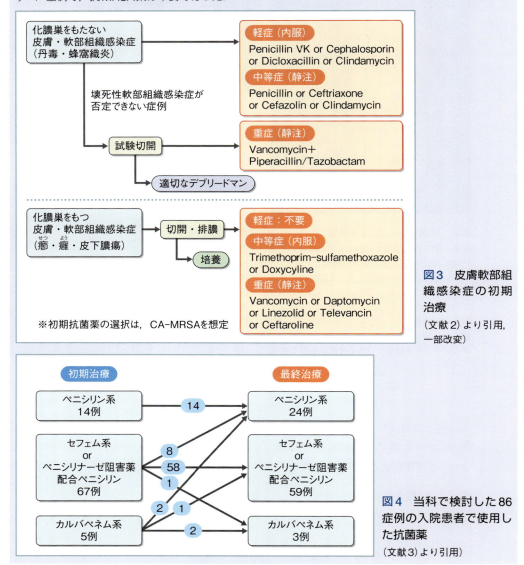

図3　皮膚軟部組織感染症の初期治療
（文献2）より引用，一部改変）

図4　当科で検討した86症例の入院患者で使用した抗菌薬
（文献3）より引用）

● 引用文献
1) Kilburn SA, et al : Cochrane Database Syst Rev. Interventions for cellulitis and erysipelas, 2010
2) Stevens DL, et al : Practice Guidelines for the Diagnosis and Management of Skin and Soft Tissue Infections : 2014 Update by the Infectious Diseases Society of America. Clin Infect Dis 59 : e10-52, 2014
3) 盛山吉弘ほか：丹毒・蜂窩織炎86例の検討．臨皮 69：163-167, 2015

（盛山吉弘）

A | 細菌感染症-13

壊死性筋膜炎，劇症型溶血性レンサ球菌感染症

救急受診の理由 ▶ショック症状で救急に搬入され，下肢の発赤，腫脹を発見される．深部に発症する感染症のため，初期には発赤が軽微であり，軽症と誤診するおそれがある．時間の単位で壊死が進行し，急速にショック，多臓器不全に至る．早期診断・早期治療が生死を分ける．

A 壊死性筋膜炎・劇症型溶血性レンサ球菌感染症とは

1. 壊死性筋膜炎とは

皮下脂肪織と筋肉を包む強固な膜(深筋膜)の間にある，疎な結合織(浅筋膜)の層を炎症の主座とする細菌感染症で，水平方向に進展拡大していく疾患である．典型例では時間の単位で壊死が進行し，早期診断・早期治療がなされなければ死に至る．

軟部組織壊死を伴い急性の経過をたどる壊死性筋膜炎の周辺疾患は，病変の深さ，進展速度，発症部位，起因菌など多様性があり，別名も多い．これらは，診断・治療に共通事項が多いことから，近年では総称して壊死性軟部組織感染症の用語を用い，まとめて検討されることも増えてきている[1]．

起因菌および基礎疾患によって，大きく2つのパターンに分けられている[2]．糖尿病などの基礎疾患をもち，好気性菌，嫌気性菌が複数関与して発症するtypeⅠ，A群溶血性レンサ球菌(溶連菌)を代表として単独菌により，健常者にも発症するtypeⅡがある．

typeⅡを起こしうる起因菌として，市中獲得型メチシリン耐性黄色ブドウ球菌(MRSA)，*Viblio vulnificus*，*Aeromonas*属，そしてA群溶連菌以外のβ溶血性レンサ球菌(B・C・G群)の報告が増えてきている．

2. 劇症型溶血性レンサ球菌感染症とは

A群溶連菌は，咽頭炎，扁桃炎，丹毒，猩紅熱，産褥熱，続発症としてのリウマチ熱，急性糸球体腎炎などの起因菌として知られている．A群溶連菌による重症感染症は1980年頃までは減少したとされるが，1980年代後半から劇症型A群レンサ球菌感染症の報告が相次ぐようになった．劇症型レンサ球菌感染症は，黄色ブドウ球菌によるtoxic shock syndromeに類似した多臓器を侵す全身性の疾患として，toxic shock-like syndrome(TSLS)あるいはstreptococcal toxic shock syndrome(STSS)とも呼ばれている．1993年にSTSSの診断基準が，米国疾病予防管理センター(CDC)を中心としたグループから提案され[3]，今日でも世界的に広く使用されている．

β溶連菌による壊死性筋膜炎とSTSSは同一の疾患ではないが，合併することも多く，ともにまれではあるが重篤な疾患である．

> **Memo** わが国におけるSTSSの報告義務　米国との大きな違い
>
> 　劇症型溶血性レンサ球菌感染症は，わが国の感染症法では5類感染症に指定されており，全例の報告義務がある．2006年4月の改訂以降，A群だけではなく他のβ溶連菌による症例がすべて報告対象となった．近年では，C群・G群に凝集する *Streptococcus dysgalactiae* subsp. *equisimilis* の症例が増えており，注目を集めている．A群溶連菌と比べ弱毒菌とされるが高齢者に発症することが多く，死亡率は決して低くない．

B　診　断

- 壊死性筋膜炎の診断は，臨床的になされなくてはならない[1,4]．
- 「淡い発赤＝軽症のサイン」ではない．
- 診断に迷う症例は試験切開を行い，肉眼的に病態を確認する．
- 画像検査は病変の広がりや遠隔病変の確認に有用．診断のためには必須でない．
- 画像検査を行うために，転院や初回手術の遅れがあってはならない．
- 抗菌薬投与前の血液培養，浅筋膜の層からの創部培養を忘れずに提出する．

　壊死性筋膜炎は浅筋膜の層を炎症の主座とするため，体表からみられる発赤は初期には軽度である．知覚障害のあるケースを除き，軽度の発赤に比較して，初期から疼痛が非常に強いのが特徴の一つである（進行すると局所の痛覚が消失することもある）．体表の変化は，栄養血管の閉塞などによる二次的な変化であり，ある程度病変が進行してから顕著となる．

　壊死性筋膜炎を疑う臨床所見を**表1**に示す[4]．個々の症例で所見がそろうわけではない．水疱，紫斑の存在は，壊死性筋膜炎を疑う重要な所見であるが，均一な性状の水疱や紫斑は重症の蜂窩織炎でもみられることがある．水疱の一部に紫斑を混ずる，平坦で単純な紫斑ではなく血疱を混ずるなど，壊死性筋膜炎では単調でない皮膚変化がみられることが多い（**図1，2**）．時間が経つと皮膚はやがて壊死に陥る．

　時間が経過した壊死性筋膜炎は，臨床像からの診断が容易である．一方で，早期例の診断は必ずしも容易ではないが，進行するまで待っていては手遅れとなる可能性がある．臨床診断に迷う症例では迅速に試験切開を行い，肉眼的に病態を確認する．病変の中心部と考えられる部位を2 cm程度，深筋膜が確認できる深さまで切開する．進行した病変では出血が全くみられないことがある．起因菌や進行度にもよるが，"dish water"と形容される混濁液や，悪臭がみられ，深筋膜の色調不良も確認される．ただし，劇症型感染症の早期では，滲出液は混濁しておらず，深筋膜の色調も正常にみえることがあるので注意を要する．

　壊死性筋膜炎は浅筋膜の層を水平方向に進展拡大する疾患なので，試験切開での最も重要な所見として，指や綿棒などが深筋膜上に抵抗なく入り，脂肪織から容易に剥離されることを確認する．

　壊死性筋膜炎の早期診断を，採血データで試みる報告は散見されるが，prospectiveに評価されたスコアリングシステムはない[1]．一般に発症早期には，CRPなどの採血データの変動は軽微である（図1：来院時採血データ）．また，CTをはじめとする画像については，深部膿瘍の有無や病変の広がりを確認するためには有用であるが，壊死性筋膜炎の確定診断はできない[1,4]．画像評価を行うことで診断の遅れ，転院や手術の遅れがあってはならない．

表1 壊死性筋膜炎を疑う臨床所見

- 皮膚所見のある部位の周辺に広がる所見（浮腫・圧痛・硬結など）
- 他覚所見に不釣り合いな激痛
- 水疱，紫斑，皮膚壊死
- 握雪感

（文献4）より引用）

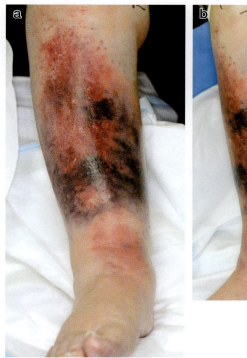
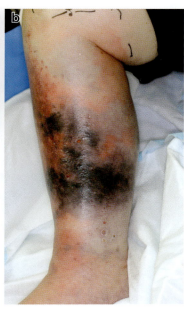

図1　症例1：80代女性

施設入所中，前日夜の入浴時には色調の変化はなかった．来院時の臨床像を示す．紫斑の上に多数の血疱がみられる．周囲には広範に境界不明瞭な発赤が広がっている．来院4時間後に緊急手術を行ったが，STSSを合併し，入院32日目に死亡した．創部培養，血液培養ではともにG群溶連菌が検出された．

＜来院時採血データ＞
CRP 1.03 mg/dL, TP 6.9 g/dL, Alb 3.4 g/dL, BUN 62 mg/dL, Cre 2.28 mg/dL, Na 134 mEq/L, K 6.0 mEq/L, Cl 99 mEq/L, GOT 27 IU/L, GPT 17 IU/L, CPK 27 IU/L, Glu 147 mg/dL, Hb 14.8 g/dL, WBC 9,340/μL, Plt 21.4万/μL, PT-INR 1.05, APTT 26.1sec, D-dimer 30.5 μg/mL, procalcitonin 15.84 ng/mL

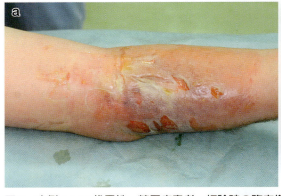
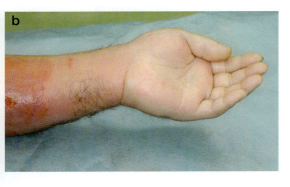

図2　症例2：60代男性，糖尿病患者　初診時の臨床像

初診6日前に転倒，左上肢を打撲した．次第に腫脹，疼痛が出現し救急外来受診．左前腕尺側を中心に境界不明瞭な発赤，さらには破綻した水疱が広範にみられ，紫斑も混じている．来院5時間後に緊急手術を行った．血液培養は陰性であったが，創部よりA群溶連菌を検出した．STSSは合併しなかった．

> **Memo** 創部培養をどこからとるか
>
> 　壊死性筋膜炎の病変の主座は浅筋膜の層であるので，浅筋膜の層から検体を採取する．皮膚表面の水疱や血疱，潰瘍からの採取は，コンタミネーションの可能性が高くなるために避ける．スワブで提出するか，組織を提出するかについては，筆者の経験では大きく結果は変わらない．慌ただしい緊急手術の際には，術中の組織培養の検体提出を忘れてしまうことがある．そのため当科では，試験切開時にまずスワブで検体を採取し，術中に組織を培養に追加提出するようにしている．

> **Memo** 浅筋膜の層で，深筋膜と脂肪織の間に指が抵抗なく入れば壊死性筋膜炎か？
>
> 　浅筋膜の層は，もともと結合組織が粗な脆弱な部位なので，血腫や，全身的な症状が軽微な皮下膿瘍でも，浅筋膜の層に病変が生じることがある．特に高齢で結合組織の線維密度が低くなると血腫を起こしやすくなり，近年 deep dissecting hematoma と呼ばれ注目を集めている[5]．

> **Column** *Vibrio vulnificus* 感染症
>
> 　ビブリオ・バルニフィカスは，劇症型のA群溶連菌と並んで，"ヒト喰いバクテリア"と呼ばれる．温暖な汽水域を好む細菌であり，わが国では夏に西日本に多く発生する．健常人に発症することはほとんどなく，重篤な肝障害等の基礎疾患を持つ患者に多く発症する．生鮮海産物の経口摂取で発症する場合と，海水からの創傷感染の場合がある．わが国では前者が多い．早期診断には，本疾患を念頭において診察に当たる必要があり，重篤化すれば適切な治療を行っても過半数が死に至る．

C 治　療

- 早期診断に続く，迅速な初回手術が生死を分ける．
- 循環動態が落ち着くまで，手術を待つ理由はない．
- 起因菌，感受性が判明するまでは，広域抗菌薬を投与する．

　早期診断に続き，迅速な初回手術が救命率に直接関与する．壊死組織には抗菌薬が届かないため，放置すれば細菌の爆発的な増殖を招く．循環動態が落ち着くまで，手術を待つ理由はない．source control としての積極的なデブリードマンが，救命の鍵となる．

> **Memo** source control
>
> 　感染症科や救急医療の現場で使用される用語．抗菌薬などの全身的な治療以外に source 源泉（感染源）そのものに介入を加え制御することを意味する．

　深筋膜と脂肪織が容易に剥離できる部位はすべて剥離し，浅筋膜の層を開放する．出血のない皮膚は除去する．出血のある皮膚は皮弁の形で残す．筋層の巻き込みが疑わしい症例では深筋膜を切開し，必要があれば筋層の壊死組織除去も行う．

　一度の手術ですべての壊死組織除去を行うのが理想であるが，術後に source control がうまくできているか，慎重に確認を行う．当科では，手術の約12時間後に初回確認を行うことが多い．追加のデブリードマンが必要であれば，速やかに施行する．

　術後の創部処置は施設によりさまざまな工夫がなされている．特に創洗浄は重要である．当科では，手術室を利用する場合は生理食塩水を用い8〜12Lの圧洗浄を行い，ベッドサイドでは連日1.5〜3L程度で洗浄を行っている．感染制御の見込みがついた後は，陰圧閉鎖療法を施行することが増えている．wound bed preparation の役割と併せて，連日の処置による患者の苦痛を

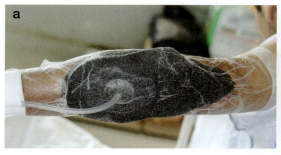
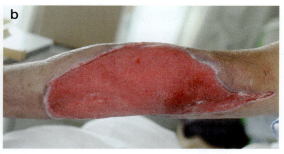

図3　症例2：入院約3週間後
創床を整えた後，入院約3週間後に陰圧閉鎖療法を開始．写真は初回交換時の臨床像．良好な肉芽組織がみられている．陰圧閉鎖療法2週間後に分層植皮術を行った．

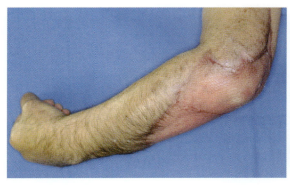

図4　症例2：術後3ヵ月
機能障害を残さず治癒した．

表2　四肢切断の適応

①	四肢を温存しても機能が保てないと判断される場合
②	重症虚血肢で，末端からの壊疽を合併している場合
③	根治的なデブリードマンの後にも，感染症の制御ができず，特に深部に進展する場合
④	基礎疾患，高齢などの理由により，治療の長期化に耐えられないと判断される場合

（文献6）より引用）

　緩和する意味もある（図3，4）．可能な範囲でリハビリテーションも並行して行う．創床が整ったら，基本的には分層植皮で創閉鎖を行う．
　また，抗菌薬の投与は治療に不可欠である．A群溶連菌による壊死性筋膜炎では，グラム染色や，A群溶連菌抗原迅速キットの結果から，治療開始時からdefinitive therapyを行うこともある[6]．しかし，一般には起因菌，感受性が判明するまでは，想定しうる起因菌はすべてカバーするように，広域抗菌薬を使用する．そして，起因菌，感受性が判明した後に，適切な抗菌薬へとde-escalationを行う．

> **処方例**　[empiric therapy①（typeⅠの場合）]
> ● フィニバックス®　1回1g　1日3回点滴静注
> 　（＋クリンダマイシン）
> 　（＋バンコマイシン）
> [empiric therapy②（V. vulnificus 感染症が想定される場合）]
> ● ミノサイクリン　1回100 mg　1日2回点滴静注
> 　＋セフタジジム　1回2g　1日3回点滴静注
> [definitive therapy（β溶連菌が単独で関与している場合）]
> ● ペニシリンG　1回400万単位　1日6回点滴静注
> 　＋クリンダマイシン　1回600 mg　1日4回点滴静注

> **Memo** 切断の適応
>
> 壊死性筋膜炎の好発部位は四肢であるが，筋層の巻き込みがない壊死性筋膜炎の典型例では，原則として切断は不要である．しかし，現実には切断を迅速に決断すべき場面も多い．当科が考える切断の基準を表2に示す[6]．絶対的な基準ではなく，最終的には医療者間で十分な協議を行い，さらに本人，家族の意向を踏まえ決定すべきである．

> **Column** Fournier 壊疽
>
> 外陰部に発症した壊死性筋膜炎を，報告者にちなんでFournier壊疽と呼ぶ．原著では男性症例のみの報告であったが，現在は女性症例も含めて使用されることが多い．治療の基本方針は，通常の壊死性筋膜炎と変わらない．部位的な問題で，腸内細菌の関与が多く，時に創管理のため人工肛門造設を検討する必要がある．

D 予　後

　感染症治療，集中治療領域の進歩にもかかわらず，壊死性筋膜炎や劇症型溶血性レンサ球菌感染症は，いまだ致死率の高い疾患である．どのような疾患群を対象としているかにより，報告される致死率は大きく異なるが，おおよそ20〜30％が死に至るとされている．

> **Column** LRINECスコアの有用性について
>
> 　壊死性筋膜炎を採血検査から抽出する簡便な指標として，2004年にWongらが発表したLRINEC（Laboratory Risk Indicator for Necrotizing Fasciitis）スコアが世界的に広く使用されている[7]．これは，一般的にスクリーニング検査として出されるCRP，WBC，Hb，Na，Cre，Gluの6項目を点数化したものであるが，その有用性については賛否両論がある．
>
> 　筆者自身は，壊死性筋膜炎の診断に最重要なのは，臨床像と疑ったときの試験切開による肉眼的な病態の確認と考えており，採血検査はあくまで参考という立場である[4]．

●引用文献

1) Phan HH, et al：Necrotizing soft-tissue infections in the intensive care unit. Crit Care Med 38(suppl)：S460-468, 2010
2) Giuliano A, et al：Bacteriology of necrotizing fasciitis. Am J Surg 134：52-57, 1977
3) The Working Group on Severe Streptococcal Infections：Defining the group A streptococcal toxic shock syndrome：rationale and consensus definition. JAMA 269：390-391, 1993
4) 盛山吉弘：壊死性筋膜炎の早期診断．皮膚病診療 38：12-19, 2016
5) Kaya G, et al：Deep dissecting hematoma：an emerging severe complication of dermatoporosis. Arch Dermatol 144, 2008
6) 盛山吉弘ほか：β溶血性連鎖球菌による壊死性筋膜炎　2011年から2015年における自験例9例と本邦報告例のまとめ．日皮会誌 126：1929-1938, 2016
7) Wong CH, et al：The LRINEC (Laboratory Risk Indicator for Necrotizing Fasciitis) score：A tool for distinguishing necrotizing fasciitis from other soft tissue infections. Crit Care Med 32：1535-1541, 2004

〈盛山吉弘〉

A 細菌感染症−14

ガス壊疽

救急受診の理由 ▶近年では，糖尿病などの易感染性の基礎疾患を持ち，下肢に発症する症例が増えている．強い疼痛を生じ受診することもあるが，自覚症状が乏しく受診が遅れるケースもある．嗅覚と触覚による所見が，最も簡便かつ重要である．

A ガス壊疽とは

　ガス壊疽の明確な定義はない．狭義には，クロストリジウムによる筋壊死(clostridial myonecrosis)を意味し，広義にはガス産生を伴う壊死性軟部組織感染症全般を指す[1,2]．腐敗臭のあるガス産生とともに，急速に軟部組織壊死が進行する．

　初期には緩徐であるが，突然時間の単位で進行するようになる．迅速な診断・治療が，救命，救肢の鍵となる．全身症状として，頻脈，発熱，発汗がみられ，やがて急速にショック，多臓器不全を起こす．

B 診　断

- 進行期の診断は容易である．腐敗臭を伴い，皮下の気泡を握雪感として触れる．
- 深部の少量のガス産生は，触診での把握が困難である．
- ガス像の確認には，単純X線さらにはCTが有用である．
- 起因菌の検討のため，創部培養，血液培養を提出する．嫌気培養を忘れずに行う．

　筋肉を炎症の主座とする場合，初期には体表からみた他覚的な変化は少ない．軽度の発赤に比べ，強い疼痛が特徴的である．しかし，糖尿病性末梢神経障害などを合併していると，疼痛がないこともあり注意が必要である．時間経過とともに，皮膚が青銅色，暗赤色となり，時に血性水疱を伴うようになる（図1，2）．

　進行期には，ガス産生による握雪感が触知される．体表近くのガスは，触診で確認可能である．深部のガス像は触診での検出が困難であり，時間的余裕があればCTで確認するとよい．しかし，進行期で身体所見からガス壊疽の診断が明らかな場合，画像検査を行うことによる転院や手術の遅れがあってはならない．

　壊死性軟部組織感染症において最も迅速かつ確実な診断は，試験切開による肉眼的所見の確認である．腐敗臭を伴う膿と変性した脂肪組織などが排出される．典型的な壊死性筋膜炎のように筋膜上を水平方向に広がるだけではなく，筋組織もまきこみ，局所破壊性に深部にも進展していくのがガス壊疽の特徴である．

　クロストリジウム性ガス壊疽の起因菌の80〜90％をしめるC. perfringensは，偏性嫌気性のグラム陽性桿菌である[3]．糖分解能がきわめて強く，増殖時に各種の糖を分解して酸とガスを作り出す．戦争や自然災害などの際に，創傷部がC. perfringensに汚染され，さらに適切な処置がなされないと菌が爆発的に増殖する．その結果，菌血症，多臓器不全やショックを伴い，しばしば

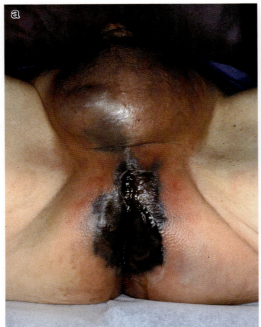
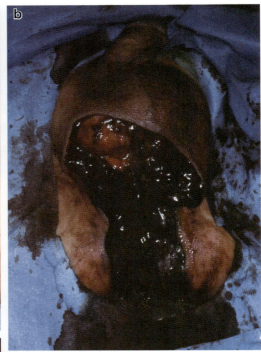
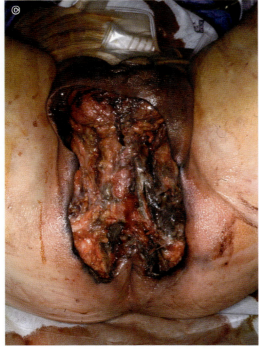

図1 未治療糖尿病，10日前からの肛門周囲膿瘍から進展したガス壊疽

a. 術前，b. 術中，c. 術後の臨床像．受診同日に緊急手術を行った．病変は後腹膜にまで連続していた．入院翌日に死亡した．創部からは，C. perfringens, E. coli, P. aeruginosa, E. faecalis ほか多数の菌を検出した．

致死的となる．C.perfringens 以外にも，C.novyi, C.histolyticum, C.septicum などがガス壊疽の起因菌となりうる．創傷感染では，他の嫌気性菌や好気性菌との混合感染も多く，相乗的に細菌増殖，組織破壊が起こる．近年では医療の進歩，整備とともに外傷性のクロストリジウム性ガス壊疽は減少している．しかし，消化器悪性腫瘍や好中球減少症の患者では誘因なく，血行性に

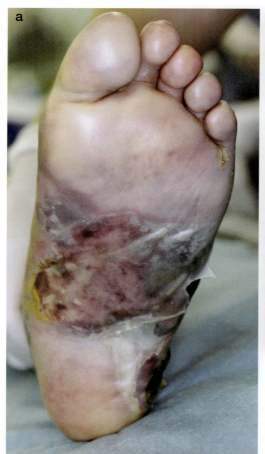
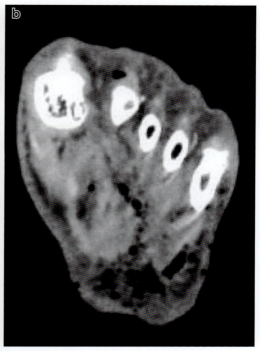
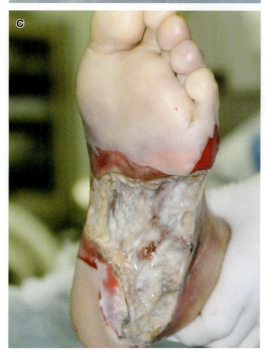

図2 糖尿病通院自己中断，10日前からの左足の疼痛を主訴に来院

a. 術前臨床像，b. CT所見，c. 術後臨床像．受診同日に緊急手術を行った．患肢温存は困難と評価し，2日後に膝下で切断となった．創部培養は，B群溶連菌と黄色ブドウ球菌を検出した．

発症することがあり注意を要する．

　クロストリジウムが検出されないガス壊疽は，非クロストリジウム性ガス壊疽と呼ばれる．バクテロイデス，ペプトストレプトコッカスなどの偏性嫌気性菌に加えて，通性嫌気性菌である腸内細菌(大腸菌，クレブシエラ，プロテウスなど)が関与することが多い．培養では複数の嫌気性菌，好気性菌が検出される．近年では，糖尿病を基盤として下肢に好発する非クロストリジウム性ガス壊疽の症例が増えている．

　後の抗菌薬選択(definitive therapy)の重要な情報となるため，創部培養，血液培養を初期抗菌薬投与(empiric therapy)の前に必ず提出する．

> **Memo　ガス壊疽の診断**
> 　言うまでもないが，ガス壊疽の診断には，感染による軟部組織内でのガス産生が必須である．軟部組織内にガスが確認されても，たとえば肺損傷など感染症以外の要因の可能性もある．また，培養でガス壊疽の起因菌となりうる菌が検出されても，コンタミネーションの可能性もありうる．たとえば，ガス壊疽の代表的起因菌である *Clostridium perfringens* は，ヒトや家畜の腸管，土壌，下水などに広く分布している．進行期のガス壊疽の診断は容易であるが，早期診断は容易ではなく，経過，臨床像や検査所見からの総合的な判断が必要である．

治　療

> **Point**
> ● 循環動態の管理，迅速な外科的治療の介入，広域抗菌薬の投与が3本柱である．
> ● 感染巣のデブリードマンが治療の第一歩となる．
> ● 抗菌薬は起因菌，感受性が確認されるまでは，広域抗菌薬を使用する[4]．
> ● 補助療法として高圧酸素療法を考慮してもよいが，評価は定まっていない[4]．

　外科的治療の原則は，すべての壊死組織を除去し，開放創とすることである[2]．健常組織を広範に除去する必要はなく，感染が浅層にとどまる場合(anaerobic cellulitis)などは，可及的なデブリードマンでも対応可能である．しかし，筋層を広範に侵し機能的な回復が望めない場合，動脈血流障害があり末端からの壊疽を合併している場合，高齢や重篤な合併症を持ち治療の長期化が生命予後に不利になると予想される場合など，四肢切断をも踏まえた徹底的なデブリードマンを，即断すべき状況も多い．

　起因菌，感受性が確認されるまではempiric therapyとして，ピペラシリン/タゾバクタムやカルバペネムに加えて，バンコマイシンの追加など広域にカバーする必要がある[4]．起因菌，感受性が判明した後は，適切な抗菌薬に変更する．definitive therapyとして，クロストリジウムによる筋壊死の場合は，ペニシリンとクリンダマイシンの極量投与が推奨されている．

　感染のコントロール不良な場合は抗菌薬の種類，投与量の見直しも必要であるが，抗菌薬単独で治癒する疾患ではないので，まずは壊死組織や深部膿瘍の残存がないか，肉眼的所見と併せてCTやMRIでの再検討を行う．

> **処方例** [empiric therapy]
> - ゾシン®（ピペラシリン/タゾバクタム）　1回4.5g静注　1日4回
>   （＋クリンダマイシン）
>   （＋バンコマイシン）
> [definitive therapy（クロストリジウムの場合）]
> - ペニシリンG　1回400万単位静注　1日6回
> - クリンダマイシン　1回600mg静注　1日4回

Memo
- クリンダマイシンは蛋白合成阻害薬であり，外毒素の産生抑制を期待して併用する．
- わが国では一部の市中獲得型MRSAにクリンダマイシン感受性がある．しかし，MRSA感染症が濃厚に疑われる場合は，感受性が判明するまではバンコマイシンを使用する．

●引用文献
1) 大浦紀彦ほか：ガス壊疽．日本臨床別冊感染症症候群（下），523-526，2013
2) Dellinger EP：Severe necrotizing soft-tissue infections: multiple disease entities requiring a common approach. JAMA 246：1717-1721, 1981
3) 小松陽樹：ウェルシュ菌感染症．日本臨床別冊感染症症候群（上），218-221，2013
4) Stevens DL, et al：Practice Guidelines for the Diagnosis and Management of Skin and Soft Tissue Infections：2014 Update by the Infectious Diseases Society of America. Clin Infect Dis 59：e10-52, 2014

（盛山吉弘）

各論 Ⅱ．感染症（細菌・ウイルス）

　細菌感染症-15

救急でみる敗血症の皮膚症状

　▶敗血症や亜急性感染性心内膜炎などの重症感染症は多種多様な皮疹を引き起こす．ショックで来院し，皮疹についてコンサルトを依頼される．

A 敗血症，真菌血症，亜急性感染性心内膜炎とは

　敗血症は病原体の構成成分が免疫細胞に認識され，それらの細胞が産生したサイトカインにより全身的な炎症が引き起こされ発症する．米国集中治療医学会では敗血症は"life-threatening organ dysfunction caused by a dysregulated host response to infection（感染症に対する制御不能な宿主反応に起因した生命を脅かす臓器障害）"と定義されている．急性呼吸促迫症候群 acute respiratory distress syndrome（ARDS），播種性血管内凝固 disseminated intravascular coagulation（DIC），腎機能障害などの臓器障害を併発した全身性の重症感染症である．敗血症の病原体が真菌の場合，真菌血症と診断される．真菌血症は compromised host に発症することが多く，原因となる病原体はカンジダが多い．

　感染性心内膜炎 infective endocarditis（IE）は，心血管内膜に付着した疣贅が感染のフォーカスとなる敗血症である．疣贅とは病原生物と炎症細胞および血小板やフィブリンから構成される塊である．疣贅は心臓の弁膜に付着することが多いが，心室中隔欠損部や腱索，心腔内の心内膜，動脈管などにも形成されることがある．疣贅を構成する病原体は通常は細菌であり，真菌による感染性心内膜炎はまれである．

　先天性心疾患や弁置換術後，僧帽弁逸脱などは IE のリスクファクターであるが，明らかな心疾患がなくても IE を発症することがある．歯科処置などにより一過性の菌血症はよく経験されるが，IE はまれな疾患（発症数は10万人当たり1年間5人程度）であり，なぜ，リスクファクターがなくても IE の原因となる疣贅が形成されるのか，その詳細なメカニズムは不明である．

　発症が急激で進行が早い急性の IE はほとんどが黄色ブドウ球菌によるものである．一方，症状の進行が比較的緩徐な亜急性の IE は緑色レンサ球菌，腸球菌，コアグラーゼ陰性ブドウ球菌，グラム陰性球桿菌により発症する．

　亜急性の IE は数週間から数ヵ月にかけて徐々に発症し，初期では全身の炎症所見が乏しく，発熱，倦怠感，食思不振などの非特異的な症状を示すため，診断に苦慮する症例も多い．これらの疾患では多彩な皮疹が出現するが，診断もしくは治療方針の決定に対し有用な情報をもたらすので，皮膚科へコンサルトされる機会も多い．

　敗血症の際に出現する皮疹を発症メカニズムで分類すると以下のようになる．①DIC による凝固異常を反映する皮疹，②病原体が血管壁に浸潤したことによる皮疹，③病原体により誘発された血管炎による皮疹，④病原体により生じた塞栓による皮疹，⑤細菌が産生する毒素による皮疹．しかし，実際に出現する皮疹の発症機序は上記のように明確な分類ができないことも多く，さらにこれらのメカニズムが複合して発症することもある[1]．

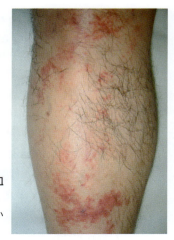

図1 敗血疹 49歳，男性 ブドウ球菌による敗血性ショックで救急部からICUに入室した症例
全身の徴候がとれ，下腿の点状紫斑が明らかとなっている．

　敗血症の際に出現する皮疹に対して敗血疹という診断名が付されることがあるが，血行中に散布された細菌による皮疹と定義されており，上記のようなさまざまな発症機序により出現した皮疹をすべて含むと考えられる．

　IEに随伴する皮疹は心臓弁や内膜に付着した細菌が血行性に散布され発症するので，Osler結節などのように特異的な名称で呼称されるが，基本的に発症メカニズムは敗血症に伴う皮疹と同様である．

B 診　断

- 敗血症患者に点状紫斑，点状紅斑，水疱，膿疱，浸潤局面，皮膚の壊死が出現する．
- 真菌血症の患者に丘疹，水疱，膿疱，小結節，板状硬結，潰瘍が出現する．
- IE患者の掌蹠に紅斑，出血斑が認められる．
- IE患者の下肢に浸潤を触れる紫斑が出現する．

1. 菌種による特徴的な皮疹

　敗血症もしくは真菌血症の患者には多彩な皮疹が出現する．敗血症に伴う皮疹の発症メカニズムは上述したようにさまざまであり，同一の菌でも宿主の免疫状態，合併症などにより異なった症状を呈する．したがって，発疹から原因菌を確定することは難しいが，菌種によっては特徴的な皮疹が認められることがあり，ある程度推定することは可能である[2]．

1) 緑膿菌による敗血症

　緑膿菌による敗血症では浸潤性紅斑上に血疱が出現し，急激に壊死となったあと深い潰瘍を形成する，いわゆる壊疽性膿瘡が出現する．

2) ブドウ球菌による敗血症

　ブドウ球菌性敗血症では，一般には滲出性紅斑と膿疱形成が主体で，顔面，四肢末端に好発するが，紫斑，血疱，結節，壊死など多様な性状を呈する（図1）．このほか，ブドウ球菌にはex-foliative toxinを産生する株があり，この毒素が血液中から全身に散布されるとブドウ球菌熱傷様皮膚症候群を発症する（各論Ⅱ．A-2「伝染性膿痂疹，ブドウ球菌熱傷様皮膚症候群」参照）．

> **Memo** exfoliative toxin
>
> exfoliative toxin は表皮角化細胞同士の結合に重要なデスモグレイン 1 を分解する作用があるので，表皮の浅層の表皮角化細胞の結合が阻害され，びまん性の紅斑と水疱，表皮剝離が出現する．

3）溶血性レンサ球菌による敗血症

溶血性レンサ球菌による敗血症に伴う皮疹としては点状紫斑，紅斑，水疱，膿疱などが報告されているが，特徴的な所見はない．しかし，A群溶連菌である *Streptococcus pyogenes* は発赤毒素を産生するため，間擦部を中心にびまん性の紅斑，蕁麻疹様紅斑が出現する．

4）髄膜炎菌，肺炎球菌，インフルエンザ桿菌による敗血症

髄膜炎菌，肺炎球菌，インフルエンザ桿菌による敗血症では紫斑が出現することが多い．初期には丘疹であるが，急激に紫斑もしくは出血斑となり，壊死を伴う．紫斑が四肢末梢から出現した後，急速に壊疽となる電撃性紫斑として発症することもある．

> **Memo** Waterhouse-Friderichsen 症候群
>
> 胃癌の手術や外傷による脾摘はこれらの細菌による感染が重症化することが多く，脾臓摘出後重症感染症と呼称され注意が惹起されている．通常，敗血症は呼吸器感染症，腹腔感染症，軟部組織感染症などが原因で発症するが，脾摘後患者に発症する敗血症では，特定の臓器にフォーカスとなる感染が見いだせないことが多い．また，出血が副腎に起こると急性副腎不全によるショックとなり致死率が高くなる．この状態は Waterhouse-Friderichsen 症候群と呼ばれる．

> **Column** 原因菌の推定
>
> 敗血症ではすでに抗菌薬が数種類投与されており，血液中からの原因となる病原体が培養されないことが多い．しかし，上記のように皮疹から原因菌が推定できるので，皮膚症状を詳細に診察すると，抗菌薬の選択や今後の治療方針を決定する際に有用な情報が得られる．また，皮疹を生検しグラム染色を行うと，局所に存在する病原菌が推定できることもある．

5）真菌血症

真菌血症では，免疫抑制状態により血行性に全身播種された真菌により皮膚に病変が生じる．

a．カンジダ

真菌血症として頻度が高いカンジダでは皮膚病変は紅斑，丘疹，結節，紫斑がみられ，皮疹の中心に壊死を伴う．全身性のため，多発性のことが多いが，単発性のこともあり，多発していないからといって，全身性カンジダによる皮疹は否定できない．

b．播種性のクリプトコッカス

播種性のクリプトコッカスでは10％程度に皮膚病変が出現する．頭頸部に皮疹が認められることが多く，皮膚病変は疼痛のない丘疹，水疱，膿疱，小結節，板状硬結，潰瘍である．ざ瘡様の丘疹や中央の陥凹した軟属腫様小結節はクリプトコッカスに特徴的な病変とされる．

c．アスペルギルス

アスペルギルスは肺感染から血行性に皮膚へ散布された皮膚病変が出現する．皮膚病変は中心が急速に壊死に陥る紅斑，もしくは単発性または多発性の皮下膿瘍である．

6）その他の菌種による敗血症

その他，ムコールなどの接合菌症，フザリウムなどの無色菌糸症，黒色菌糸症などでも血行性に播種し皮膚に紅斑，丘疹，結節，紫斑，壊死，皮下膿瘍などの病変をつくる．

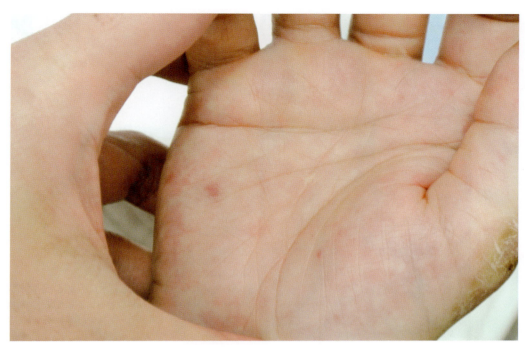

図2　Osler結節
手掌の浸潤を触れる紅斑が認められる．(東京医科大学感染制御部中村造先生より提供)

真菌による敗血症と同様に，免疫抑制状態にある患者では，すでに抗真菌薬の全身投与が行われていることが多く，血液培養でこれらの真菌が陽性とならない症例も多い．しかし，病理組織学的に原因となる真菌が判明することもあるので，播種性の真菌症を疑った場合には皮膚病変の生検を行うべきである[3]．

7) IEによる皮疹

IEによる皮疹はOsler結節，Janeway斑，Splinter出血などである．Osler結節は掌蹠に好発する有痛性，浸潤を触れる紅斑である(図2)．Janeway斑はやはり掌蹠に好発する無痛性の紅斑，出血斑である．これらの皮疹は類似した所見を呈するが，疼痛の有無が鑑別点である．病理組織学的にはSplinter出血は爪下に生ずる散布性，線状の出血であり，血管の脆弱性や透過性の亢進が原因である．Osler結節やJaneway斑はIEに特徴的な所見であるが，これら以外に有痛性の点状出血斑が好発部位なく全身のさまざまな場所に出現することもある[4]．

2. 鑑別に注意が必要な疾患

皮膚科外来で診察する機会が多い紫斑を呈する疾患のひとつにIgA血管炎(Henoch-Schönlein紫斑病)がある．両側下肢に出現する浸潤を触れる紫斑(palpable purpura)を特徴とし，関節痛や腹痛を伴うこともある．IEでも臨床的にIgA血管炎と区別がつかない紫斑が出現することがあり，注意が必要である(図3)．皮疹からIgA血管炎と診断してしまうと，IEという鑑別診断をあげることが難しくなる．下肢に浸潤を触れる紫斑が多発した患者を診察した場合には，IEの可能性はないか，念頭に置く必要がある．IgA血管炎は蛍光抗体直接法で真皮の浅層や乳頭層

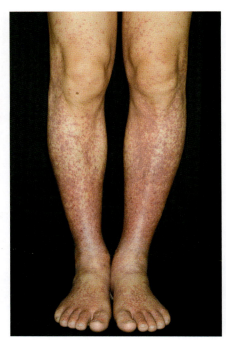

図3　palpable purpura
感染性心内膜炎患者に出現した下肢の紫斑．両側の下肢に紫斑が多発している．IgA血管炎による紫斑と鑑別困難である．（東邦大学皮膚科石河晃先生，橋本由起先生より提供．文献5）より引用）

の血管壁にIgAが沈着することが特徴であるが，IEによる紫斑では通常，IgAの沈着がみられず鑑別に有用である．

　IEはまれな疾患であり，症状は発熱や倦怠感のように非特異的なものが多い．しかし，適切に診断・治療が行わなければ，多くの合併症を引き起こし，予後不良となる危険な疾患である．不明熱の患者に四肢末梢の紫斑，出血斑が出現した症例を診察したら，常にIEを鑑別診断にあげる必要がある．

C 治　療

- 敗血症の治療を行う．具体的には循環呼吸管理，感染巣切開・ドレナージ，抗菌薬の投与，DICに対する治療である．
- 抗菌薬の選択に際し，患者に認められる皮疹が参考となる場合がある．
- IEと診断したら抗菌薬の投与を行う．感染症がコントロールできない場合，疣贅が消失しない場合には外科治療を行う．

1. 呼吸・循環管理

　敗血症の治療ではまず，呼吸・循環管理が必要である．治療開始後6時間以内に平均血圧＞65 mmHg，中心静脈圧8〜12 mmHg，尿量＞0.5 mL/kg/時，中心静脈酸素飽和度＞70％が達成されるように治療を行う．急速な輸液を行うことで対応するが，敗血症性によるショック状態となった患者には，ノルアドレナリンなどのカテコールアミン投与の併用が必要となる症例が多い．

2. 感染症のコントロール

呼吸・循環管理とともに敗血症の原因となる感染症のコントロールを行う．敗血症の原因が軟部組織感染症や腹腔内膿瘍などであれば，局所の切開，排膿，デブリードマンが必要である．壊死性筋膜炎では迅速なデブリードマンが救命のために必須である．また，中心静脈カテーテルは医療関連感染症の重要な原因の一つである．敗血症の原因としてカテーテルが疑われるときには抜去する．

3. 抗菌薬の投与

これらの処置と並行して，有効な抗菌薬を投与する．敗血症の原因となっている感染症が明確な場合には，当該臓器に感染症を引き起こしやすい菌をターゲットとし，抗菌薬を選択する．たとえば胆道系，泌尿器系感染症では大腸菌，皮膚軟部組織感染，骨関節感染ではブドウ球菌である．また，上述した敗血症による皮疹も抗菌薬を選択する際に参考となる．しかし，最も重要なことは，抗菌薬投与前に必ず数セットの血液培養を採取することである．治療開始直後は広域抗菌スペクトルをもつ抗菌薬を投与するが，血液培養の結果が出た後は，ターゲットとなる病原菌に絞った抗菌薬へ変更する．また，カンジダによる菌血症も発症しやすいため，抗真菌薬の全身投与も考慮する[6]．

4. 凝固異常への対応

敗血症では凝固異常をきたすことが多い．急性期DIC診断基準を用いて早期診断し，ヘパリン，アンチトロンビン製剤，トロンボモジュリンなどを投与する．また，メシル酸ガベキサートやメシル酸ファモスタットなどの合成蛋白分解酵素阻害薬は敗血症性DICに対して有用性があると考えられており，投与が選択される．

5. IEの治療

IEの治療は感染症に対する治療が中心となる．通常の敗血症より，適切な抗菌薬を多い投与量で，かつ長い期間投与しなくてはならない．抗菌薬の選択には原因菌の検索が必須であり，血液培養を頻回に行う必要がある．IEにおいて，抗菌薬の投与を開始すると，約70％の症例で1週間以内に解熱し，90％が2週間で解熱するとされている．しかし，これらの治療で感染症が改善しない症例や内膜の疣贅が消失しない症例では開胸し，外科的に疣贅を除去する必要がある．さらに弁が破壊されている場合には，弁置換術が施行される．

●引用文献

1) Delgado-Jiménez Y, et al：Acute bacterial septic vasculopathy. Int J Dermatol 52：1071-1080, 2013
2) 林田清芽ほか：溶血性C群連鎖球菌（*Streptococcus dysgalactiae* subsp. *equimilis*）感染に伴う敗血疹の1例．西日皮 66：594-598, 2004
3) 松本忠彦ほか：侵襲性真菌症の皮膚病変．日医真菌会誌 44：193-196, 2003
4) 安川晋輔ほか：感染性心内膜炎の1例．西日皮 71：285-288, 2009
5) Hashimoto Y, et al：Leukocytoclastic vasculitis with infective endocarditis mimicking Henoch-Schönlein purpura. J Med Soc Toho 59：236-240, 2012
6) 大曲貴夫：[抗菌薬をうまく使いこなそう]各種感染症における抗菌薬の使い方のコツ　敗血症．臨と研 92：170-172, 2015

（原田和俊）

B ウイルス感染症-1

単純ヘルペス初感染

> **救急受診の理由** ▶ 単純ヘルペスの初感染による歯肉口内炎，性器ヘルペスは，発熱，リンパ節腫脹などの全身症状を伴うほか，患部の痛みも強く，歯肉口内炎では摂食困難，性器ヘルペスでは歩行困難や排尿障害にしばしば陥る．手指に好発するヘルペス性瘭疽は疼痛が強く，潰瘍化することも多く，リンパ管炎を併発することもある．

A 単純ヘルペス初感染とは

　単純ヘルペスウイルス herpes simplex virus（HSV）感染症は HSV が直接感染（初感染）してその部分に発症する初感染初発型，初感染は不顕性感染で再活性化して初めて症状が出現する非初感染初発型，潜伏ウイルスが発熱，紫外線，疲労，免疫低下などで再活性化して2回以上の症状をきたす再発型の3型に分類され，さまざまな臨床病型を呈する（表1）．初感染の約90％は不顕性感染であるが，初感染初発型は皮膚・粘膜症状も重症で発熱，リンパ節腫脹などの全身症状をきたしやすい．潜伏期間は2～7日間である．

　初感染の代表的病型はヘルペス性歯肉口内炎と性器ヘルペス，Kaposi水痘様発疹症であるが，Kaposi水痘様発疹症は非初感染でも重症化しやすく，臨床像だけで初感染か再活性か判断するのは難しい．本項ではヘルペス性歯肉口内炎と性器ヘルペスについて解説し，Kaposi水痘様発疹症については別項で述べる．

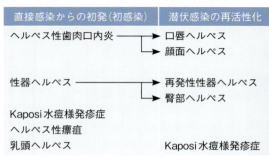

表1　単純ヘルペスウイルス感染症の臨床病型

直接感染からの初発（初感染）	潜伏感染の再活性化
ヘルペス性歯肉口内炎 →	口唇ヘルペス 顔面ヘルペス
性器ヘルペス →	再発性性器ヘルペス 臀部ヘルペス
Kaposi水痘様発疹症 ヘルペス性瘭疽 乳頭ヘルペス	Kaposi水痘様発疹症

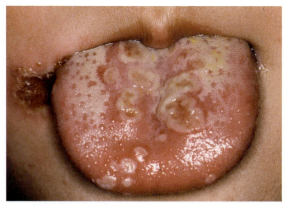

図1　ヘルペス性歯肉口内炎
舌背および口角部に大小の水疱と潰瘍がみられる．舌の小水疱が中心臍窩を有している．

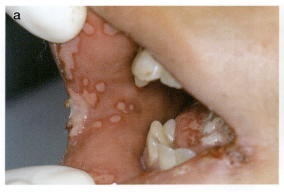
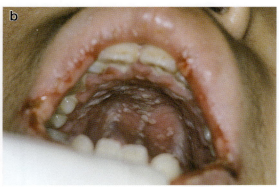

図2　ヘルペス性歯肉口内炎
舌，口蓋に多発するびらん，潰瘍．（自治医科大学歯科口腔外科学講座　神部芳則先生ご提供）

1. ヘルペス性歯肉口内炎（図1，2）

　ヘルペス性歯肉口内炎は乳幼児のHSV-1型（HSV-1）初感染として知られているが，発症年齢は二峰性で，生後6ヵ月～5歳と20歳代前半にもピークがある．わが国成人のHSV-1抗体保有率は約50％と考えられているが，先進国のHSV-1抗体保有率は低下してきており，わが国でも成人発症が増えることが予想される[1]．小児より成人のほうが重症で，肝炎，肺炎などの重篤な合併症を生じることがある．HSV-1は三叉神経節に潜伏し再活性化し，口唇の単純ヘルペスを発症しやすい．顔面ヘルペスは口唇，口囲を除く眼囲，頬部，下顎部，鼻部にしばしば再発型として出現する．

2. 性器ヘルペス（図3）

　性感染症 sexually transmitted disease（STD）で，パートナーから直接感染する．初感染ではHSV-1とHSV-2型（HSV-2）の検出率はほぼ同等であるが，HSV-2が仙髄後根神経節に潜伏しやすいために，再発型ではHSV-2が圧倒的に多い．男性では30歳代前半を，女性では20歳代をピークに発症する．潜伏したウイルスが再活性化することで再発性性器ヘルペスを発症するが，再発を繰り返すうちに皮疹の出現部位が臀部や下肢に移動して臀部ヘルペスとなることがあり，帯状疱疹との鑑別を要する．

> **Memo　ヘルペス瘭疽**
> 　手指まれに手掌の小さな傷からHSVが感染して発症する．指しゃぶりをする乳幼児や医療関係者，介護者に多い（図4）．救急ナースが患者の口腔内から感染する可能性もある．

> **Memo　乳頭部ヘルペス**
> 　主に成人女性に発症する．多くは性行為で男性の口唇ヘルペスまたは唾液から感染すると考えられ，HSV-1が分離される．乳頭から乳輪に小水疱が多発し痛みが強い．

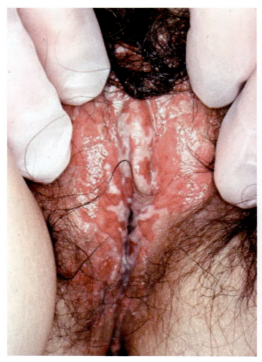

図3　性器ヘルペス初感染
外陰部全体に小水疱びらんが多発しており，疼痛が激しく，歩行，排尿が困難である．

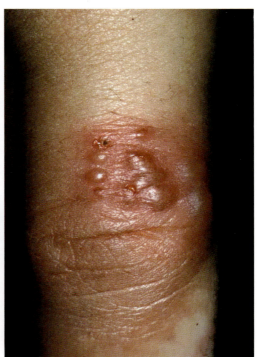

図4　ヘルペス瘭疽

B 診　断

- ヘルペス性歯肉口内炎は発熱などの感冒様症状のあとに口唇，舌，咽頭，頬粘膜にみられる小水疱．
- 性器ヘルペス初感染は，性行為2〜7日後の出現する痛みの強い外陰部の多発する浅い潰瘍．
- Tzanck testと迅速HSV抗原検出法は，救急の現場でヘルペス感染を診断できる検査法である．

　ヘルペス性歯肉口内炎の典型的症状は，発熱，全身倦怠感などの感冒様症状を2〜3日に認めた後，口唇，口腔粘膜に小水疱が出現，舌，咽頭，頬粘膜に白苔がみられる．思春期以降では咽頭に発赤，小潰瘍が多発し，扁桃炎様の症状から始まることもある[2]．歯肉は腫脹し易出血性となる．痛みが強く，経口摂取が困難となるので脱水に注意が必要である．顎下，頸部リンパ節が有痛性に腫脹する．鑑別疾患として，小児ではエンテロウイルス感染症であるヘルパンギーナ，手足口病などがある．ヘルパンギーナは軟口蓋，扁桃弓に多数の小水疱を生じるが，通常，歯肉，頬粘膜，口唇には症状はない．成人では天疱瘡，Stevens-Johnson症候群，Behçet病，免疫が低下していればカンジダ症などと鑑別を要する．ある特定の薬剤，食物の摂取のたびに，いつも同じ部位に紅斑が出現する固定疹のなかでも，特にトニックウォーターによる固定疹は粘膜皮膚移行部の口唇に好発することから単純ヘルペスとの鑑別が難しい．

女性の性器ヘルペスは症状が重い．性行為などの感染の契機があってから 2〜7 日の潜伏期間の後，突然の熱感で発症する．疼痛は強く，しばしば歩行，排尿が困難となる．大陰唇，小陰唇，腟口には浅い潰瘍が多発，時に融合して地図状となる．病変は左右対称性のことが多い．37〜39℃におよぶ発熱，圧痛を伴う鼠径リンパ節腫脹を認める．男性器ヘルペス初感染は，女性に比べ粘膜面積が狭く，尿汚染のリスクも低く，荷重も避けやすく，腹腔内への感染リスクも低いことから女性より軽症である．性器ヘルペスの鑑別診断としては梅毒，軟性下疳，カンジダ症，Behçet 病，天疱瘡，帯状疱疹，Kaposi 水痘様発疹症などがあげられる．

　救急の現場でヘルペス感染を診断できる検査法としては，Tzanck test と迅速 HSV 抗原検出法がある．血清学的な検査法はウイルスに対する抗体産生を検出する方法なので，ペア血清による抗体の有意上昇をみなければ，直近の感染と診断することはできない．血清診断には種々の方法があるが（表1），その特徴を理解して結果を判断する必要がある．

> **Memo Tzanck test**
>
> 　Tzanck test はヘルペスウイルスに感染し多核巨細胞化した角化細胞を検出する検査である．水疱蓋内側をスライドガラスにスタンプするか，水疱底，びらん面で塗抹標本を作りギムザ染色を行い，顕微鏡で多核巨細胞の有無を確認する．外来で簡便にでき，ヘルペス性疾患の診断に有用であるが，単純疱疹と帯状疱疹の鑑別はできない．

> **Column 迅速 HSV 抗原検出法**
>
> 　近年，感染症領域では迅速抗原検査としてイムノクロマト法を測定原理とするキット化された簡便な試薬が活用されている．インフルエンザウイルスの迅速検査キットは普及しているが，HSV のキットとしてはヘルペス角膜炎に対するチェックメイト®ヘルペスアイ，性器ヘルペスに用いるプライムチェック®HSV が健康保険適用となっている．どちらも HSV 抗原と金コロイド標識抗 HSV モノクローナル抗体が結合し，さらに判定部に固定された抗 HSV モノクローナル抗体に結合することで判定ラインが着色する原理である．抗原抗体反応を利用した検査法であるため，発症から時間が経過している，病変が乾燥している，すでに治療が開始されているなどの理由でウイルス量が少ない場合は偽陰性となる可能性がある．ほかのウイルス，細菌，真菌との交差反応はなく，特異度は高い．HSV-1，HSV-2 をどちらも検出し，型判定はできない．検査は 15 分で完了する．今後，診断の難しい単純疱疹 に使用可能になることが期待される．

C 治　療

- 抗ヘルペスウイルス薬（アシクロビル，バラシクロビル，ファムシクロビル）の全身投与を行う．
- 重症例は抗ヘルペスウイルス薬の点滴静注を行う．
- 細菌感染，眼合併症に注意する．

　HSV の初感染では，できるだけ早期から抗ヘルペスウイルス薬の全身投与が必要である．HSV の再活性化は潜伏しているウイルスタイプ，量に相関する．HSV 初感染の早期から抗ヘルペスウイルス薬を全身投与することで潜伏ウイルス量を減らせると，その後の再発性ヘルペスの発症を予防できる可能性がある．通常はバラシクロビル，ファムシクロビルを経口で投与するが，摂食障害や，歩行や排尿困難な場合は，入院のうえアシクロビルの点滴静注と必要に応じて補液を行う．女性性器ヘルペスでは細菌の二次感染により深い潰瘍を形成したり，皮膚カンジダ症も併発しやすい．尿による汚染や疼痛を避けるためにも尿道カテーテル管理が望まれる．患部は洗

浄し清潔を保ち，患部の保護を目的に白色ワセリンなど軟膏基剤の外用剤を適宜塗布する．

　周産期の性器ヘルペスの初感染では，死亡率の高い新生児ヘルペスの発症を起こす危険性が高い．アシクロビルは米国食品医薬品局が設定した基準（妊娠時薬剤分類）でB（動物実験で胎児に対しての影響が発見されているが，妊婦に対しての臨床検査では，妊娠3ヵ月時でもその後の妊娠期間でも危険性が確認されていないもの）に属しており，奇形児発生率に差がないことが明らかにされている．妊婦のヘルペスに対してはアシクロビルの投与を行う[3]．

処方例
- バルトレックス® 1,000 mg/日　1日2回内服　5日間*
- ファムビル® 750 mg/日　1日3回内服　5日間*

*初感染の性器ヘルペスでは10日間まで投与できる．

[重症例]
- ゾビラックス®点滴静注用250　1日3回　7日間

処方例 外用薬
- ゾビラックス®軟膏　1日数回
- アラセナA®軟膏　1日数回
- 白色ワセリン　適宜
- アズノール®軟膏　適宜

Memo　性器ヘルペス抑制療法

　感染したHSVは多くの場合，腰仙髄神経節に潜伏感染し，精神的・身体的ストレスにより再活性化し皮膚に病変を形成する．たびかさなる再発は患者のQOLを著しく低下させる．年6回以上の再発を繰り返す症例に対しては積極的に再発抑制療法を考慮する．バラシクロビル500mgを1日1回で1年間内服継続する．

引用文献
1) 渡辺大輔：ヘルペス性歯肉口内炎．MB Derma 219：49-55，2014
2) 八木正夫ほか：ウイルス性口腔粘膜疾患．MB ENTO：48-55，2015
3) 斎藤由美子：血清学的診断．日本臨床 64増3：234-238．2006
4) 本田まりこ：水痘・帯状疱疹ウイルス，単純ヘルペスウイルス感染と妊娠中の児への影響．小児科 52：1297-1302，2011

〈梅本尚可〉

B ウイルス感染症-2

Kaposi水痘様発疹症

▶アトピー性皮膚炎患者に生じた急速に増数していく顔面を中心とした多発する水疱・びらんで，激しい痛みや，高熱，全身倦怠感，リンパ節腫脹などの全身症状を伴い救急部に来院する．

A Kaposi水痘様発疹症とは

単純ヘルペスウイルスherpes simplex virus(HSV)による水疱・びらんが，皮膚の基礎疾患を母地として通常の単純疱疹より広範囲に及ぶもので，発熱，全身倦怠感，リンパ節腫脹などの全身症状を伴うことが多い．通常HSV-1型(HSV-1)感染で顔面に好発する．経皮的初感染で乳幼児に好発するタイプと，既存の皮膚疾患を基盤に再活性化で発症するタイプがある．近年ではアトピー性皮膚炎患者において再発性ヘルペスから本症に移行するものが圧倒的に多く，コントロール不良のアトピー性皮膚炎患者では何度も再発を繰り返す．本症の発症には皮膚バリア機能の低下と免疫低下が関与していると考えられる[1]．

B 診 断

- 顔面に好発する散在，集簇する小水疱，点状びらん．
- 発熱，リンパ節腫脹を伴うことが多い．
- 成人ではアトピー性皮膚炎を基盤に発症することが多い．

典型例では発熱を伴い，皮疹は散在，集簇する小水疱・びらんで膿疱や点状痂皮へ移行する．厚い痂皮を付着した局面を形成することも多い（図1）．本症は顔面，頸部から上半身に好発するが，乳幼児では全身に水疱が散布し水痘と鑑別を要することもある．小水疱があれば診断は比較的容易であるが，アトピー性皮膚炎に合併する例では，搔破によって水疱は破れ，びらん，痂皮しかないことも多く，伝染性膿痂疹やアトピー性皮膚炎自体の急性増悪との鑑別に悩む（図2）．実際に痂皮の下では細菌の二次感染をしばしば併発するので細菌培養検査が必要である．

本症では眼合併症を伴いやすい．眼周囲に皮疹がある，病変を触れた手で眼を触っている，眼球結膜に充血がある場合は眼科を受診する（図3）．まれではあるが，免疫抑制状態の患者では，ウイルス血症から肺炎，脳炎を併発する[2]．

> **Memo** Kaposi水痘様発疹症での眼合併症
> 顔面に生じたKaposi水痘様発疹症ではヘルペス性角膜炎・結膜炎を合併しやすい．結膜の充血や角膜炎では異物感，流涙，羞明，視力低下，疼痛の自覚症状があり，さらに角膜の知覚低下が特徴である．細隙灯顕微鏡下でフルオレセイン染色をして観察する．

Tzanck試験で球状細胞や多核巨細胞を検出すればヘルペス感染症と診断できる．VSV再発例では血清学的な診断は困難であるが，初感染ではペア血清の有意な上昇，IgM抗体の検出によっ

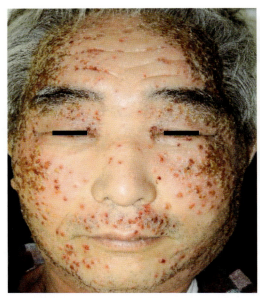

図1　典型的なKaposi水痘様発疹症
痂皮，血痂を付着する点状びらんが集簇，融合している．

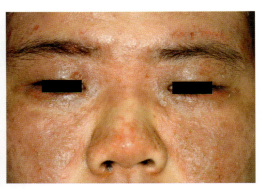

図2　アトピー性皮膚炎患者の顔面に発症したKaposi水痘様発疹症
アトピー性皮膚炎の急性増悪により点状びらんが多発する．

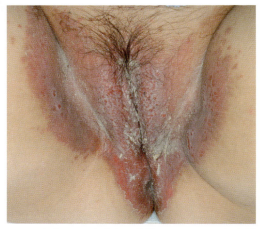

図4　皮膚カンジダ症に併発したKaposi水痘様発疹症
単一な点状びらんが多発する．

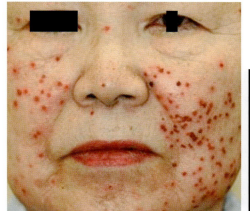

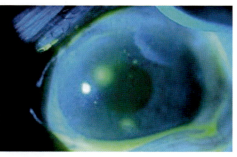

図3　母地となる皮膚疾患なしに発症したKaposi水痘様発疹症
肺癌でイレッサ®内服中に発症したKaposi水痘様発疹症．皮疹は軽症であったが，眼球結膜の充血がありヘルペス角膜上皮炎を合併していた．（自治医科大学附属さいたま医療センター眼科 高野博子先生ご提供）

て診断できる．

　発症母地となる皮膚疾患はアトピー性皮膚炎のほか脂漏性皮膚炎，天疱瘡，菌状息肉症，皮膚カンジダ症（図4），熱傷などさまざまである．過労，紫外線曝露，ステロイド外用の突然の中止，免疫抑制薬外用が誘因となる．

C 治療

- 抗ヘルペスウイルス薬（アシクロビル，バラシクロビル，ファムシクロビル）の全身投与が原則である．
- 発熱，広範囲に皮疹を認める場合は入院，点滴静注を行う．
- ステロイド軟膏，免疫抑制薬の外用は中止する．
- 細菌感染，眼合併症に注意する．

　本症では抗ヘルペスウイルス薬の全身投与が必要である．発熱や広範囲に皮疹がある場合は，入院のうえアシクロビルの点滴静注を行う．患部にはステロイド軟膏や免疫抑制薬軟膏の外用を避け，洗浄して白色ワセリンまたは二次感染予防にバラマイシン®軟膏など軟膏基剤の外用を行う．

　本症を繰り返さないためには，発生母地となった皮膚病変のコントロールが重要である．

> **処方例**　［抗ウイルス薬］
> - バルトレックス®　1,000 mg/日　1日2回内服　5日間
>
> または
> - ファムビル®　750 mg/日　1日3回内服　5日間
>
> または
> ［重症例］
> - ゾビラックス点滴静注用250　1バイアル　1日3回
>   1時間かけて点滴静注　5〜7日間
>
> ［外用］
> - 白色ワセリン　適宜
> - バラマイシン軟膏　洗浄後1日2回

●引用文献
1) 浅田秀夫：Kaposi水痘様発疹症．最新皮膚科学大系15巻．玉置邦彦編，中山書店，p20-24，2003
2) 谷崎英昭：Kaposi水痘様発疹症と合併症．MB Derma 232：23-26，2015

（梅本尚可）

各論 Ⅱ．感染症（細菌・ウイルス）

  ウイルス感染症-3

帯状疱疹

救急受診の理由 ▶皮疹自体よりも激しい痛みを訴えて救急受診する場合が多い．帯状疱疹の合併症である尿閉，髄膜炎や抗ウイルス薬による急性腎不全，アシクロビル脳症などの抗ウイルス薬による副作用で救急受診する可能性もある．

A 帯状疱疹とは

　幼少期に水痘・帯状疱疹ウイルス varicella-zoster virus（VZV）は飛沫感染，空気感染で扁桃組織に初感染し水痘を発症した際に神経節に潜伏する．帯状疱疹は加齢，過労，ストレスなどによる細胞性免疫低下を引き金にVZVが再活性化をきたし，神経炎と神経支配領域の皮膚に紅斑，水疱を形成する疾患である．知覚神経障害による帯状疱疹関連痛は知られているが，さらに運動神経や自律神経障害を伴う症例もある．

B 診　断

- 片側性で一定の連続した神経支配領域に浮腫性紅斑，小水疱を生じる．典型的な水疱は中心臍窩を有する．
- 痛み，しびれなどの神経症状を伴う．
- 所属リンパ節の有痛性腫脹を伴う．
- 眼部帯状疱疹による角膜炎，耳部帯状疱疹による顔面神経麻痺など部位特異的な合併症がある．

　初期の皮疹は浮腫性紅斑，紅暈を伴う小水疱で，古くなると膿疱，血疱，さらに痂皮，血痂が付着する（図1）．水疱の中心臍窩はわからないことも多い．片側という特徴的皮疹の分布，神経症状から診断は容易であるが，痛みだけで皮疹がない場合には診断は難しい．痛みの出現時期，性状はさまざまであるが，一般的には皮疹の出現数日〜1週間前から痛み（前駆痛）や上肢では肩こり，下肢では脚の重だるさなどを訴えることが多い．所属リンパ節の腫脹も診断の助けになる．
　問診，視診で診断がつかない場合には，水疱蓋をスタンプするか水疱底かびらん面を拭って作成した塗抹標本をGiemsa染色し，ウイルス性巨細胞の有無を確認するTzanck testが迅速検査として有用であるが，帯状疱疹か単純疱疹かの区別はつかない（表1）．血清VZV抗体価測定は迅速性に欠け，救急の検査としては有用ではない（表1）．しかも抗体価の陽性は感染既往歴を証明しただけで，ペア血清で抗体価の有意上昇を確認する必要があるが，帯状疱疹のような再活性化の場合，抗体価が早期に上昇するため有意上昇が把握できないこともある．
　帯状疱疹は早期の治療開始が重要なので，その場で診断がつかなければ，こまめに診察を行い観察する．皮疹出現時の鑑別疾患として単純疱疹，虫刺症，丹毒（図2），接触皮膚炎がある．先行する痛みに対して湿布を貼った後に発症すると，患者自身が「湿布にかぶれた」と訴えることもあるので，注意が必要である[1]．
　発症部位によって特徴的な合併症があり，それらを見落とさないことも大切である（表2）．

表1 帯状疱疹診断のための検査

	検査法	要する時間	HSVとの鑑別	保険適用
感染細胞の検出	Tzanck test	10分	×	○
ウイルス抗原検査	蛍光抗体法	60分(検査受託2, 3日)	○	○
	免疫染色	5〜7日	○	×
血清学的	補体結合法	3〜5日	○	○
	酵素抗体法	3〜5日	○	○
核酸増幅	PCR, real time PCR	3〜6時間	○	×
	LAMP法	60分	○	×

PCR:polymerase chain reaction
LAMP法:loop-mediated isotheramal amplification 法

表2 帯状疱疹の危ない合併症

	発症部位	症状	注意点
部位特異的合併症	頸髄領域	横隔神経麻痺(呼吸困難, 咳, 息切れ)	胸部レントゲンで横隔膜の挙上
	三叉神経第1枝領域	角膜炎, 虹彩毛様体炎, 視神経炎, 外眼筋麻痺など	Hutchinson's sign があれば, 高率に合併
		脳血管障害	若年者に多い
	耳部	Ramsay-Hunt症候群(顔面神経麻痺, めまい, 難聴)	耳部疼痛での発症例が半数 軟口蓋, 舌(前2/3)にも皮疹
	腹部	腹筋麻痺, 腹部膨満	麻痺性イレウスの併発も
	仙髄領域	膀胱直腸障害(排尿排便困難)	尿意を欠損する
部位非特異的合併症		帯状疱疹後神経痛	高齢者, 免疫不全者など(表4)
		汎発疹(ウイルス血症)	免疫不全者
		脳炎, 髄膜炎(発熱, 頭痛, 嘔吐など)	アシクロビル脳症との鑑別(発熱, 頭痛なし)

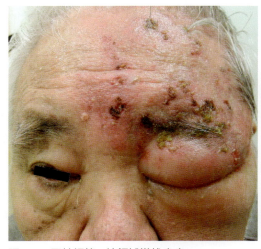

図1 三叉神経第1枝領域帯状疱疹
開眼できない眼瞼の著明な眼瞼浮腫はよくみられる症状で, 半数以上に眼合併症を伴う. しばしば対側も腫れる.

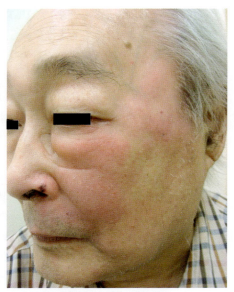

図2 浮腫性紅斑主体の帯状疱疹
丹毒と鑑別を要した.

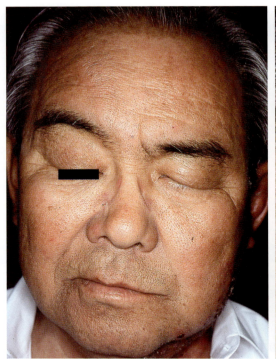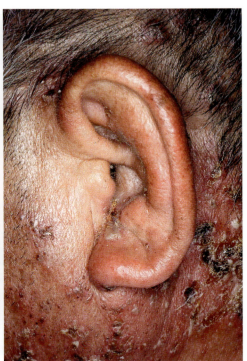

図3　耳帯状疱疹による顔面神経麻痺

1) **眼部帯状疱疹**：三叉神経第1枝(眼神経)の帯状疱疹は前頭部，前額部，上眼瞼，鼻背に皮疹を生じるが，同時に結膜炎，角膜炎，強膜炎，虹彩毛様体炎，網膜壊死，視神経炎，緑内障などの眼病変を認めることもある．鼻背部は鼻毛様体神経支配領域であり，鼻背部に皮疹を認める帯状疱疹患者の90％以上で結膜炎などの眼病変を合併し(Hutchinson's sign)，角膜炎，強膜炎，虹彩毛様体炎も高率に発症する．しかし，Hutchinson's sign陰性例の半数でも眼合併症を発症する．重篤な眼病変では失明の可能性もあるため，眼部帯状疱疹では眼科専門医による診察が必要である．

2) **耳帯状疱疹**(図3)：耳介，外耳道の帯状疱疹では，顔面神経麻痺と耳鳴，難聴，めまいなどの内耳症状を3徴候とするRamsay-Hunt症候群を発症することがある．初診時に徴候がそろうことは少ない．しかし，発症後すみやか，かつ十分に治療して神経変性を軽減できるかが麻痺の予後を決定するため，耳介，外耳道の帯状疱疹では顔面神経麻痺，内耳症状の出現に注意しておく必要がある．

3) **腹部帯状疱疹**：腹部発症の帯状疱疹の合併症状として腹筋麻痺，麻痺性イレウス，便秘がある．腹筋麻痺はTh9-L1領域の帯状疱疹に多く，VZVが潜伏する後根神経節の炎症が運動神経の存在する前角まで及ぶために生じ，腹部膨満，起き上がり，立位保持などが難しくなる．Th7-L2領域の帯状疱疹では脊髄側角の交感神経節に炎症が及ぶと自律神経障害を生じ，腸の蠕動運動が停止して麻痺性イレウスを生じる可能性がある．腹筋麻痺と麻痺性イレウスは発症機序が異なるため，必ずしも同時には発症しない．

4) **陰部帯状疱疹**(図4)：S2-4領域の帯状疱疹による自律神経障害は膀胱直腸障害をきたし，尿

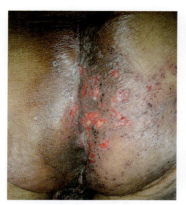
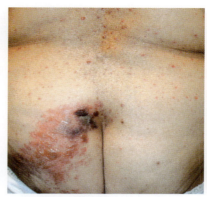
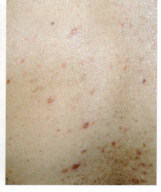

図4　尿閉を合併した帯状疱疹

図5　汎発性帯状疱疹
骨髄腫で化学療法中であり，水痘様の小水疱が全身に散在している．

閉や便秘が出現することがある．
5) **汎発性帯状疱疹**（図5）：通常の帯状疱疹の皮疹以外に，全身に小水疱が散在する．高齢者，担癌患者，免疫抑制剤内服中などの免疫不全患者に発症することが多い．VZVのウイルス血症により水痘と同じ病態になっており，感染力も水痘と同じ程度ある．

> **Memo　髄膜脳炎**
> 帯状疱疹からのVZV脳炎の発症機序は，ウイルスの中枢神経系への直接侵襲が主と考えられている．頭蓋内の硬膜の神経支配は主に三叉神経で，その領域に皮疹のある場合は，脳炎，髄膜炎などの中枢神経系の合併症も念頭におく．

C　治療

- 抗ヘルペスウイルス薬を投与する．
- 痛みに対する投薬を行う．
- 外用薬を投与する．
- 生活指導をする．

1. 抗ヘルペスウイルス薬の投与

　発症早期に抗ヘルペスウイルス薬を投与することは，帯状疱疹の症状を速やかに改善するためにも，帯状疱疹後神経痛の発症を抑えるためにも非常に重要である．特に高齢者や免疫低下が疑われる患者では，皮疹が軽症であっても，痛みの訴えがなくとも抗ヘルペスウイルス薬を投与する．現在使用できる抗ヘルペスウイルス内服薬は，アシクロビル，バラシクロビル，ファムシクロビルの3剤である．いずれも腎排泄で腎機能が悪いと血中濃度が上昇するので，抗ヘルペスウイルス薬を処方する際には腎機能を必ず確認し，腎機能に見合う投与量を処方する（表3）．血中濃度の上昇は腎不全，アシクロビル脳症を発症する可能性が高まる．血液検査上腎機能が正常であっても，高齢による腎予備能の低下，脱水，腎排泄型薬剤の併用には注意が必要である．
　軽症から中等症の帯状疱疹についてはバラシクロビル，ファムシクロビルの内服を選択する．重症例，免疫不全者，合併症を有する症例では入院，アシクロビル点滴が推奨される．

表3 腎機能に対応した抗ヘルペスウイルス薬減量の目安

	Ccr(mL/分)	1回の投与量	投与間隔
バラシクロビル	≧50	1,000 mg	8時間毎
	30-49	1,000 mg	12時間毎
	10-29	1,000 mg	24時間毎
	＜10	500 mg	24時間毎
ファムシクロビル	≧60	500 mg	8時間毎
	40-59	500 mg	12時間毎
	20-39	500 mg	24時間毎
	＜20	250 mg	24時間毎
アシクロビル	＞50	100%	8時間毎
	25-50	100%	12時間毎
	10-25	100%	24時間毎
	＜10	50%	24時間毎

表4 帯状疱疹後神経痛発症の危険因子

- 高齢(60歳以上)
- 女性
- 免疫不全者
- 前駆症状の存在
- 重度または汎発性の皮疹
- 受診時の疼痛が重度
- PCRで証明されるVZVウイルス血症

処方例 [抗ウイルス薬]
- バルトレックス® 3,000 mg/日　1日3回内服　7日間

または
- ファムビル® 1,500 mg/日　1日3回内服　7日間

または
- ゾビラックス点滴静注用250　1V　7日間
  1日3回　1時間かけて点滴静注

処方例 [外用剤]
- アズノール®軟膏　1日1回
- 白色ワセリン　適宜
- バラマイシン®軟膏(二次感染を疑うとき)1日1回

処方例 [帯状疱疹後神経痛]
- カロナール® 3,000 mg/日　1日3回食後内服
- トラマール® 75 mg/日　1日3回食後内服
- プリンペラン® 15 mg/日　1日3回食前内服
- 酸化マグネシウム 1.5〜2 g/日　1日3回食後内服

2. 帯状疱疹関連神経痛 zoster-associated pain(ZAP)

帯状疱疹関連痛は前駆痛，急性期，亜急性期，慢性期(従来の帯状疱疹後神経痛(表4))を包括した概念である．急性期の痛みは組織損傷に起因する侵害受容性で，慢性期は神経損傷による神経障害性，亜急性期の痛みは両者が混在している[2]．侵害受容性疼痛は非ステロイド性鎮痛薬(NSAIDs)によって軽減できるが，先に述べたように抗ヘルペスウイルス薬と併用する鎮痛薬として腎機能障害を副作用にもつ薬剤は不向きであり，原則としてアセトアミノフェンの投与が望

まれる．アセトアミノフェンでは鎮痛効果が乏しいとの意見もあるが，投与量が少ないことが多い．1回量として500〜1,000 mgを投与する．組織損傷が大きくてアセトアミノフェンだけでは痛みをコントロールできないには場合には，オピオイド系鎮痛薬であるトラマドールの併用が有効である．トラマドールの初回投与時には制吐剤と緩下剤の併用が原則である．

慢性期の帯状疱疹後神経痛（post herpetic neuralgia：PHN）は帯状疱疹の最も頻度の高い合併症で，長期にわたり灼熱感，電撃痛，軽微な刺激で誘発される疼痛（アロディニア）などで患者のQOLを著しく低下させる．PHN発症の危険因子としては表4に示すものが知られている．PHNは神経障害性でNSAIDsでは痛みの改善は期待できない．プレガバリンが第一選択になるが，これが無効な場合は抗うつ薬であるトリプタノールへ変更，さらにトラマールへの変更を検討する．

帯状疱疹の痛みは個人差が大きい．皮疹が重篤にもかかわらず痛みを訴えない患者にも時に遭遇するが，そういった患者は皮疹がピークを越えた時期になって，激しい痛みを訴えることが多い．痛くないといわれても頓用でアセトアミノフェンを処方しておくほうが無難である．

3. 局所処置

患部に対しては入浴，洗浄を指導する．帯状疱疹患者の多くは患部を温めると痛みが和らぐので，浴槽に浸かって温めることは痛みの改善になり，石鹸で洗うことで二次感染の予防になる．患部は軽微な摩擦でも強い痛みを訴えることが多く，入浴後は軟膏基剤の外用剤を外用し，ガーゼなどで保護する．二次感染が疑われるときは抗菌薬を外用する．抗ヘルペスウイルス薬の外用剤の抗ウイルス効果は期待できない．

Memo アシクロビル脳症[3]

アシクロビル脳症はアシクロビルまたはバラシクロビルによって誘発される精神神経症状で，腎機能障害患者で薬物血中濃度が上昇しすぎると発症しやすい．意識障害，振戦，ミオクローヌス，錯乱，混迷，傾眠，幻覚，昏睡など多彩な症状が出現し，薬剤中止により24時間以内に改善する．画像検査，髄液検査では異常がない．ヘルペス性脳炎との鑑別点は，突然発症し，発熱，頭痛がない，神経巣症状がない，髄液検査に異常がないなどである．

Column HIV感染者の帯状疱疹

HIV（human immunodeficiency virus）感染者にみられる帯状疱疹は通常に比べて重篤である．水痘様の比較的大型の水疱を含む多数の汎発疹や，血疱，深い潰瘍，2神経支配領域以上の複発，両側性の分布，病期の遷延，2回以上の再発などの特徴を有する帯状疱疹を見た場合には，HIV感染を念頭に診察にあたる．

Column VZVが関連する脳血管症[4]

帯状疱疹罹患後8日〜6ヵ月に脳血管症が発症するという報告がある．40歳以下で発症する脳梗塞，一過性脳虚血発作，心筋梗塞の原因としてVZV感染が注目されている．眼部帯状疱疹は特にリスクが高く，VZVの直接侵襲による炎症が原因と考えられている．抗ウイルス薬使用群では脳梗塞の発症率が低かったとの報告もある．

> **Column** 帯状疱疹ワクチン[5]
>
> 米国では水痘ワクチンの力価を高めたワクチン（Zostavax）を用いた大規模臨床試験が行われ，ワクチンの使用により帯状疱疹の発生率が51.3％，帯状疱疹後神経痛の発生率も66.5％低下することが報告された．日本では2004年に水痘ワクチンの接種対象者として「水痘ウイルスに対して免疫能が低下した高齢者」が承認され，2016年3月18日付で厚生労働省から水痘ワクチンを帯状疱疹予防の目的で50歳以上の成人に接種する勧告があり，水痘ワクチンの添付文書の効能に帯状疱疹の予防が明記された．しかし，水痘ワクチンは弱毒生水痘ウイルス（岡株）であり，免疫不全患者（白血病，抗癌剤使用中，免疫抑制療法中，AIDS患者など）への接種は認可されていない．免疫不全患者こそが帯状疱疹のハイリスク群であることを考えると，免疫不全患者にも使用できる不活化ワクチンの開発が期待される．

> **Column** Elsberg症候群[6]
>
> 狭義には性器ヘルペスで併発する仙髄神経根炎に伴った尿閉を指す．疼痛による排尿障害とは区別する．広義には尿閉を伴う無菌性髄膜炎全般，両側性仙髄神経根障害による尿閉を指す．帯状疱疹でも発症する．

● 引用文献
1) 山本剛伸：帯状疱疹の診断—典型例，非典型例—．MB Derma 241：7-16, 2016
2) 加藤　実：帯状疱疹関連痛の痛みの治療と考え方の実際．MB Derma 241：59-66, 2016
3) 松村　伸ほか：腎機能正常者の帯状疱疹治療中にみられたアシクロビル脳症の1例．臨皮 67: 265-268, 2013
4) 綾部光芳ほか：帯状疱疹神経合併症を知る．MB Derma 241：45-49, 2016
5) 浅田秀夫：水痘ワクチン 帯状疱疹ワクチンとしての使用．皮膚臨床 58：983-987, 2016
6) 田嶋佐妃ほか：帯状疱疹によるElsberg症候群．皮膚病診療 33：1161-1162, 2011

（梅本尚可）

B．ウイルス感染症-4

風　疹

救急受診の理由 ▶1～2日前から出現する軽度発熱，食思不振，後頭・耳介後部リンパ節腫脹にひきつづき，突然，顔面に発し，耳後部・体幹・四肢と拡大する皮疹で受診する．ただし，小児では前駆症状は軽度で，最近多い成人例で強い．

A 風疹（三日ばしか）とは

　発熱，発疹，リンパ節腫脹を特徴とするが非特異的で，臨床症状のみで診断することが困難なウイルス性発疹症の一つである．飛沫感染が多いが，感染力は弱い．春～初夏に発生することが多い．再感染例もまれにある．25～50％の初感染は不顕性といわれ，基本的には予後良好な疾患であるが，風疹に対する免疫が不十分な妊娠20週頃までの妊婦が感染すると，出生児が先天性風疹症候群を発症する危険性が高い．風疹において，このことが最も重要な問題である．

　感染から14～21日（平均16～18日）の潜伏期間の後，発熱，発疹，リンパ節腫脹（後頭，耳後が特徴）の3徴候が出現するが，発熱は風疹患者の約半数にみられる程度である．皮疹は，顔面から急速に耳後部・体幹・四肢と拡大する粟粒大紅色丘疹～紅斑（図1）で，融合せず，3日で鱗屑・色素沈着は残さず消退する．結膜充血・口腔粘膜疹（口蓋の点状出血・毛細血管拡張：Forschheimer斑，図2）を伴う．成人は小児よりも症状の重い傾向がある．

B 診　断

- 発熱，全身の皮疹，Forschheimer斑，リンパ節腫脹，結膜充血．
- 薬疹，他の感染症の否定．
- 妊婦の診断は慎重に行う．

　他の似た症状を示す発熱発疹性疾患や薬疹との鑑別が必要で臨床診断は困難であり，確定診断のためには検査室診断を要する．血清診断は，風疹特異的IgM抗体を確認するか，急性期と回復期のペア血清で，風疹HI抗体あるいは特異的IgG抗体の陽転あるいは有意上昇（HI法：4倍以上，EIA法：2倍以上）を確認する．風疹特異的IgM抗体は発疹出現3日以内では偽陰性のことがあり，発疹出現後4日以降に再検査が必要で，一方，風疹以外の疾患で弱陽性になる場合があることや（偽陽性），長期間風疹IgM抗体価の弱陽性が続く症例があることが報告されている．妊婦の確定診断は慎重に行い，必ずペア血清で抗体検査を行う．

C 治　療

- 特異的治療法はなく，対症的に行う．
- 男女ともがワクチンを受けて，まず風疹の流行を抑制すべき．
- 女性は感染予防に必要な免疫を妊娠前に獲得しておかなくてはならない．

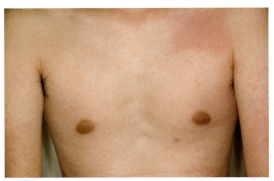

図1 風疹（34歳，男性） 体幹，四肢のびまん性点状紅斑，紅色丘疹

風疹IgM抗体陽性，IgG抗体陰性．無治療で軽快．

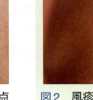

図2 風疹のForschheimer斑

図1とは別症例．口蓋に点状の丘疹，出血がみられる．発疹と同時期にみられる．特異的ではないが麻疹のKoplik斑点とは明らかに異なる（麻疹の項参照）．（編者提供）

1. 初期治療

発熱，関節炎などに対しては解熱鎮痛剤が用いられるが，特異的な治療法はなく，症状を和らげる対症療法のみである．2008年1月から，風疹はより詳細な報告内容を求める5類の全数把握疾患となり，診断した医師すべてに届出が義務付けられている．

> **処方例** ● カロナール®錠 200 mg 1回1〜2錠　1日3回まで，発熱または疼痛時頓用

2. 予防

弱毒生ワクチンが実用化され，先進国ではMMR（麻疹・おたふくかぜ・風疹）混合ワクチンとして使用している国がほとんどであるが，わが国では，おたふくかぜワクチン株による無菌性髄膜炎の多発により中止となり，それ以降混乱したが，2006年度からMR（麻疹・風疹）混合ワクチンが定期接種に導入され，1歳と小学校入学前1年間の幼児（6歳になる年度）の2回接種となった．先天性風疹症候群の予防のためには，妊娠を予定または希望する女性は，妊娠前に予防接種を受けることが最も重要で，妊婦への感染の可能性を減らすため，妊婦の周囲の方をはじめ，男性を含めたより多くが予防接種を受けておくことが望ましい．ただし妊娠中の女性は風疹の予防接種を受けることはできない．

D 予後

基本的には予後良好な疾患であるが，高熱が持続したり，血小板減少性紫斑病（1/3,000〜5,000人），急性脳炎（1/4,000〜6,000人）などの合併症により，入院が必要になることがある．成人では，手指のこわばりや痛みを訴えることも多く，関節炎を伴うこともある（5〜30%）が，そのほとんどは一過性である．

Column 先天性風疹症候群 congenital rubella syndrome(CRS)

　先天異常の発生は妊娠週齢と相関し，妊娠12週までの妊娠初期の初感染に最も多くみられ，20週を過ぎるとほとんどなくなる．症状も妊娠3ヵ月までは，眼，心臓，耳のすべてに症状を持ち，次の3ヵ月では難聴のみを持つことが多くなり，妊娠20週以降では異常ないことが多い．母親が発疹を出しても，胎児まで感染が及ぶのは，約1/3であり，またその感染胎児の約1/3がCRSとなる．白内障，先天性心疾患(動脈管開存症が多い)，難聴が3徴候といわれるが，先天性緑内障，色素性網膜症や，出生時に一過性にみられるものとして，低出生体重，血小板減少性紫斑病，溶血性貧血，黄疸，肝脾腫，間質性肺炎，全身性リンパ節腫脹，骨病変など，遅発性症状に進行性風疹全脳炎，糖尿病，精神運動発達遅滞などがみられることがある．感染症法において全数報告対象(5類感染症)であり，診断した医師は7日以内に最寄りの保健所に届け出なければならない．

Column 2013年のアウトブレイク

　風疹は，1990年代前半までのわが国では，5～6年ごとに大規模な全国流行がみられていたが，男女幼児のワクチン定期接種施行から，次第にその発生数は少なくなり，春から初夏にかけ発生する季節性も薄れてきている．ところが，2011年にアジアで大規模な風疹流行が発生し，その後，海外で感染を受けて帰国した後に風疹を発症する成人男性とその職場での集団発生が散発的に報告されるようになり，2013年に，大きな流行が起こった．このときの報告患者の9割は成人であり，男性が女性の約3.5倍，男性は20～40代に多く，女性は20代に多かった．この流行の特徴は，わが国の風疹の定期予防接種制度の混乱による予防接種未施行の年代に合致する．30代から50代前半の男性の5人に1人，20代の男性は10人に1人は風疹の免疫を持っていないといわれる．

● 参考資料

下記のサイトの資料を参考にしました．是非，最新の情報を確認してください．
NIID国立感染症研究所HP：http://www.nih.go.jp/niid/ja/diseases/ha/rubella.html

（村田　哲）

麻疹

ウイルス感染症-5

救急受診の理由 ▶ 38℃前後の発熱と上気道症状が4～5日続いたあと，いったん解熱した体温が半日程度で再上昇，上気道症状の増強とともに，耳後・頰部に始まり全身に拡大する皮疹を主訴に受診する．

A 麻疹（はしか）とは

　麻疹は，二相性の発熱，カタル症状と発疹を主症状とする急性ウイルス感染症で，感染力がきわめて強い．予後は良好だが，肺炎あるいは脳炎を合併することがあり，これらは麻疹の2大死因といわれている．また，麻疹ウイルスに感染後，数年～10年程度経過してから発症する亜急性硬化性全脳炎subacute sclerosing panencephalitis（SSPE）は，きわめて予後不良の脳炎であり，現在のところ有効な治療法はない．麻疹は，ワクチン普及により大幅に減少したが，いまだに発症数は多く，その半数以上が成人である．

　通常10～12日間の潜伏期ののち，カタル性前駆期（2～4日）として発症．38℃前後の発熱，全身倦怠感とともに，カタル症状（咳，鼻汁，くしゃみ，結膜充血，眼脂，羞明など）が出現．その後，1℃程度下降した発熱が，半日で再び高熱となり（39～40℃），カタル症状も再燃し，発疹期（3～4日）に移行し，特有の発疹が出現する．発疹は耳後部，頸部，顔，体幹，上肢，下肢の順に広がる．皮疹は帽針頭大紅斑に始まり，拡大，増数，さらに爪甲大紅斑となり，融合して健常皮膚を網状に残す（図1a, b）．時に紫斑を伴う．また，熱が下降した頃に頬粘膜にKoplic斑が出現する．頬粘膜の臼歯対面に，やや隆起し紅暈に囲まれた直径約1mm大の白色小斑点（図1c）で，診断的価値があり，発疹出現後2日目の終わりまでに急速に消失し，この時期は感染性が高い．口腔粘膜は発赤し，口蓋部には粘膜疹がみられ（図1c），しばしば溢血斑を伴う．

> **Column** WHO（西太平洋地域事務局）により2015年3月麻疹の排除状態認定された
>
> 　2006年度にMRワクチンを用いた第1期（1歳児），第2期（小学校就学前の1年間の幼児）の2回接種が開始され，現在も定期接種として継続中であり，2008～2012年度は，10代への免疫強化のために，中学1年生（第3期）および高校3年生相当年齢の者（第4期）を対象にMRワクチンの接種が行われ，10代以下の麻疹は激減した．国内土着株とされたD5型は，2010年5月を最後に検出されておらず，2015年3月27日，WHO西太平洋地域事務局により，日本は西太平洋地域の他の2つの国（ブルネイ・ダルサラーム，カンボジア）とともに，2014年認定された国と地域（オーストラリア，マカオ，モンゴル，大韓民国）に加えて新たに麻疹の排除状態にあることが認定された．その後はワクチン未接種者のフィリピンや中国などへの海外渡航による発症が散発的にみられている．

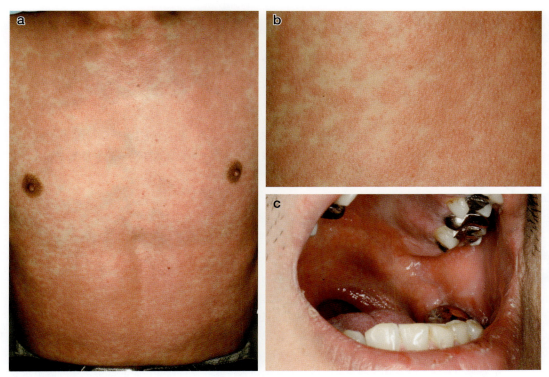

図1 麻疹（37歳，男性）
麻疹抗体IgM抗体陽性，IgG抗体陰性．入院にて全身管理．合併症なく軽快した．
a. 体幹：びまん性の爪甲大紅斑，融合傾向みられる．
b. 皮疹拡大像：紅色丘疹が混在する．
c. 口腔粘膜：頬粘膜の白色小斑点の多発と，軟口蓋の点状紫斑，発赤，血管拡張が認められる．

B 診 断

- 流行情報，既往歴，ワクチン接種歴，海外渡航歴．
- 発熱とカタル症状（咳，鼻汁，くしゃみ，結膜充血，眼脂，羞明など）．
- 全身のびまん性の爪甲大紅斑とKoplic斑．

　麻疹は激減しており経験する機会が少なくなり臨床診断は困難である．流行情報やワクチン接種歴，海外渡航歴などの情報は有用である．二相性の発熱，カタル症状，特有の皮疹により臨床的に麻疹と診断したら，すぐに，咽頭拭い液，血液，尿を採取し，24時間以内に届け出とともに保健所に提出する．皮疹出現後4～28日に麻疹特異的IgM抗体（EIA法）を施行して検出する．その後，ペア血清での麻疹IgG抗体陽転または抗体価の有意の上昇を確認する．提出された検体を使用しウイルスの分離同定やPCR法による遺伝子検出が行われる．麻疹含有ワクチン摂取後8～56日の場合，IgM抗体は陽性となることがあるが，遺伝子型で判別できる．

C 治療

- 通常，対症療法が中心．
- 中耳炎，肺炎など細菌性の合併症を起こした場合には抗菌薬の投与．
- 肺炎，脳炎などの合併症に注意する．

特異的治療法はなく，対症療法が中心となるが，中耳炎，肺炎など細菌性の合併症を起こした場合には抗菌薬の投与が必要となる．それゆえに，ワクチンによる予防が最も重要である．

D 予後

合併症のないかぎり7〜10日には解熱し，発疹は色素沈着を残すが，経過とともに消退する．成人麻疹（18歳以上）の患者の多くは入院を要するような比較的重症例になることが多い．

E 合併症

1. 肺炎

麻疹の二大死因は肺炎と脳炎であり，注意を要する．

1) **ウイルス性肺炎**：病初期に認められ，胸部X線上，両肺野の過膨張，びまん性の浸潤影が認められる．また，片側性の大葉性肺炎の像を呈する場合もある．
2) **細菌性肺炎**：発疹期を過ぎても解熱しない場合に疑い，抗菌薬により治療する．原因菌としては，一般的な呼吸器感染症起炎菌である肺炎球菌，インフルエンザ菌，化膿レンサ球菌，黄色ブドウ球菌などが多い．
3) **巨細胞性肺炎**：成人の一部，あるいは細胞性免疫不全状態時に多くみられ，麻疹抗体は産生されず肺で麻疹ウイルスが持続感染した結果生じるもので，発疹は出現しないことが多い．予後不良であり，死亡例も多い．

2. 中耳炎

麻疹患者の約5〜15％にみられる．最も多い合併症で，細菌の二次感染により生じる．乳幼児では症状を訴えないため，注意が必要である．

3. クループ症候群

喉頭炎および喉頭気管支炎は麻疹ウイルスによる炎症と細菌の二次感染による．吸気性呼吸困難が強い場合には，気管内挿管による呼吸管理を要する．

4. 心筋炎

心筋炎，心外膜炎を時に合併することがある．麻疹の経過中半数以上に，一過性の非特異的な心電図異常がみられるとされるが，重大な結果になることはまれである．

5. 中枢神経系合併症

1,000例に0.5〜1例の割合で脳炎を合併する．発疹出現後2〜6日頃に発症することが多い．麻疹の重症度と脳炎発症には相関はない．患者の約60％は完全に回復するが，20〜40％に中枢

神経系の後遺症（精神発達遅滞，痙攣，行動異常，神経聾，片麻痺，対麻痺）を残し，致死率は約15％である．

6. 亜急性硬化性全脳炎（SSPE）

麻疹ウイルスに感染後，特に学童期に発症することのある中枢神経疾患である．知能障害，運動障害が徐々に進行し，ミオクローヌスなどの錐体・錐体外路症状を示す．発症から平均6〜9ヵ月で死の転帰をとる．発生頻度は，麻疹罹患者10万例に1人，麻疹ワクチン接種者100万人に1人である．

Memo 修飾麻疹

ワクチン単独接種しても十分な免疫が得られない場合や，接種後抗体を獲得したものの後に抗体価の低下した場合に生じた非典型な麻疹で，潜伏期が延長し，臨床的特徴を十分に満たさず一部症状のみとなり軽症化する．感染症法では，届出に必要な臨床症状（①麻疹に特徴的な発疹，②発熱，③カタル症状）の1つ以上を満たし，かつ，届出に必要な病原体診断のいずれかを満たすもの，と定義される．

Memo 異型麻疹

1966〜1971年に用いた不活化ワクチン接種者に生じた非典型な麻疹で，カタル症状が軽度でKoplic斑も出ず，丘疹・紅斑・紫斑・水疱などの皮疹は四肢末端より体幹に向かう．肺炎症状が強い．

● 参考資料

下記のサイトの資料を参考にしました．是非，最新の情報を確認してください．
NIID国立感染症研究所HP：http://www.nih.go.jp/niid/ja/diseases/ma/measles.html

（村田　哲）

B ウイルス感染症-6

伝染性紅斑

救急受診の理由 ▶全身状態は良好であるが，小児では，突然出現した頬部紅斑を主訴に，もしくは，成人では四肢の網状紅斑を主訴に受診する．

A 伝染性紅斑（りんご病）とは

　頬部紅斑と手足のレース状紅斑が特徴の小児を中心にしてみられる流行性発疹性疾患である．ヒトパルボウイルスB19感染症（以後HPVB19）で，多くの非定型例や不顕性感染例があること，伝染性紅斑以外にも多彩な臨床像があることなどがわかっている（図1～3）．通常，予後は良好だが，妊婦感染による胎児の異常（胎児水腫）および流産がある．

　感染症法では小児科定点報告対象（5類感染症）であり，その感染症発生動向調査によると，4～6年の流行周期を持ち，流行年では6～7月頃にかけてピークがあり，5～9歳での発生が最も多く，ついで0～4歳が多い．成人では子どもと接触しやすい親，教師，保育士，看護師の感染が多い．伝染性紅斑は，流行時期が風疹と重なることが少なくなく，多彩な臨床像があり非典型例では風疹との鑑別が困難である．風疹と診断された患者の半数がHPVB19感染とする英国の血清調査がある．不顕性感染は全症例の4分の1程度である．HPVB19は一度感染すると終生免疫が得られ，一般に再感染はない．

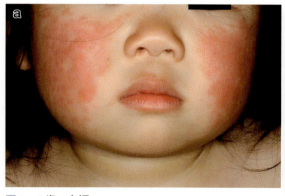
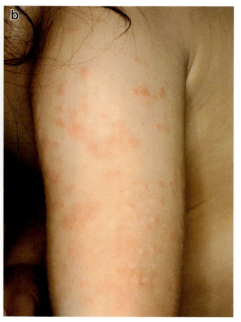

図1　2歳，女児
2011年1月受診．1週間前からかゆみを訴える皮疹が出現し受診．全身状態は良好．両頬(a)，四肢(b)伸側に，紅斑，紅色丘疹が多発融合．頸部リンパ節数個触れた．2週間後再診時，頬の紅斑残るも消退傾向．四肢の皮疹は網状，色素沈着となった．

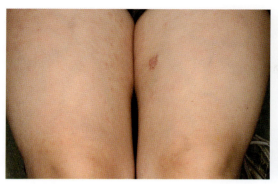

図2　30歳，女性

2012年5月受診．2ヵ月前から四肢に網状紅斑出現し，前医で皮膚生検，抗核抗体陽性あり，膠原病疑いとして紹介された．皮疹軽快増悪繰り返しながらも，すでに1ヵ月前からピークアウト傾向，病理所見も非特異所見．HPVB19感染疑い検査施行し，血液DNA検査陰性．抗IgM抗体陽性．抗IgG抗体陽性より伝染性紅斑と診断．初診1ヵ月後皮疹消失した．

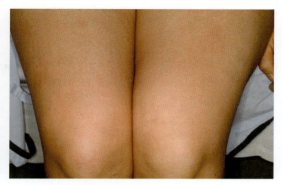

図3　32歳，女性，妊娠8ヵ月

10日前から下肢から始まり四肢体幹に広がる紅斑と瘙痒出現し受診．抗HPVB19IgM抗体陽性．胎児水腫の所見なく，その後，無事正常分娩．児に異常は認めなかった．

> **Column　伝染性紅斑以外のHPVB19感染症**
>
> 　伝染性紅斑は典型的なHPVB19感染症の臨床像であるが，溶血性貧血患者がHPVB19感染を受けると重症の貧血発作（aplastic crisis）を生ずることがある．また，IgA血管炎（アナフィラクトイド紫斑），関節炎・関節リウマチ，血小板減少症，顆粒球減少症，血球貪食症候群や，免疫異常者における持続感染なども伝染性紅斑に合併，あるいは独立してみられる．
> 　papular purpuric gloves and socks syndromeは，手のグローブ・足のソックスの部位に一致して小紅斑・丘疹を生じ，紫斑伴い，瘙痒あり，しばしば粘膜疹を伴い，中等度発熱，白血球減少，好中球減少，血小板減少を伴うも予後良好で6～10日で消退するが，約80％がHPVB19が原因といわれている．
> 　asymmetric periflexural exanthem of childhoodは，片側腋窩とその周囲の猩紅熱様紅斑，水疱，膿疱を呈するが，HPVB19が原因といわれている．

> **Column　妊婦の伝染性紅斑**
>
> 　HPVB19感染症で注意すべきものの一つとして，妊婦感染による胎児の異常（胎児水腫）および流産がある．妊婦がHPVB19に感染すると，約20％に経胎盤感染が起こり，HPVB19が標的の骨髄前赤芽球系細胞に感染すると胎児水腫をきたし，約10％が流産あるいは死産となる．妊娠20週以前，特に妊娠9～16週の感染で多い（ただし，このリスクは妊娠28週以後低下する）．不顕性感染であっても経胎盤感染が起こる．しかし一方で，伝染性紅斑を発症した妊婦から出生し，HPVB19感染が確認された新生児でも妊娠分娩の経過が正常で，出生後の発育も正常であることが多い．さらに，生存児での先天異常は知られていない．したがって，妊婦の風疹感染ほどの危険性は少ないが，超音波断層検査などで胎児の状態をよく把握することが必要である．流行期には，小児を持つ家庭や，小児との接触機会が多い職業の妊婦は感染に注意する必要がある．

B 診 断

- 両頬の紅斑，丘疹が混在することもある．
- 四肢の淡い円形から網状の紅斑．
- 良好な全身状態．

　良好な全身状態の患児に，典型的な頬の紅斑がみられれば，無治療，検査の提出せずに経過観察を行う．むしろ頬部紅斑のめだたない非典型例では，風疹，麻疹や猩紅熱など他の感染症との鑑別が必要な場合がある．

　特異抗体検査においては，IgM抗体は紅斑の出現する感染後14日頃上昇し約3ヵ月持続し，IgG抗体は2～3週後から上昇しはじめ生涯維持されることから，急性期にIgM抗体を検出するか，ペア血清でIgG抗体の上昇を確認することで診断可能である．しかし，保険診療上では，「紅斑の出現している妊婦について，HPVB19感染症が強く疑われ，IgM抗体価を測定した場合」との制約があり，その他の患者や検査方法では保険適用とはならない．

　定量real-time PCR法は病勢や感染時期の推定などに用いられることがあるが，日本国内で検査委託会社に依頼できるPCRは，single PCRが主流である．一般血液検査を行った場合，初期に網状赤血球・ヘモグロビン減少，次いでAST，ALTの上昇がみられる．さらにRA因子・抗核抗体（ANA）などの陽性，補体の低下，血球減少もみられるために，全身性エリテマトーデスsystemic lupus erythematosus（SLE）と誤診する可能性があることに注意する．

C 治 療

- 特異的な治療法はなく，通常，対症療法である．
- 関節痛あるときは，安静，鎮痛剤投与．
- ハイリスク患者では免疫グロブリン投与．

1. 初期治療

　小児に好発する一般的に予後良好な疾患である．特異的な治療法はなく，対症療法のみである．成人では関節痛を訴えることも多いが，鎮痛剤を必要とするほどのことは少なく，安静で軽快する．免疫不全者における持続感染，溶血性貧血患者などではγ-グロブリン製剤の投与が有効なことがある．

2. 二次感染予防策

　現在のところワクチンはない．頬に紅斑が出現する7～10日くらい前に，微熱や感冒様症状などの前駆症状がみられることが多いが，この時期にウイルス血症を起こしており，ウイルスの排泄量も最も多くなる．紅斑が現れたときにはウイルス血症は終息しており，感染力はほぼ消失している．通常は飛沫または接触感染であるが，ウイルス血症の時期に採取された輸血用血液による感染もある．多彩な臨床像のために診断が難しいこと，不顕性感染者からの感染があること，症状出現前1週間がウイルス排泄時期であることなどの理由により実際的な二次感染予防策はない．特に溶血性貧血あるいは免疫不全を基礎疾患に持つものは，感染すると重篤になることがあ

り，また，妊婦では胎児への重篤な感染が起こりうることなどを考慮する必要があり，流行のみられる地域においては，感染対策，特に易感染者への対策（院内感染対策，家庭内感染対策など）が重要である．

D 予　後

　予後は良好である．頬に境界鮮明な紅斑出現後，続いて上肢，時には大腿体幹に網目状・レース状・環状などの紅斑が出現する．その後，1週間前後で消失するが，なかには長引いたり，再燃がみられる．成人では関節痛・頭痛などを訴え，対称性手関節炎，足の関節炎症状により1～2日歩行困難になることがあるが，ほとんどは合併症なく自然に回復する．

●参考資料
下記のサイトの資料を参考にしました．是非，最新の情報を確認してください．
NIID国立感染症研究所HP：http://www.nih.go.jp/niid/ja/diseases/ta/5th-disease.html

（村田　哲）

B ウイルス感染症-7

手足口病

救急受診の理由 ▶ 口腔粘膜と四肢末端の小水疱，食欲不振で主に幼児が受診する．口腔内粘膜疹が著明で食事，飲水が困難となり，脱水症状で受診する．近年，成人例，非典型例が増加傾向である．

A 手足口病とは

　口腔粘膜と四肢末端の水疱を特徴とする幼児を中心に，通常，夏季に流行するウイルス感染症である．コクサッキーA16(CA16)，CA6，エンテロウイルス71(EV71)などのエンテロウイルスが原因で，基本的には予後良好な疾患であり，罹患すると，その病因ウイルスに対しての免疫は成立するが，他のウイルスによる手足口病は感染するので複数回罹患することもある．主として飛沫感染で起こるが，便中に排泄されたウイルスによる経口感染，水疱内容物からの感染などがありうる．便中へのウイルスの排泄は長期間にわたり，症状が消失した患者も2～4週間にわたり感染源になりうる．

　通常のCA16およびEV71による手足口病では，3～4日の潜伏期の後，主に手掌(特に拇指)・足底(円蓋部は少ない)に，孤立性小紅斑が出現，すぐに半米粒大～豌豆大の小水疱(図1a)を形成し，手掌足底では紋理方向に長軸の楕円形の小水疱を形成する(図2b)．ほかに手足背，肘頭，臀部，大腿，膝蓋部などに皮疹が出現することがあるが，小水疱ないし丘疹である．同時に口腔粘膜(舌・頬・軟口蓋・歯肉)にも水疱，アフタ様びらんを生ずる(図1b，2a)．軽度発熱を1/3に見ることがあるがほとんど38℃以下である．通常は3～7日の経過で消退し，水疱が痂皮を形成することはない．近年のCA6による手足口病では，皮疹の分布や，水疱の所見が異なり，発症後，数週間後に爪脱落が起こる症例(爪甲脱落症)が報告されている(156頁 Column参照)．

　まれに無菌性髄膜炎・脳炎・心筋炎・自然流産を伴うことや，幼児を中心とした髄膜炎，小脳失調症，急性弛緩性麻痺，脳炎などの中枢神経系合併症を生ずることもある．

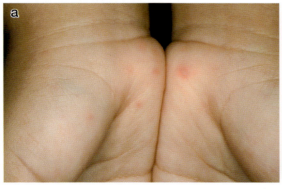 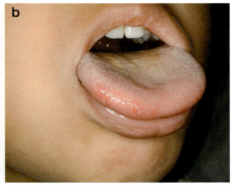

図1 3歳，女児
2012年8月受診．掌蹠に紅暈伴う楕円形水疱．半米粒大で，皮膚のシワに沿う傾向がある(a)．舌尖部にも膨疹頭水疱が2個認められる(b)．発熱なく，機嫌もよく，全身状態よい．自然軽快．

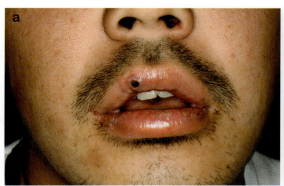
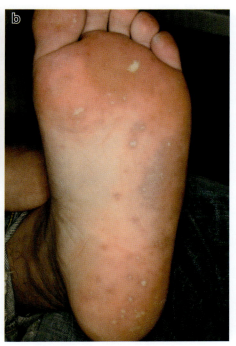

図2　29歳，男性

2010年11月受診．2週間前から手足，口囲の違和感．下痢あり．近医受診し採血検査で異常ないといわれたが，疼痛が強く当科受診．口唇(a)，右手，左足底(b)に米粒大水疱，紅暈伴い指紋にそって伸びる傾向がある．水疱のGiemsa染色で巨細胞なし．カロナール®錠200 mg 3 T分3，7日間．プロペト®20 g口唇処方．1週間後，疼痛なく皮疹軽快．

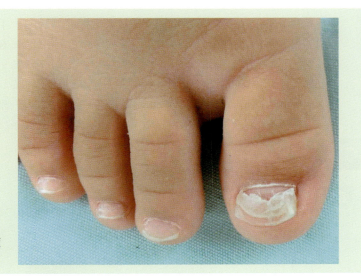

図3　CA6感染による爪甲脱落症
（編者提供）

Column　EV71による重症例

　EV71は中枢神経系合併症の発生率が他のウイルスよりも高いことが知られている．腸管で増殖したウイルスがウイルス血症後中枢神経系に到達し，中枢神経症状を起こす．1997年マレーシアの大流行後，東アジア地域を中心として，多数の死亡例を伴う大規模な手足口病流行が断続的に発生している．手足口病に関連する髄膜炎，脳炎，急性弛緩性麻痺などが相次ぎ，EV71が分離され，近年では中国（2008〜2010年，2010年は死亡例905例）やベトナム（2011年）で死亡例が報告されている．わが国では，1997年大阪で，手足口病あるいはEV71感染と関連が濃厚な小児の死亡例が3例報告された．3例ともに急性脳炎と肺水腫が認められた．その後，2000年6〜8月に兵庫県で脳炎による死亡例を含む手足口病の流行がみられ，EV71が検出されている．

> **Column** CA6による爪甲脱落症を続発する非典型例
>
> CA6による発症後，数週間後に爪脱落が起こる手足口病の流行が，2009年愛媛で報告され，その後2011年に全国流行した．成人にも発症し，成人例は小児より重症例が多い．皮疹は，四肢末端に限局せず水痘様に分布し，水疱は扁平で臍窩をもち，通常のものより大きく，水痘に矛盾しない．また，周囲紅暈が強いため，水疱型多形紅斑や水疱症にも類似する．口腔内病変は激しく時にアフタ様口内炎で摂食困難なこともある．発熱など全身症状を伴うことも多いが，心筋炎や髄膜炎の合併は少ない．血清検査ではCA16に対する抗体が交差反応のため陽性となる．爪の症状は，1～2ヵ月後に脱落もしくは横線がみられるが，脱落した爪はその後健常な爪に生え変わり自然軽快する．

B 診 断

- 手掌足底では紋理方向に長軸の楕円形の小水疱．
- 口腔粘膜（舌・頬・軟口蓋・歯肉）に小水疱，アフタ様びらん．
- 水疱検体のGiemsa染色（Tzanck test）によるヘルペス，水痘の除外．

　通常，診断は臨床的になされることが多く，水疱の性状，分布が重要であり，季節や周囲での流行状況などが参考となる．鑑別診断としては，口腔内水疱についてはヘルパンギーナ，ヘルペスウイルスによる歯肉口内炎，アフタ性口内炎などがあげられる．手足の発疹に関しては，水痘の初期疹，ストロフルス，伝染性軟属腫（水いぼ）などが鑑別の対象となる．水疱内ウイルス性巨細胞がGiemsa染色でみつかるヘルペスや水痘と異なり，手足口病では巨細胞は形成されない．水疱のGiemsa染色は，診察中に容易に確認でき，鑑別に有用である．血清診断は補助的であるが，行う場合には，エンテロウイルス間での交差反応がない中和抗体の測定が勧められる．急性期と回復期の血清で4倍以上の抗体価上昇により診断する．病原診断としてはウイルス分離・検出が重要である．その場合，臨床材料として水疱内容物，咽頭拭い液，便，直腸拭い液などが用いられるが保険適用はない．

C 治 療

- 通常，特別な治療を要しない．
- 通常は副腎皮質ステロイド外用薬は用いない．かゆみのあるときはレスタミンクリーム外用を行う．
- 経口補液などで水分を少量頻回に与える．

1. 初期治療

　通常，特別な治療を要しない．抗菌薬の投与は意味がなく，合併症を生じた場合の特異的な治療法は確立されていない．発疹にかゆみなどを伴うことはまれであり，外用薬として副腎皮質ステロイド薬外用はむしろ悪化させる．口腔内病変に対しては，刺激にならないよう柔らかめで薄味の食べ物を勧めるが，特に幼児では脱水に注意する．経口補液などで水分を少量頻回に与えるよう努める．時には経静脈的補液も必要となる．発熱に対しては通常解熱剤なしで経過観察が可能である．しかし，元気がない，頭痛，嘔吐，高熱，2日以上続く発熱などの場合には髄膜炎，脳炎などへの進展を注意する．

> **処方例** 発熱に対して
> ● アンヒバ® 1回100 mg, 1日1～2回
> または
> ● カロナール® 10～15 mg/kg, 頓用, 6時間以上あける．

2. 予　防

　予防としては有症状中の接触予防策および飛沫予防策が重要であり，特に手洗いの励行などは重要である．患者あるいは回復者に対しても，特に排便後の手洗いを徹底させる．

　学校保健法での取り扱いは，学校で予防すべき伝染病1～3種に含まれていない．主症状から回復した後もウイルスは長期にわたって排泄されることがあるので，急性期のみ登校登園停止を行っても効果はあまり期待ができない．本疾患の大部分は軽症疾患であり，集団としての問題は少ないため，発疹だけの患児に長期の欠席を強いる必要はなく，また現実的ではない．

D 予　後

　良好である．水疱も痂皮や色素斑を形成せずに軽快する．爪甲脱落症も自然軽快する．

> **Column　幼小児の粘膜疹がひどいとき**
> 　幼児では手足口病の粘膜疹のために飲水も困難となることがある．口をすすぐ綿棒で口内を清掃すると回復が早い．接触痛の強い例ではキシロカイン®ビスカスを検討する．

● **参考資料**
下記のサイトの資料を参考にしました．是非，最新の情報を確認してください．
NIH国立感染症研究所：http://www.nih.go.jp/niid/ja/diseases/ta/hfmd.html

〈村田　哲〉

B ウイルス感染症-8

水 痘

救急受診の理由 ▶発熱を伴い，頭部，顔面，体幹を中心に紅暈伴う小水疱の多発と瘙痒を主訴に受診する．

A 水痘とは

　ヒトヘルペスウイルス3型である水痘帯状疱疹ウイルスvaricella zoster virus（VZV）によって起こる急性の伝染性疾患である．その伝染力は麻疹よりは弱いが，ムンプスや風疹よりは強いとされ，発疹出現の1〜2日前から出現後4〜5日，あるいは痂皮化するまで伝染力がある．季節的には毎年12〜7月に多く，8〜11月には減少しており，罹患年齢はほとんどが9歳以下である．

　潜伏期は2週間程度（10〜21日）．成人では，発症の1〜2日前に前駆症状として発熱・全身倦怠などがあるが，小児では見逃されることが多く，通常発疹が初発症状で，皮疹は全身性で瘙痒を伴い，豌豆大紅斑，丘疹を経て短時間で紅暈伴う小水疱となり，3〜4日で痂皮化する．膿疱となることもある．通常は最初に頭皮，次いで体幹，四肢に出現し，体幹に最も多くなる．数日にわたり新しい皮疹が次々と新生するため，急性期には新旧の皮疹が混在することが特徴である．掌蹠はまれ．水疱やアフタ性潰瘍は，口腔内（図1），結膜，角膜，鼻咽頭，気道，腟などの粘膜にも出現することがある．頸部・項部リンパ節も腫脹するが，全身症状（図2）は一般的に軽症で，発熱も2〜3日程度で解熱することが多い．予後はよく，7〜10日で治癒する．皮疹は軽度の瘢痕を残すことがある．成人ではより重症になり，合併症の頻度も高い（図2）．初感染からの回復後は終生免疫を得て，その後は不顕性感染となり，抗体価の上昇をみる．VZVは，初感染の後，知覚神経節に潜伏感染し，帯状疱疹として再発する．

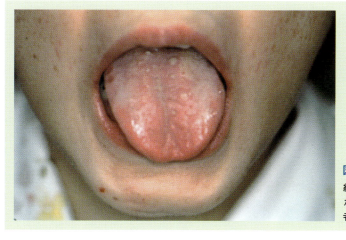

図1　水痘粘膜疹
縦隔リンパ腫治療中に水痘を発症した．舌に多数の小水疱をみる．（編者提供）

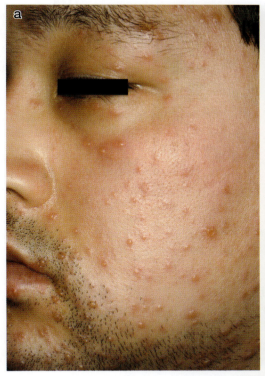
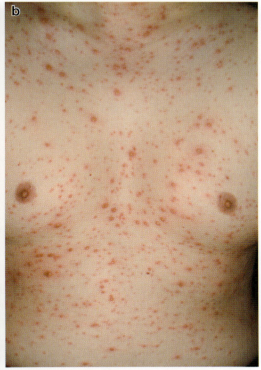
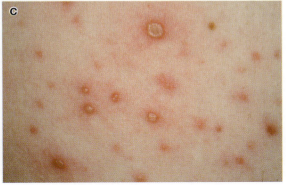

図2 28歳，男性

2014年3月受診．4日前，感冒症状．葛根湯を内服．1日前から39℃発熱．カロナール®，ジスロマック®など近医で処方され開始．その夜，皮疹出現．薬疹疑われ内服すべて中止，内服抗ヒスタミン薬，外用ステロイド処方されたが，発熱，皮疹軽快せず，当院夜間救急を受診．顔(a)，体幹(b, c)，四肢に臍窩伴う水疱や紅色丘疹が多発．水痘の診断で入院，アシクロビル点滴投与開始し4日目に解熱．7日投与後退院した．入院時検査で抗VZV抗体は，IgG抗体陰性，IgM抗体陽性．

B 診 断

- 新旧混在する紅暈伴う小水疱の多発と分布．
- 頸部項部のリンパ節腫脹．
- 水疱のTzanck test（Giemsa染色）で多核巨細胞の証明．

　水痘は特徴的な臨床像をとるので，通常は臨床的に診断可能である．また，母子免疫は強力ではなく，新生児も罹患することがある．水疱擦過物の塗抹検体でTzanck test（Giemsa染色）により多核巨細胞を確認できれば，異型の手足口病を除外できる．診察室内で簡便に施行可能だが，単純ヘルペスとの鑑別はできない．モノクローナル抗体を用いた蛍光抗体法により特異的にウイ

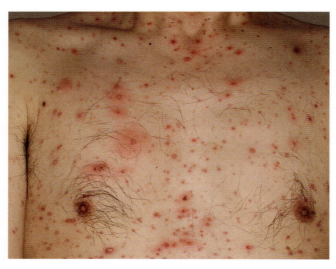

図3 水痘再感染（63歳，男性）
3年前より糖尿病放置．2013年4月，咽頭痛，発熱出現，2日後より，全身に膿疱出現し受診．播種状に臍窩もつ水疱，膿疱，痂皮が全身に多発．疼痛や分節型の分布なし．膿疱のTzanck testで多核巨細胞陽性．アシクロビル点滴250 mg 1日3回と糖尿病治療開始，すみやかに軽快し7日間で終了．抗VZV抗体価は，初診時と6週間後のペア血清で，IgG抗体が1,100 U/mLから2,400 U/mLと早期から高値，IgM抗体は3.9 U/mLから1.8 U/mLと低値陽性であった．

ルスを確認できる．血清学的診断は急性期と回復期でIgG抗体の有意な上昇を確認するか，IgM抗体を検出する．近年ではPCR法によりVZV DNAの検出が可能である．

> **Column　水痘再感染（図3）**
>
> 　水痘初感染後は終生免疫を得るため，通常，再感染は不顕性で，特異免疫の上昇をもたらし帯状疱疹発症抑制に寄与すると考えられてきた．しかし近年，皮疹が軽微で診断されずにすぐに軽快する水痘再感染が健常者にも起こっていることが知られるようになった．さらに，高齢者や免疫抑制状態では，まれに皮疹が多発し，薬疹と鑑別が困難な臨床像を呈することもあるが，水疱・膿疱のTzanck testを常に行う習慣があれば誤診することはない．

C 治 療

- 免疫抑制状態，基礎疾患合併，13歳以上では，抗ウイルス薬を投与する．
- 急性期，小児には解熱薬を使用しない．
- 瘙痒は，カチリ外用や抗ヒスタミン薬内服する．

1．初期治療

　小児は解熱薬〔アセチルサリチル酸（アスピリン）〕でReye症候群を生ずるリスクがあり使用しない．すべて水疱が痂皮化するまで学校・幼稚園・保育園等は休ませる．

　水疱部の瘙痒に古くから使われている，石炭酸亜鉛華リニメント（カルボルチンクリニメント；カチリ）は，水疱に外用すると白く乾燥し固着し，水疱を痂皮状に覆う．

　二次感染を起こした場合には抗菌薬の外用，全身投与が行われる．抗ウイルス薬は，重症水痘，および水痘の重症化が容易に予測される免疫不全者では第一選択薬剤となる．アシクロビル15 mg/kg/日を1日3回に分けて静脈内投与するのが原則である．一方，免疫機能が正常と考えられる者の水痘についても，バラシクロビルの経口投与は症状を軽症化させるのに有効であり，その場合，発症48時間以内に25 mg/kgを5日間投与するのが適当である．12歳以下で，健康な

小児では抗ウイルス薬をルーチンに投与する必要はない．

> **処方例**
> ●カチリ　50 g 1日1〜2回　局所塗布
> ［成人（および体重40 kg以上の小児）］
> ●バルトレックス® 3,000 mg 分3，7日間（小児では5日間）
> ［小児］
> ●バルトレックス®顆粒（50％）75 mg/kg（原薬量）（最大3,000 mg），分3　5日間
> ［免疫抑制例，重症例］
> ●ゾビラックス®点滴静注用　1回5 mg/kg，8時間毎　1日3回，7日間　必要に応じて増量できるが，成人で1回10 mg/kgまで，小児で20 mg/kgまでとする．

2. 合併症

合併症の危険性は年齢により異なり，15歳以上と1歳以下では高くなる．合併症は，皮膚の二次性細菌感染，脱水，肺炎，中枢神経合併症などがある．水痘に合併する肺炎は通常ウイルス性であるが，細菌性のこともある．中枢神経合併症は無菌性髄膜炎から脳炎まで種々ありうる．脳炎では小脳炎が多く，小脳失調をきたすことがあるが予後は良好である．より広範な脳炎はまれであるが，成人に多くみられる．

急性期にアスピリンを服用した小児では，Reye症候群が起こることがある．免疫機能が低下している場合の水痘では，生命の危険を伴うことがあるので十分な注意が必要である．

3. 予　防

水痘が流行している施設や家族内での予防については，患者との接触後できるだけ早く，少なくとも72時間以内に水痘ワクチンを緊急接種することにより，発症の防止，症状の軽症化が期待できる．家族内感染での発症予防に関し，予想発症日の1週間前から抗ウイルス薬を予防内服することにより症状を抑え，かつ免疫反応を獲得する可能性がある．ただし，予想発症日から約2ヵ月後にVZV抗体の有無を確認しておく必要があり，獲得がみられなければ，その時点で水痘ワクチンを接種しておくことが望まれる．

> **Column** 水痘ワクチンの定期接種開始
>
> 平成26年10月1日から水痘ワクチンの定期接種が開始された．対象は，生後12ヵ月から生後36ヵ月に至るまでの間（1歳の誕生日の前日から3歳の誕生日の前日まで）で，2回の接種を行うこととなっており，1回目の接種は標準的には生後12ヵ月から生後15ヵ月までの間に行う．2回目の接種は，1回目の接種から3ヵ月以上経過してから行うが，標準的には1回目接種後6ヵ月から12ヵ月までの間に行うこととなっている．
>
> 水痘ワクチンは，麻疹・風疹などのワクチンと異なり，ワクチン接種によって抗体が獲得されても，水痘ウイルスに曝露したときに発症することがありうる．ただし，この場合の水痘はきわめて軽症で発疹の数も少なく，非典型的である．
>
> 定期接種開始後，小児科定点把握疾患としての水痘報告数は，2014年第45週頃から例年を下回り，2015年は過去10年間で最低となっている．今後は，水痘患者の減少とともに，不顕性感染による細胞性免疫に賦活化の機会が減ることによる高齢者の帯状疱疹の増加が予想されている．高齢者に対する帯状疱疹の予防にも，水痘ワクチン接種が有効で，2016年3月，50歳以上の者に対する帯状疱疹の予防が効能に追加された．

> **Column** 水痘皮内抗原を用いた皮内テスト
>
> 　帯状疱疹の発症は，VZVに対する血清抗体価よりも細胞性免疫能の低下に相関することがわかっている．細胞性免疫能を評価する方法として，水痘皮内抗原を用いた皮内テストがある．保険適用はないが，皮内テスト液は市販されている．0.1 mLを皮内注射し，24〜48時間後に発赤最大径が5 mm以上の場合に，VZVに対する細胞性免疫が陽性であると判定される．VZV抗体陽性であっても，特異的細胞性免疫が低下すると帯状疱疹発症の危険性があり水痘ワクチン投与が望ましい．

D 予　後

　健康児の罹患は軽症で予後は良好である．ただし，免疫不全状態の者が罹患した場合は重症化しやすく，致死的経過をとることもある．成人での罹患は小児での罹患より重症である．

●参考資料

下記のサイトの資料を参考にしました．是非，最新の情報を確認してください．
NIID国立感染症研究所HP：http://www.nih.go.jp/niid/ja/diseases/sa/varicella.html

（村田　哲）

B ウイルス感染症-9

伝染性単核症

救急受診の理由 ▶思春期から若年青年層で，高熱と咽頭痛，頸部リンパ節腫脹に加え，皮疹の出現を主訴に受診する．

A 伝染性単核症とは

　伝染性単核症は，ほとんどが，ヒトヘルペスウイルス4型のEpstein-Barrウイルス（EBV）の初感染によって起こる．主な感染経路はEBVを含む唾液を介した感染（一部，輸血による感染も報告されている）が多いためkissing diseaseといわれる．伝染性単核症はEBVに対する細胞性免疫反応の過剰反応によるため，細胞性免疫が発達した思春期以降のほうが乳幼児期よりも発症頻度が高い．

　年齢別抗体保有率は国により異なり，わが国においては2～3歳までに70％くらいが感染を受け，20歳代で90％以上が抗体を保有している．今後，抗体保有率の低下が予想されており，現在の日本においては患者の届け出の義務はないため，正確な患者発生数は不明であるが，増加の可能性がある．

　臨床症状は，4～6週間の長い潜伏期を経て発熱，咽頭扁桃炎，リンパ節腫脹，発疹，末梢リンパ球増加，異型リンパ球増加，肝機能異常，肝脾腫などを示す急性感染症である．また，中枢神経症状を呈する症例が認められる．発熱は高頻度に認められ，多くの場合38℃以上の高熱で1～2週間持続する場合が多い．扁桃には偽膜形成を認め，口蓋は発赤が著明で出血斑を認める（図1）こともあり，咽頭痛を伴う．リンパ節の腫脹は1～2週頃をピークとして全身に認められるものの，頸部が主である．

B 診　断

Point
- 下記の臨床症状が特徴的である．
- 発熱，扁桃・咽頭炎，頸部リンパ節腫脹．
- 末梢血リンパ球増加，異型リンパ球出現．
- 肝機能障害，肝脾腫．

　発疹は主に体幹，上肢に出現し，斑状，丘疹状の麻疹様あるいは風疹様紅斑であり，その形態は多彩で非特異的である（図2，3）．末梢血リンパ球増加，異型リンパ球出現は，特徴的な所見であるが，この異型リンパ球は，CD8陽性EBウイルス特異的細胞傷害性T細胞である．肝機能異常はほとんどの症例で認められる（図4）．肝脾腫は，肝腫大のほうが頻度が高い．

　上記の臨床情報に加え，EBV抗体価の推移をペア血清で確認できれば確定診断できる．急性期EBNA抗体陰性に加え，①VCA-IgM抗体初期陽性，のちに陰性化，②VCA-IgG抗体価の4倍以上の上昇，③EA抗体の一過性上昇，④VCA-IgG抗体が初期から陽性で，EBNA抗体が後

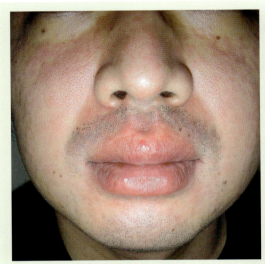

図1　26歳，男性　伝染性単核症
顔面の紅斑と口唇腫脹．（編者提供）

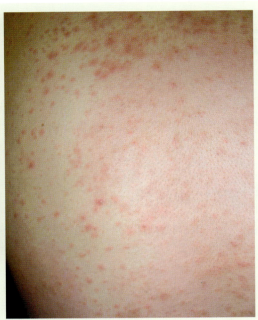

図2　背部の紅斑
播種状紅斑丘疹型中毒疹を呈してる．（編者提供）

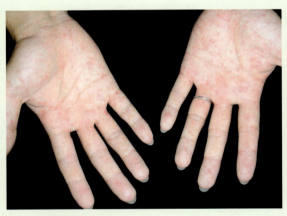

図3　手掌の紅斑
（編者提供）

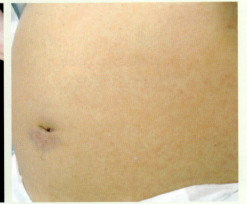

図4　40歳，男性　腹部の紅斑
肝障害が顕著で黄疸を呈している．（編者提供）

（数ヵ月後）に陽性化，⑤EBNA-IgM抗体陽性/EBNA-IgG抗体陰性，のいずれか1項目以上が陽性で診断する（表1）．

C 治　療

- 対症療法のみ．
- 重症合併症があればステロイド投与を考慮する．
- アンピシリン（ABPC）は禁忌．

表1 小児のIMの診断基準（Sumayaを改変）

1．臨床症状：少なくとも3項目以上の陽性
1）発熱
2）扁桃・咽頭炎
3）頸部リンパ節腫脹（≧1 cm）
4）肝腫（4歳未満：≧1.5 cm）
5）脾腫（≧触知）
2．血液所見
1）リンパ球≧50％もしくは≧5,000/μLかつ
2）異型リンパ球あるいはHLA-DR$^+$細胞≧10％もしくは≧1,000/μL
3．EBV抗体検査（急性EBV感染）：急性期EBNA抗体陰性で以下の1項目以上の陽性
1）VCA-IgM抗体初期陽性，のちに陰性化
2）VCA-IgG抗体価の4倍以上の上昇
3）EA抗体の一過性の上昇
4）VCA-IgG抗体が初期から陽性で，EBNA抗体が後に陽性化
5）EBNA-IgM抗体陽性/EBNA-IgG抗体陰性

（脇口 宏：19.感染症．ウイルス感染症．ヘルペスウイルス感染症．Epstein-Barrウイルス感染症．In：白木和夫，前川喜平 監修．小児科学（第2版）．医学書院；2002．p539より）

1．初期治療

通常，対症療法のみで軽快する．安静，水分補給にこころがける．咽頭炎や扁桃炎の細菌感染が合併しても，アンピシリン（ABPC）は使用しない．重症薬疹（アンピシリン疹）を引き起こすため禁忌とされる．ウイルス特異的な治療法は存在しない．

> **処方例**［高熱に］
> ● カロナール®錠 200 mg 1日1回　頓用

2．合併症

貧血や血小板減少はよくみられるが，軽度で一過性．Guillain-Barré症候群，無菌性髄膜炎・脳炎，急性片麻痺，末梢神経炎など神経系合併症が1〜5％にみられ注意する．血球貪食症候群や播種性血管内凝固症候群（DIC）などが非常にまれに合併する．重症合併症があればステロイド投与を考慮する．脾破裂予防のため，発症後3〜4週間は過激な運動を避ける．

D 予　後

一般的にはself-limitingな疾患であるため，予後良好である．長期間にわたってEBVの活動性がみられる慢性活動性EBV感染症では，しばしば蚊刺過敏症がみられ，将来，NK/Tリンパ腫に移行することが多い．

● 参考資料

下記のサイトの資料を参考にしました．是非，最新の情報を確認してください．
NIID国立感染症研究所HP：http://www.nih.go.jp/niid/ja/diseases/ta/im.html

（村田 哲）

C その他の感染症・熱性疾患-1

川崎病

救急受診の理由 ▶ 乳幼児で，抗菌薬に反応しない発熱と皮疹，粘膜疹を主訴として受診する．頸部リンパ節腫脹により化膿性リンパ節炎疑いとして紹介される．

A 川崎病とは

本症は，主として4歳以下の乳幼児に好発する全身の中小型血管炎を主体とした急性熱性疾患で，Chapel Hill コンセンサス会議2012では，中型血管炎に分類されるが，他の血管炎症候群と異なり心冠動脈の血管炎が強く現れる特徴がある．季節性(夏と冬)や地域流行性がみられ感染症の関与が長く疑われてきたが，いまだに原因は不明である．診断は後述の主要症候6項目中5項目を認めることで診断されるが，5項目を満たさない不全型で，むしろ冠動脈瘤形成例が高率にみられることは注意を要する．他の疾患が否定され本症が強く疑われた場合，早期に静注用免疫グロブリンintravenous immunoglobulin(IVIG)を使用すると，冠動脈瘤の発生が約1/5以下に減少する．

B 診 断

Point
- 発熱．
- 眼球結膜充血，口唇紅潮，いちご舌，口腔内びまん性発赤などの粘膜所見．
- 1歳未満のBCG接種部位の発赤．
- 4歳以上の多房性頸部リンパ節腫脹．
- 冠動脈所見．

川崎病(MCLS，小児急性熱性皮膚粘膜リンパ節症候群)診断の手引き(厚生労働省川崎病研究班作成改訂5版)[1]を表1に示す．しかし，主要症候はいずれも乳幼児期のウイルス感染症でも認めうる症状であり(図1, 2)，確定診断には困難を伴う．不全型の診断は単なる症状の数合わせでなく，個々の症状の特徴の解釈が重要で，眼球結膜充血(図3)は，非常に特徴的で，眼球結膜の毛細血管が拡張し白目のところが赤く見え，両側性にみられ，眼脂が全くない．眼脂や眼瞼結膜充血，濾胞の形成を伴う例ではウイルス感染性の結膜炎を疑い，頸部リンパ節腫脹は，単房性ならば化膿性リンパ節炎を疑う．1歳未満のBCG接種部位の発赤(図4)や4歳以上の多房性頸部リンパ節腫脹などは比較的川崎病に特異度の高い症状である．

C 治 療

Point
- 発熱例では，早期にIVIGを投与する．
- アスピリンを併用する．
- 不全型は軽症例ではないことを認識する．

表1 川崎病（MCLS，小児急性熱性皮膚粘膜リンパ節症候群）診断の手引き

A 主要症状
1. 5日以上続く発熱（ただし，治療により5日未満で解熱した場合も含む）
2. 両側眼球結膜の充血
3. 口唇，口腔所見：口唇の紅潮，いちご舌，口腔咽頭粘膜のびまん性発赤
4. 不定形発疹
5. 四肢末端の変化：（急性期）手足の硬性浮腫，掌蹠ないしは指趾先端の紅斑，（回復期）指先からの膜様落屑
6. 急性期における非化膿性頸部リンパ節腫脹

6つの主要症状のうち5つ以上の症状を伴うものを本症とする．ただし，上記6主要症状のうち，4つの症状しか認められなくても，経過中に断層心エコー法もしくは，心血管造影法で，冠動脈瘤（いわゆる拡大を含む）が確認され，他の疾患が除外されれば本症とする．

B 参考条項
以下の症候および所見は，本症の臨床上，留意すべきものである．
1. 心血管：聴診所見（心雑音，奔馬調律，微弱心音），心電図の変化（PR・QTの延長，異常Q波，低電位差，ST-Tの変化，不整脈），胸部X線所見（心陰影拡大），断層心エコー図所見（心膜液貯留，冠動脈瘤），狭心症状，末梢動脈瘤（腋窩など）
2. 消化器：下痢，嘔吐，腹痛，胆嚢腫大，麻痺性イレウス，軽度の黄疸，血清トランスアミナーゼ値上昇
3. 血液：核左方移動を伴う白血球増多，血小板増多，赤沈値の促進，CRP陽性，低アルブミン血症，α_2グロブリンの増加，軽度の貧血
4. 尿：蛋白尿，沈査の白血球増多
5. 皮膚：BCG接種部位の発赤・痂皮形成，小膿疱，爪の横溝
6. 呼吸器：咳嗽，鼻汁，肺野の異常陰影
7. 関節：疼痛，腫脹
8. 神経：髄液の単核球増多，痙攣，意識障害，顔面神経麻痺，四肢麻痺

備考 1. 主要症状Aの5は，回復期所見が重要視される．2. 急性期における非化膿性頸部リンパ節腫脹は他の主要症状に比べて発現頻度が低い（約65％）．3. 本症の性比は，1.3～1.5：1で男児に多く，年齢分布は4歳以下が80～85％を占め，致命率は0.1％前後である．4. 再発例は2～3％に，同胞例は1～2％にみられる．5. 主要症状を満たさなくても，他の疾患が否定され，本症が疑われる容疑例が約10％存在する．この中には冠動脈瘤（いわゆる拡大を含む）が確認される例がある．

1. 初期治療（有熱期）

急性期の治療は，炎症の抑制とともに，血栓形成の抑制および冠動脈病変発症の予防で，アスピリン療法と免疫グロブリン療法の併用がスタンダードである．急性期症状が診断の手引を満たし川崎病と診断された典型例にはほぼ全例に適応される．また，診断の手引の基準を満たさなくても他疾患が除外されて「不全型」と診断された例も発熱例では全例遅れることなく早期にIVIGを開始し，有熱期間の短縮や炎症マーカーの早期低下を目指す．遅くとも，第7病日以前にIVIGの投与を開始することが望ましい．

> **処方例**
> ● 献血ヴェノグロブリンIH注，献血ベニロン®-I注，献血グロベニン®-I注　1回2 g/kg 24時間かけて点滴静注．その後の対応については川崎病急性期治療のアルゴリズム（図5）に従う．
> ● アスピリン　30～50 mg/kg 分3

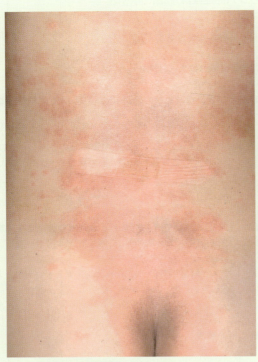

図1 背部・腰臀部の不定形紅斑
（編者提供）

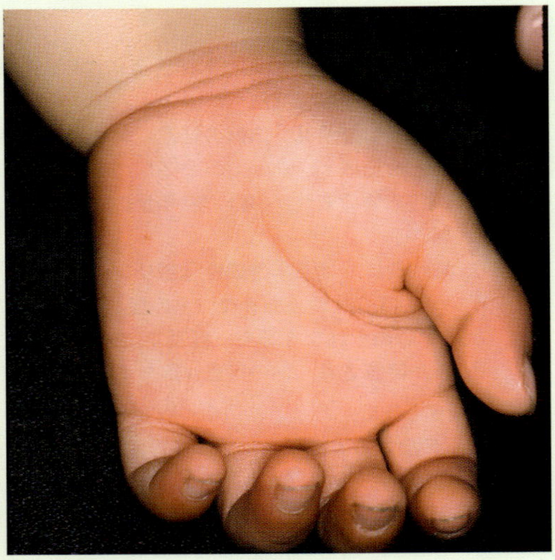

図2 手の硬性浮腫と手掌紅斑
（編者提供）

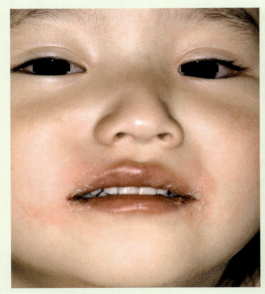

図3 2歳7ヵ月，女児　川崎病
眼球結膜充血，口唇の紅潮がみられる．（編者提供）

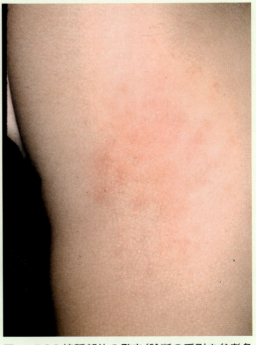

図4 BCG接種部位の発赤（診断の手引き参考条項）（編者提供）

C. その他の感染症・熱性疾患−1

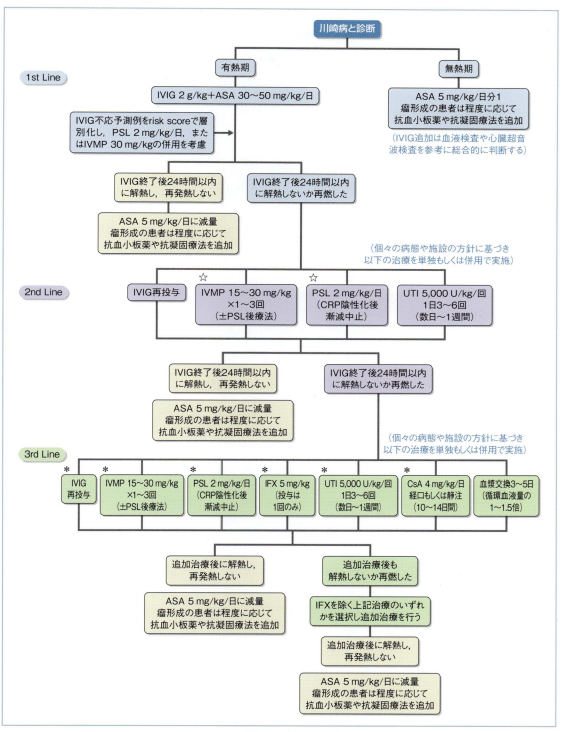

図5 川崎病急性期治療のアルゴリズム（日本小児循環器学会学術委員会研究課題「川崎病急性期治療のガイドライン」（平成24年改訂版）より）[2]

Risk scoreで層別化した場合，2nd lineの☆印を1st lineにupgradeし，また3rd lineの＊印を2nd lineにupgradeしてもよい．

2. その後の治療・管理

　解熱が得られたら，アスピリンを5 mg/kg/日に減量して，動脈瘤形成の程度に応じて抗血小板薬や抗凝固療法を追加し，エコー検査や心電図で経過観察する．IVIG終了後24時間以内に解熱しないか，再燃した場合は，2nd lineとして，個々の病態や施設の方針に基づき，IVIG再投与，プレドニゾロン，メチルプレドニゾロンパルス療法，ウリナスタチンなどの単独もしくは併用で実施される．さらに難治例では，インフリキシマブ，シクロスポリンA，メソトレキサートなどの使用も試みられるが，評価は定まっていない．

> **処方例** ● アスピリン　5 mg/kg 分1に減量．冠動脈合併症がない場合は2ヵ月間服用する．

D 予　後

　2013年，2014年2年間の全国調査では，冠動脈拡大，冠動脈瘤などの心後遺症は2.6％で，男児，2歳以上で多い傾向があった．死亡例は8人(男6人，女2人)が報告され，致命率は0.03％だった[3]．

● 引用文献
1) 厚生労働省川崎病研究班(班長：柳川　洋)：川崎病(MCLS，小児急性熱性皮膚粘膜リンパ節症候群)診断の手引き(厚生労働省川崎病研究班作成改訂5版)，2002
2) 佐地　勉ほか：川崎病急性期治療のガイドライン(平成24年改訂版)．日本小児循環器学会雑誌 28 supplement 3，2012
3) 日本川崎病研究センター川崎病全国調査担当グループ：第23回川崎病全国調査成績，2015

　　(村田　哲)

C. その他の感染症・熱性疾患−2

C その他の感染症・熱性疾患−2

ツツガムシ病，日本紅斑熱

▶野外活動歴があり，高熱と全身性紅斑を主訴に受診する．

A ツツガムシ病，日本紅斑熱とは（表1）

　いずれも，ダニ媒介性リケッチア症で，ツツガムシ病では*Orientia tsutsugamushi*を有するツツガムシの幼虫に，一方，日本紅斑熱では*Richettsia japonica*を有するマダニに刺されることにより感染する．これらの節足動物は，木の葉や草むら，土の表面にいるため，発症前に感染が示唆される活動歴があり，ツツガムシ病で10〜14日，日本紅斑熱で2〜8日の潜伏期の後，いずれも，発熱，頭痛，悪寒戦慄などの感冒様非特異的症状とその後，四肢体幹の不定形紅斑で発症する．それぞれ，地域性，季節性に特徴があり，ツツガムシ病は，関東から九州地方を中心に秋〜初冬に多く，東北・北陸では春〜初夏にも多い．マダニは日本全国に生息しているが，日本紅斑熱は太平洋側の温暖な地域に多く報告され夏を中心に発生する．しかし，近年拡大傾向がみられ，全国的に春〜秋の長い期間注意が必要とされる．ボレリア感染症のライム病や，ブニアウイルス感染症の重症熱性血小板減少症候群 severe fever with thrombocytopenia syndrome（SFTS）などもマダニ媒介性感染症である．

B 診　断

- 野外活動歴
- 高熱
- 不定形紅斑
- 刺し口（痂皮局面）

　潜伏期が，日本紅斑熱が2〜8日と，ツツガムシ病が10〜14日とやや異なるが，高熱，不定形紅斑，刺し口が主要三徴候である点は同じであり，鑑別は困難である．ツツガムシで，刺し口の所属リンパ節は腫脹するが日本紅斑熱ではリンパ節腫脹はあまりみられない．皮疹は，日本紅斑熱（図1〜3）で四肢末端部に強いが，ツツガムシ病（図4）で顔面，体幹に多く四肢に少ない．また刺し口の中心の痂皮が日本紅斑熱のほうがやや小さいとされる．CRP陽性，白血球減少，血小板減少，肝機能異常など同様であるが，日本紅斑熱で播種性血管内凝固 disseminated intravascular coagulation（DIC）など重症化しやすい．どちらも，第4類感染症で，診断した場合直ちに届け出が必要であり，血液，病理組織，血清を保健所を窓口とした各対応行政機関に提出する．リケッチアの分離同定，PCR法による遺伝子検出，抗体検出などが行われる．刺し口の痂皮形成期では，痂皮も提出する．

表1　ツツガムシ病と日本紅斑熱の対比

	ツツガムシ病	日本紅斑熱
リケッチア	*Orientia tsutsugamushi*	*Richettsia japonica*
ダニ	ツツガムシの幼虫	マダニ
地域性と季節性	北海道以外の全国で，秋から初冬に発症．東北・北陸では春から初夏にも発症ピークあり．	千葉県以西，特に太平洋側の温暖な地域に発症．春から秋にかけて広くみられ，夏から秋に多い．
潜伏期	10〜14日	2〜8日
主要徴候	90％以上で，発熱，刺し口，発疹の3主徴が出現	
皮疹出現時	発熱の2〜3日後	
皮疹分布	顔面，体幹に多く，四肢に少ない．バラ疹	四肢末端部に強い．掌蹠にも認める．
皮疹と拡大傾向	紅色丘疹と小紅斑，中枢から末梢へ広がる傾向がある．	小紅斑，，末梢から中枢にむかって拡大するとともに出血性となる．
刺し口	水疱硬結後，10 mm前後の大きな円形黒色痂皮と潰瘍形成する．	ツツガムシ病に比し小さい丘疹，硬結で，中心に点状痂皮伴う．
リンパ節腫脹	半数に刺し口の所属リンパ節や全身リンパ節が腫脹する．	ないか軽度
確定診断	血清特異抗体価の上昇を確認する．	
迅速診断	全血DNAのPCR法によるリケッチアDNAの検出．刺し口の生検組織や痂皮もPCR検査に使用する．	
治療	第1選択はテトラサイクリン系抗菌薬．	
予後	日本紅斑熱のほうが重症化しやすく，DICや多臓器不全による死亡例ある．日本紅斑熱の重症例ではニューキノロン併用療法を行う．	

> **Memo　リケッチア症の血清診断**
>
> ツツガムシ病や日本紅斑熱の確定診断は，主に間接蛍光抗体法による血清の特異抗体上昇をみることで行われる．急性期血清でIgM抗体の有意な上昇，あるいは，急性期と回復期のペア血清でIgG抗体の4倍以上の上昇で診断できる．ところで，ツツガムシ病の起因菌 *Orientia tsutsugamushi* には血清型が存在し，Gilliam，Karp，Katoは標準3株と呼ばれ，この3株を使用した蛍光抗体法による特異抗体価測定は民間の検査会社でも行われている．この場合，標準3株以外の血清型の株（Kawasaki，Kurokiなど）による感染では，血清抗体価の上昇を検出できないため，各地域で検出される *O. tsutsugamushi* の血清型の抗原を用いることが確実な診断には必要である．一方，紅斑熱群リケッチアは種間で血清学的交差反応が強く，*R. japonica* を抗原として用いればすべての紅斑熱群リケッチア症の診断が可能である．

C 治 療

- テトラサイクリン系薬剤を使用．
- βラクタム型抗菌薬は無効．
- 見逃すとDICを呈して致死的になる可能性がある．

1. 初期治療

　本疾患を疑ったときは，確定診断の結果を待つことなく，直ちにテトラサイクリンを開始する

C. その他の感染症・熱性疾患—2

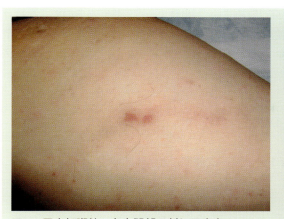

図1　日本紅斑熱　右大腿部の刺し口病変
（高松赤十字病院症例　池田政身先生ご提供）

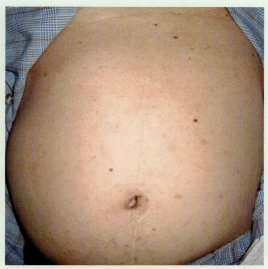

図2　日本紅斑熱　体幹部の紅斑
注意してみないと見落とすこともある．（高松赤十字病院症例　池田政身先生ご提供）

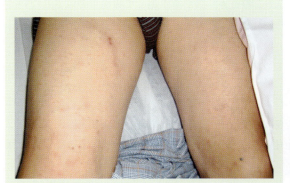

図3　日本紅斑熱　大腿部の淡い紅斑
（高松赤十字病院症例　池田政身先生ご提供）

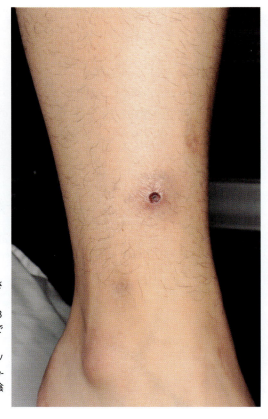

図4　ツツガムシ病（34歳，男性）
11月房総半島を旅行．11日後より頭痛，発熱出現，抗菌薬処方されるが軽快せず，1週間後近医入院．5〜10 mm大紅斑と頸部，鼠径部リンパ節腫脹，異型リンパ球増多に加え髄膜炎症状あり，3日後当院転院，その3日後皮膚科にコンサルトされた．紅斑はすでに消失していたが，下腿に紅暈伴う痂皮ありツツガムシ病を疑い，ミノマイシン投与開始後，髄膜炎症状が軽快した．血清検査ではツツガムシ標準3株（MEMO参照）のIgM陽性．*Orientia tsutsugamushi*特異DNA-PCR検査のため，保健所に提出した血清では陰性，痂皮より陽性だった．

ことが重要である．ミノマイシン®では前庭症状（めまい）が出現する可能性があるので，高齢者では転倒に注意する．テトラサイクリンが使用できない症例ではクロラムフェニコールを使用する．日本紅斑熱の重症例では，ニューキノロン系薬を併用する（ツツガムシ病には無効）．βラクタム系抗菌薬は，両者ともに無効である．

> **処方例** ［軽症例（外来加療が可能な場合）］
> ● ミノマイシン®（100 mg）2錠，分2　7〜14日間
> ［重症例（入院加療を要す）］
> ● ミノマイシン®注　1回100 mg 1日2回　12時間ごと　点滴静注　10〜14日間
> ［39℃を越える高熱の日本紅斑熱］
> 以下も追加
> ● シプロキサン®注　1回300 mg 1日2回　12時間ごと　点滴静注　10〜14日間

2. 予　防

ダニの刺咬を防ぐことがきわめて重要である．発生時期および発生地を知り，汚染地域に立ち入らないこと，やむをえず立ち入る際には，①皮膚の露出を少なくしダニの付着を防ぐ，②ダニ忌避剤を使用する，③帰宅後すぐに入浴，下着もすぐに洗濯する，④付着マダニは，口器をピンセットなどでつまみ回転させながら除去する．このとき，腹部を圧迫して吸血を逆流させない．この際，感染を防ぐためダニを指でつぶさず，頭部をピンセットなどで摘んで除去する，などに注意することが必要である．

D 予　後

ツツガムシ病や日本紅斑熱ではテトラサイクリン系薬剤が劇的に著効し予後は良好であるが，診断治療が遅れると，肺炎や脳炎症状の合併やDICなどを発症し重症化する可能性がある．ツツガムシ病よりも日本紅斑熱のほうが重症化しやすくDICや多臓器不全などによる死亡例の報告もある．

● **参考資料**

下記のサイトの資料を参考にしました．是非，最新の情報を確認してください．
NIID国立感染症研究所HP：
［ツツガムシ病］http://www.nih.go.jp/niid/ja/diseases/ta/tsutsugamushi.html
［日本紅斑熱］http://www.nih.go.jp/niid/ja/diseases/na/jsf.html

（村田　哲）

C. その他の感染症・熱性疾患-3

疥　癬

救急受診の理由 ▶救急でみる疥癬はステロイド外用薬で悪化して夜間に激しいかゆみがあり，抗ヒスタミン薬が無効とのことで来院する．

A 疥癬とは？

　病原体は疥癬虫（別名：ヒゼンダニ）*Sarcoptes scabiei* var. *homnis*である．角層内に寄生し，交尾を繰り返し，産卵する．ヒトからヒトへと感染する．湿疹や痒疹と間違えられやすく，診断の遅れることも少なくない．しばしば，家族内感染がみられ，病院や老健施設などでの集団発生も起こりうる．医療従事者を介しての接触による感染もある．

　臨床症状から一般型疥癬と角化型疥癬に分類される．角化型疥癬は糖尿病，寝たきり，ステロイド誤用，栄養不良状態や免疫不全の個体にみられ，鱗屑内に大量の疥癬虫体があるために，感染力が強い．通常，潜伏期は約1ヵ月であるが，角化型では感染後1週間以内に発症することもある．

B 診　断

- まず，疥癬を疑うことが重要で，①夜間激痒，②家族内同症，③老人介護施設勤務，④ステロイド外用薬の無効などが疑うヒントになる．
- 手，手指，男性では陰嚢，陰茎の結節や疥癬トンネルがみられる．
- ダーモスコープ，顕微鏡検査（KOH法）で疥癬虫を検出する（確定診断）．
- 角化型疥癬はかゆみも少ない場合があり，薬疹や足白癬，爪白癬と誤診しやすい．

　診断はまず，疥癬を疑うことから始まる．少なくとも高齢者施設から救急部に搬送されてくる患者の皮疹は，間擦部の汗疹やおむつ皮膚炎と思い込まずに，疥癬の可能性を考えることが重要である．

　疥癬の特徴的な発疹は，手，指間，手関節部，足，足関節部の小丘疹と小水疱で，疥癬トンネルが観察される（図1）．疥癬トンネルは手掌，指間に多い．男性では陰茎や陰嚢に小豆大前後の暗赤色結節がみられる（図2）．痒疹や湿疹と間違えやすい．ステロイド外用薬は全く無効であり，夜間の瘙痒が著しい．検出率の高い手掌や指間の丘疹から苛性カリ（KOH）鏡検で疥癬虫，虫卵を検出して，診断を確定する（図3）．最近ではダーモスコープを用いて疥癬トンネルの検出や虫体の捕獲が可能である．

　角化型疥癬ではかゆみも激しくない場合があり，紅斑，落屑がみられ薬疹と間違われることもある．紅皮症を呈したり，爪白癬類似の爪甲肥厚，手足には角化が著しく，手，足白癬類似の所見を呈する（図4）．

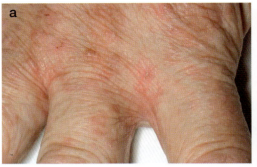
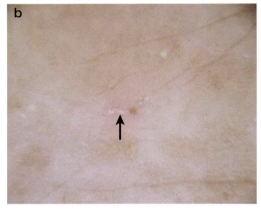

図2 陰茎亀頭部の紅色結節

図1 疥癬の手の皮疹
a. 指間に多発する紅色丘疹
b. 手掌の疥癬トンネル

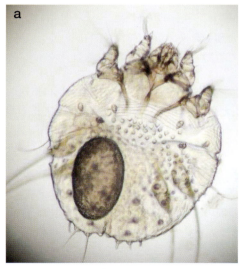
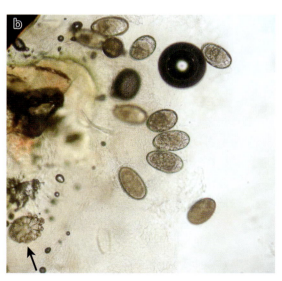

図3 疥癬虫および虫卵（KOH法）
a. メス成虫の大きさは約0.4 mmである．
b. 鱗屑内に多数の虫卵がみられる．虫体もみられる（矢印）．

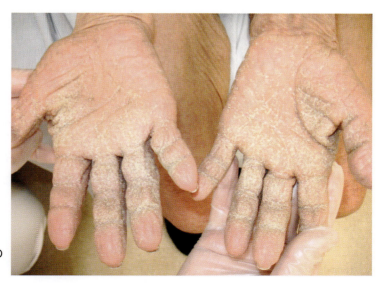

図4 角化型疥癬の手掌の角質増殖

C 治療

- イベルメクチン（ストロメクトール®）の空腹時内服をまず検討する．
- 外用はフェノトリンローション（スミスリン®ローション）が基本である．首から下に外用し，塗り残し部位がないように，シワの間もしっかりと外用する．
- 角化型疥癬や，施設の集団発生では，イベルメクチン内服と安息香酸ベンジルローションの外用も考慮する．

1．初期治療

疥癬診療ガイドライン[1]に準じて治療する．殺虫効果のある内服，外用薬を使用する．角化型疥癬ではイベルメクチンとフェノトリンローションの併用治療を行う．フェノトリンローション抵抗性の疥癬虫は報告されていない．イベルメクチンは成虫を駆除するが，虫卵には無効であるために，1週間後にもう一度内服する．フェノトリンや安息香酸ベンジルローションなどの外用薬は正常の皮膚を含め隙間なく塗布するのが基本であり，通常疥癬では首から下，角化型疥癬および乳幼児では全身に塗布する．通常型疥癬では外用単独で，角化型疥癬ではイベルメクチン内服との併用で治療する．爪の疥癬にはイベルメクチン内服は無効であるので，フェノトリンローションとサリチルワセリンの外用密封療法を行う．

2．その後の治療・管理

疥癬患者を扱う介護者や医療従事者は自分に感染しないために，院内感染や家族内発生を防止するために手洗いをしっかりする．家族間や集団発生においてはピンポン感染にも留意する．潜伏期も考慮して1ヵ月はみる．遷延化した例では外用薬の接触皮膚炎や死滅した虫体へのアレルギー反応も考慮する．

> **処方例**
> - ストロメクトール®錠 12 mg/日 1日 1回空腹時投与（体重60 kg）1週間後に虫体検査をしてさらに1回追加投与する．
> [外用]
> - スミスリン®ローション5％　1回　1本　30 g
> - オイラックス®軟膏または10％ 安息香酸ベンジル入りオイラックス® 200 g
> - 10〜30％安息香酸ベンジルローション　200 mL

　通常型の疥癬では必ずしも個室管理を必要としないが，角化型疥癬では個室管理が必要であり，衣類やシーツの加熱処理，予防衣，手袋の着用を徹底し，床やベッドに落ちた落屑からの感染もあるので掃除をしっかりと行う．

Memo　意外な感染経路には気をつけよう
　性行為のほか，集団生活での雑魚寝，手つなぎ，便座，血圧マンシェットによる疥癬の伝播も想定されている．

Memo　乳児，妊婦，授乳中の疥癬治療のポイント
　フェノトリンローションが有効で使用できる薬剤である．授乳中の女性については塗布後，1週間断乳させる．

Memo　疥癬の治癒判定とは
　個々の患者では1，2週間隔で2回検鏡して陰性であれば治癒と判定できるが病院や施設などでは潜伏期も考えて，1ヵ月は新たな患者発生に注意する．

Memo　ピンポン感染
　集団発生では一斉に治療する必要がある．一人が治ってもまた別の人から感染すれば疥癬をやりとりするように相互感染がおこる．これがピンポン感染であり，老健施設で安易に「疥癬終息宣言」を出せない要因でもある．

Column　疥癬治癒後の皮膚瘙痒症および痒疹，丘疹（post-scabietic pruritus or nodules）
　疥癬虫が駆除された後も発疹や瘙痒が持続する．虫体が陰性であることを確認のうえ，適宜，ステロイド外用薬を使用する．

引用文献
1) 疥癬診療ガイドライン第3版．日皮会誌 125：2023-2048, 2015

（出光俊郎）

各論

III

外傷・事故・術後トラブル

A. 物理化学的皮膚障害
B. 動物性皮膚疾患
C. 術後トラブル
D. その他

各論　Ⅲ. 外傷・事故・術後トラブル

物理化学的皮膚障害-1

顔面外傷（擦過傷，切創から骨折まで）

▶顔面外傷では気道緊急や大量出血により致死的となる可能性がある．また，骨折や重要器官の合併損傷に対し，迅速かつ適切に判断・処置し，該当科医師の診察を依頼する必要がある．

A 顔面外傷とは

　顔面部には各種重要器官が存在しており，非常に血流豊富な部分である．その外傷の特徴としては，上気道損傷による気道緊急や大量出血による致死的病態と，皮膚軟部組織損傷に合併する顔面骨骨折や重要器官損傷など高度に専門的診断・治療を要する病態とが想定される．さらに，頭部外傷も併発し，脳神経外科や内科領域の鑑別診断も必要であり，迅速かつ系統的に検査・処置を行うことが重要である．治療においては，整容的観点に立った治療法の選択も考慮すべきである．

B 診　断

- 外傷診療の基本指針（JATEC®）．
- 頭部外傷や意識障害の鑑別．
- X線やCTによる画像診断．

1. 外傷初期診療の基本指針

　あらゆる外傷患者への共通アプローチとして，優先かつ迅速に患者の生命の確認および安定化を図らなければならない．外傷初期診療ガイドライン日本版Japan Advanced Trauma Evaluation and Care（JATEC®）では，初期診療のプロセスを，生理学的評価と蘇生を行うprimary surveyと，生命の安全を確保したうえで全身の損創の解剖学的評価を行うsecondary surveyに分けている[1]．

　primary surveyではABCDEアプローチで評価を行う（文献1より引用・改変）．

- **A：気道評価**（airway）：顔面外傷では出血，腫脹などにより気道閉塞の可能性がある．体表からみえない口腔内の確認も重要である．
- **B：呼吸評価**（breathing）：致死的な胸部外傷（大量の気道出血，フレイルチェスト，開放性気胸，緊張性気胸，大量血胸など）の確認および対処を行う．
- **C：循環評価**（circulation）：ショック（出血性，心タンポナーデ，緊張性気胸など）の認知および対処を行う．出血性ショックでは，血圧低下は循環血液量の30％を超えた時点ではじめて低下するため，それ以前の皮膚所見，脈拍数の変化，capillary refilling time，意識レベル（不安，不穏，攻撃的な態度）などから早期に察知するように努める．
- **D：中枢神経障害評価**（dysfunction of CNS）：Glasgow Come Scale（GCS）8点以下あるいはレベ

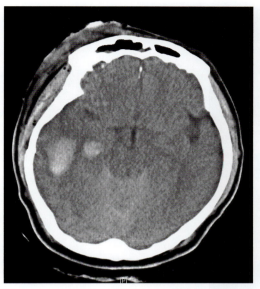

図1 60代，男性　転落外傷．前額部挫創と脳挫傷

右側頭葉に血腫を認め，右半球の腫脹が強く脳溝が不鮮明となっている．

表1　AIUEOTIPS（アイウエオチップス）

A：	alcoholism（急性アルコール中毒，アルコール離脱症状，Wernicke脳症）
I：	insulin（インスリン・低血糖・高血糖）
U：	uremia（尿毒症）
E：	encephalopathy（高血圧性脳症／肝性脳症），endocrinopathy（内分泌疾患），electrolytes（電解質異常）
O：	decrease O_2（低酸素），opiate or overdose（薬物中毒）
T：	trauma（外傷），temperature（低体温・高体温）
I：	infection（感染症）
P：	psychogenic（精神疾患），porphyria（ポルフィリン症）
S：	shock（ショック），stroke（脳卒中），seizure（てんかん）

ルが急速に悪化（GCS 2点以上低下）した場合，瞳孔不同，Cushing現象，片麻痺から脳ヘルニアを疑う場合には，「切迫するD（生命を脅かす重症頭部外傷）」としてsecondary surveyの最初に頭部CT検査を実施する．

E：脱衣と体温管理（exposure & environmental control）：全身の活動性出血や開放創の確認および体温管理を行う．

2. 意識障害の鑑別

　顔面外傷では頭部外傷も併発していることが少なくない．来院時は意識清明であっても，積極的にCTにて頭蓋内病変の確認を行うことが望ましい（図1）．ただしCTにて検出し難い早期の局所性脳損傷（急性硬膜外血腫，急性硬膜下血腫，脳挫傷，外傷性脳内血腫）やびまん性脳損傷（脳振盪，びまん性軸索損傷）もあることに留意し，MRIや安静経過観察の必要性も考慮する．

　また，転倒による顔面外傷のなかには，内因性疾患による意識障害，意識消失が先行して転倒をきたしている可能性もある．内科的に重篤な疾患が背景にあることも想定し，十分な病歴聴取を行うとともに，血液検査（血糖，アンモニア，電解質），尿検査（定性，尿中薬物定性検査），心電図，X線検査，動脈血液ガス分析等の検査を実施する．

　意識障害の鑑別診断として「AIUEOTIPS（アイウエオチップス）」がある（表1）[2]．

3. 顔面軟部組織損傷

　顔面部は血流が豊富であり，軟部組織損傷による腫脹や変形，鼻腔・口腔からの大量出血などにより気道閉塞を起こす可能性がある．さらに付属器や器官の合併損傷について検索する．

　眉毛，眼瞼損傷では眼球損傷，網膜剥離，眼窩骨折，涙道損傷，眼瞼挙筋の断裂に注意する（図

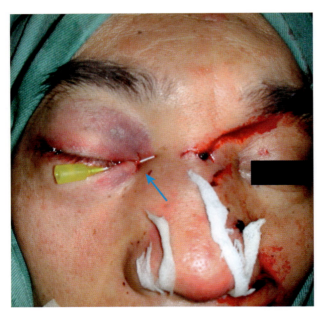

図2　60代，男性　交通事故
右眼のblack eye徴候と右下涙小管断裂を認める．

2)．眉毛外側部では顔面神経前額枝損傷に注意する．

耳前部では耳下腺損傷・耳下腺管断裂および，耳下腺内部を貫いて走行している顔面神経損傷に注意する．

口唇，口腔は整容的にも機能的にも重要であり，歯牙損傷や出血を確認し，気道確保が必要か確認する．損傷した歯牙の破片や義歯が気管内異物となることや，創内に残存し感染や肉芽腫の原因となることがある．

4．顔面骨骨折・頭蓋骨骨折

顔面骨骨折はおおむね頬骨骨折，上・下顎骨骨折，鼻骨・篩骨骨折，眼窩底骨折と分けられるが，一般的な骨折の分類と異なり特定の骨の骨折ではなく隣接する骨までの骨折を包括し，その部位の骨折を意味する（例：頬骨骨折とは頬骨が中心であるが，通常側頭骨や上顎骨の骨折を伴い，頬部の骨折を意味する）．診断は骨折に伴う外観上の変位と骨折部位の圧痛によるが，受傷初期には軟部組織の腫脹により診断困難であることも多い．臨床所見として，black eye（眼窩周囲の皮下出血斑，図2）は前頭蓋底骨折，眼球陥凹や眼球運動障害は眼窩底骨折，battle's sign（乳様突起部の皮下出血斑）は中頭蓋底（側頭骨）骨折，開口・咬合傷害は下顎骨骨折の可能性を示唆する．floating maxilla signは上顎骨骨折，髄液鼻漏（double ring sign，図3a）は前頭洞後壁骨折などによる頭蓋底骨折の存在が示唆される．頭蓋骨骨折（前頭骨，側頭骨，頭蓋底）を含めて高解像度あるいは三次元CTによる診断が非常に効果的であるが，いわゆる頭部ルーチンCTでは下顎骨骨折など見逃されやすいので注意が必要である．

A. 物理化学的皮膚障害—1

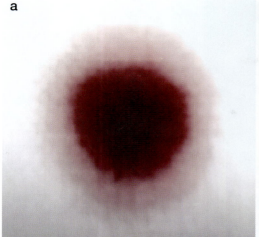
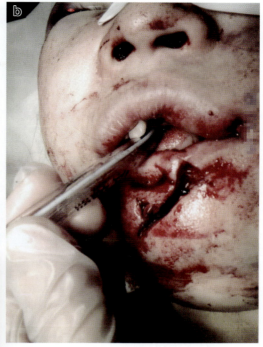
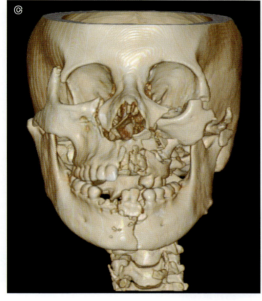

図3　30代，女性　交通外傷．顔面挫創と多発顔面骨骨折
a. 鼻出血のdouble ring徴候
b. 気管内挿管による気道確保
c. 3DCT 上顎骨骨折(Le Fort I＋II型)，下顎骨骨折(正中，左関節突起)

C 治療

- 気道確保を最優先する．
- 速やかに適切な専門科コンサルトを行う．
- 治療法選択には審美的要素にも配慮する．

1．初期治療

　気道確保を最優先し，大量出血，腫脹，変形などによる気道緊急が疑われる場合には積極的に気管内挿管や気管切開を行い気道確保する(図3b, c)．出血に対しては圧迫止血を基本とするが，眼周囲の圧迫は避けるべきである．制御困難な出血に対してはインターベンショナルラジオロ

183

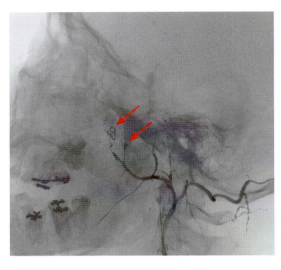

図4 40代，男性　転落外傷
顎動脈および顔面動脈からの出血に対しIVRにて動脈塞栓術施行．

ジー interventional radiology（IVR）による止血術が非常に効果的である（図4）．

2. 感染予防
1）予防的抗菌薬

通常の軟部組織損傷に対する予防的抗菌薬投与は，汚染が強い場合にグラム陽性球菌に有効なペニシリンや第1世代セフェム系を使用し，短期間で終了することが望ましい．

> **処方例**
> - サワシリン® 750 mg/日　1日3回内服
> - ケフレックス® 750 mg/日　1日3回内服　など

破傷風予防については各論Ⅲ．B-4「動物咬傷」参照

3. 非開放性損傷（擦過傷）

外傷性刺青になる可能性が高いので，局麻下にて歯ブラシなどを使っていねいに洗浄し異物を除去する．顔面・頭部は湾曲面や有毛部のために単純なドレッシングは困難な場合が多い．各種創傷被覆材を工夫して使用することが望ましい．または，顔面・頭部皮膚は再生治癒力が良好なため，十分なワセリン軟膏，眼瞼周囲は抗菌薬含有眼軟膏を用いたオープンドレッシングを1日数回・数日間行うことも効果的である．

4. 開放性損傷（挫創・切創など）

擦過傷のときと同様に十分に洗浄し異物を除去する．露出部であり，なるべく当初より整容的に処置することが望ましい（図5a, b）．圧挫を伴った切創の場合は辺縁をわずかにリフレッシュし，細い（6-0，7-0など）透明ナイロン糸あるいはモノフィラメント吸収糸で皮下埋没縫合し，表面は細いナイロン糸で細かく縫合あるいはサージカルテープや皮膚表面接着剤などを使用する．眼瞼縁や口唇縁は自然な連続性を保つように注意して縫合する．皮下血腫や創感染の可能性を疑いドレーンを挿入する場合はなるべく細いものを，必要があれば複数本挿入するなどして，ドレーン挿入部位も可能であれば耳介後部や頭髪生え際など目立ちにくいところに誘導する工夫

A. 物理化学的皮膚障害−1

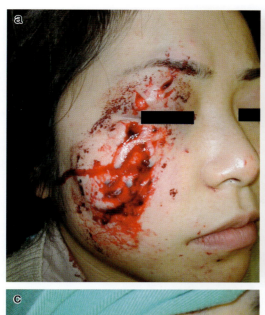
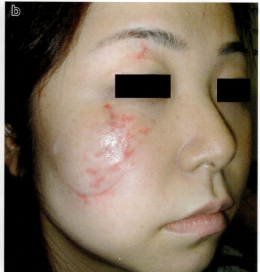
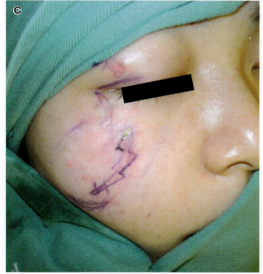

図5　20代，女性　交通外傷．顔面挫傷
a. 受傷時
b. 受傷後3ヵ月
c. W形成術，Z形成術による二次修正

が必要である．血流不良な弁状創であっても，患者の理解が得られ頻回にフォローアップできるのであればデブリードマンは最小限とし，まずは一次縫合あるいは圧迫止血にとどめる．過度なデブリードマンは再建を困難にするので避けるべきである．

　顔面部は血流豊富であり縫合のゴールデンタイムは12〜24時間と比較的長い[4]．しかしながら，汚染創など感染リスクの高い創は，モノフィラメントの非吸収糸を使い，あまり密にならないように縫合する．また，後の修正術のために縫合幅はなるべく小さくとる．

5. 骨　折

　顔面骨骨折の多くは受傷後数日〜2週間程度経過し，軟部組織損傷の腫脹が軽減してから治療を行う．受傷時骨折偏移の少ないものでも圧迫や咀嚼運動によって変形が強くなることも多く，

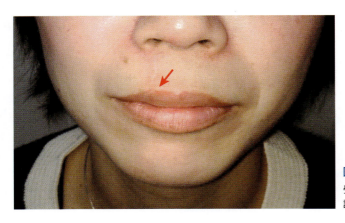

図6　30代，女性　切創の瘢痕
受傷後半年，口唇縁にわずかな「ずれ」を認める（矢印）．

手術適応についての判断も数日〜1週間程度要する．その間は硬いものを食べない，骨折部を下にして寝ないなどの安静指示を行う．それまでに全身状態の安定化や他の合併症の除外診断や治療を進める．しかし，頭蓋底骨折や眼窩底骨折は緊急性が高いものがあり，速やかに専門科コンサルテーションを行う．

1）頭蓋底骨折

頭蓋底骨折では，副鼻腔や鼻咽頭，中耳，頭蓋内との交通が生じる．特に髄液瘻，副鼻腔損傷のある症例では頭蓋内感染発症のリスクが高くなる．

2）眼窩底骨折

眼窩底骨折では，眼球陥凹，眼球運動障害，複視がみられる．視神経損傷や外眼筋の高度な絞扼による眼球運動傷害は緊急手術が必要となる場合がある．視力，眼球運動制限，複視の有無，眼瞼周囲および結膜の内出血，三叉神経第2領域の知覚障害などを確認する．

6．二次修正

顔面外傷の受傷，術後は，創の安静や日焼け防止に努めさせる．左右非対称性や瘢痕拘縮にて形成外科的な修正術の適応となる場合は，受傷後3〜6ヵ月経過し，瘢痕が成熟し炎症消退したのちに実施することが望ましい[5]（図5c）．また，受傷初期では腫脹や血腫のために適切な縫合位置が確認困難であり，眼瞼縁（gray line）や口唇縁（vermilion border）の「ずれ」が生じることもある（図6）．適切な時期に形成外科的修正術を行う．

●引用文献
1）日本外傷学会外傷初期診療ガイドライン改訂第4版編集委員会編集：外傷初期診療ガイドライン改訂第4版．へるす出版，2012
2）箕輪良行：意識障害．救急診療指針改訂第4版，日本救急医学会専門医認定委員会編集，へるす出版，p272-275，2011
3）佐々木亮：特殊感染症 破傷風．ICUとCCU 35：1065-1072，2011
4）渡辺克益：顔面皮膚軟部組織損傷の処置の基本．形成外科47増刊号：S32-38，2004
5）林　礼人ほか：肥厚性瘢痕の外科治療アルゴリズム．形成外科51増刊号：S301-306，2008

（千々和　剛・金子真由子）

A 物理化学的皮膚障害-2

熱傷，電撃傷，化学熱傷，凍傷，灯油皮膚炎

救急受診の理由 ▶ 熱傷は高温曝露，凍傷は組織の凍結，化学熱傷では皮膚を損傷する化学物質の付着など外的原因による皮膚障害が発生したことで来院する．患者やその家族が受傷原因や状況を説明できることが多く，診断は容易のことが多い．しかし受傷直後は深達度の正確な判断が困難である．治療の目的を明確にして，初期治療を選択する．

A 熱傷，電撃傷，化学熱傷，凍傷，灯油皮膚炎とは

熱湯など高温に曝露され生じる皮膚障害を熱傷，感電，落雷などの電気的障害による損傷である電撃傷，アルカリや酸などの化学物質による皮膚障害である化学熱傷，低温による組織凍結により生じる凍傷，灯油が衣服に付着するなどにより長時間皮膚に接触することで生じる灯油皮膚炎などがある．

B 診 断

- 全身状態のチェックと管理．
- 治療方法選択に必要な，受傷原因，状況を問診する．
- 局所の状態を把握し，治療目的，目標を決定する．

1. 熱傷，化学熱傷

熱傷，化学熱傷では来院後，自施設での治療が可能であるか，熱傷専門施設，総合病院へ搬送すべきかを判断すべく直ちに重症度と全身状態をチェックする．問診により，受傷の原因，受傷時刻，受傷時の状況，来院までの処置を素早く子細に聴取する．意識消失下での受傷や受傷状況が不明の搬送患者では，受傷から長時間経過して重症化が予測される．ショック，骨折外傷，気道熱傷の合併の有無をチェックし，必要があれば外科，整形外科，麻酔科などへコンサルトする．深度は浅→深により，Ⅰ度，Ⅱ度（浅達性，深達性），Ⅲ度に分類される．熱傷範囲と深度の算定を行う．面積算定法には，成人では9の法則，手掌法（1枚が体表面積の1％）がある．これらを用いて重症度評価を行う．burn index（Ⅲ度熱傷面積＋Ⅱ度熱傷面積×1/2）では10～15％は入院治療の適応，prognostic burn index（BI＋年齢）では100以上が予後不良である．

2. 電撃傷

電撃傷の原因として，家庭電化製品での感電が多く，車のバッテリー，高圧電線への接触も原因となる．電気が人体を通り抜けることによる損傷であり，皮膚のみならず内臓，軟部組織にも損傷が及び，呼吸不全，不整脈など重篤な症状を呈することもある．

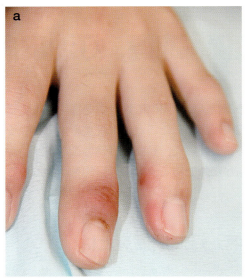 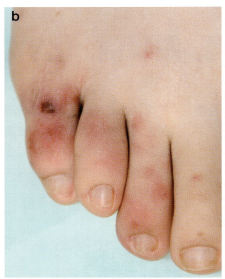

図1　凍瘡（12歳，女性）

3. 凍傷

低温による損傷で，組織に凍結のあるものを凍傷，ないものを凍瘡（図1）という．凍傷は外観に重症感がなくても全身管理が必要であったり患肢切断の適応となる場合もあり，外科へのコンサルトが必要である．

4. 灯油皮膚炎

灯油が皮膚と接触することで起きる皮膚炎である．ストーブなどに給油中，衣服に着く，などで発症する．一種の化学熱傷である．早期に衣服を除去，洗浄する．治療は熱傷に準じる．

C　治　療

1. 初期治療

熱傷では，来院前には，低体温に注意しながら十分な時間，水道水で流水冷却，洗浄するよう指示する．

化学熱傷，灯油皮膚炎でも同様に，大量の流水で洗浄し，原因物質を早期に可能な限り除去する．

来院されたら，バイタルサインのチェック後，気管内挿管の適応，末梢もしくは中心静脈補液ルートの確保の必要を判断する．

熱傷の輸液公式，例えばBaxter法（受傷面積（％）×体重（kg）×4を受傷8時間に半分量，その後の16時間で半分量を補液）で輸液量を計算し，初期輸液を開始する．輸液量は尿量や血圧により適宜増減する．四肢（手は特に注意）や胸部で，急速な浮腫の増悪がみられる場合，内圧亢進による循環障害を解除する目的で減張切開を施行する．凍傷では急激に加温せず，40〜42℃の湯を用い安静な状態で徐々に加温する．

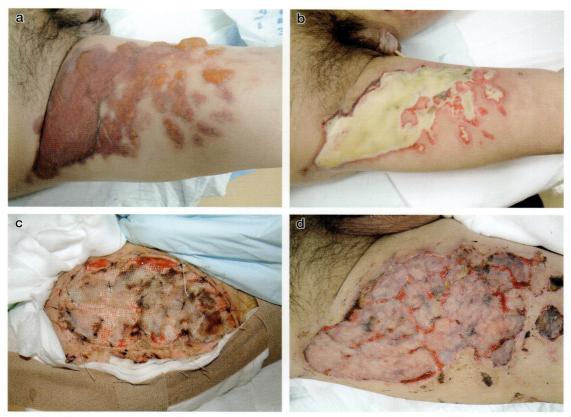

図2　熱傷（70歳，男性）
a. 受傷当日，当科初診時の臨床像：サウナで意識消失し両側大腿部を受傷．Ⅱ度SDB〜DDBと診断し，プロスタンディン®軟膏で治療を開始．
b. 受傷後15日，手術前日の臨床像：数日前より植皮術の適応と判断し，外用薬をゲーベン®クリームに変更．
c. デブリードマン，植皮術後7日の臨床像：フリーハンドダーマトームで採皮し，パッチグラフトを施行．
d. パッチグラフト手術後11日：植皮片はほぼ生着している．

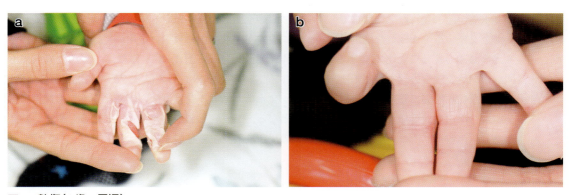

図3　熱傷（1歳，男児）
a. 受傷当日，当科初診時の臨床像：炊飯器の蒸気で受傷．Ⅱ度SDBまたはDDBと診断し，フィブラスト®スプレー→バラマイシン®軟膏で治療開始．
b. 受傷から37日の臨床像：保存的治療で瘢痕拘縮を残さず上皮化．以後，外観機能的に問題なし．

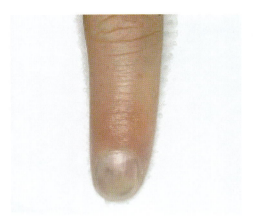

図4 錆び落としによるフッ化水素化学熱傷
37歳,男性.抜爪して大量水で洗浄し,5％カルチコールを2.5 mL皮下に注射した.フッ化水素は,弱酸であるが,皮膚に接触するとフッ化水素がカルシウムと結合するために,体内に多量に吸収されると低カルシウム血症をきたす.化学熱傷の中でも強い疼痛と組織傷害をきたす.

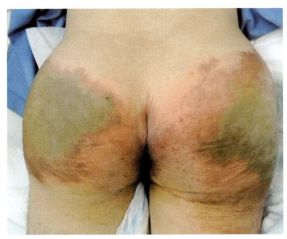

図5 キッチンハイター(次亜塩素酸ナトリウムによる化学熱傷)
18歳,男性.両側臀部に発赤と白色壊死がみられる.キッチンハイターを床にまいて,そこに倒れ込んだために受傷した.アルカリによる化学熱傷は一般的にタンパク融解により,酸よりも深い組織損傷をきたす.受傷時に重症度を過小評価しがちであり,注意を要する.石灰,セメント(水酸化カルシウム)による傷害が代表であるが塩素系漂白剤による例もある.

2. 局所処置

　熱傷深度がⅠ度からⅡ度浅達性熱傷(SDB)では創傷治癒促進目的の保存的治療,深達性熱傷(DDB)からSDBⅢ度は感染予防,良好な植皮下床の形成を目的とした治療を開始する(図2).創傷治癒を促進する薬剤には,bFGF製剤(新鮮熱傷の潰瘍への使用も保険適用:図3),プロスタグランジンE_1製剤,ブクラデシンナトリウム含有軟膏,白糖・ポビドンヨード配合軟膏が,主目的が感染予防,壊死巣除去目的の薬剤にはsilver sulfadiazineクリーム,バラマイシン®軟膏,ユーパスタ,イソジン®ゲル,カデックス軟膏,ブロメライン軟膏がある.Ⅱ度以上ですっかり水疱が除去された熱傷潰瘍で,疼痛の激しい症例,幼児小児など頻回に局所処置,ドレッシングを交換するのが困難な症例にはハイドロコロイドなど創傷被覆材を用いて湿潤環境を維持させ疼痛緩和を図ることも考慮する.基本的には,化学熱傷(図4, 5),電撃傷,灯油皮膚炎でも同様の局所処置を施行する.凍傷では,急激に加温せず,40～42℃の温水で徐々に加熱解凍する.
　特殊な化学熱傷で頻度が高い原因に,フッ化水素があり,受傷直後に疼痛がなくても次第に深部組織へ深達し,疼痛も強くなり組織壊死となる.フッ化水素がカルシウムと結合しやすい特徴があり,治療はグルコン酸カルシウム製剤の局所注射,動脈注射を施行する.

> **処方例** 熱傷，化学熱傷，電撃傷の局所処置
> [感染予防，デブリードマンが主目的の場合]
> ● ゲーベン®クリーム　1日1回外用　非固着性ガーゼを置き，その上にガーゼを貼付
> ● ユーパスタ軟膏　1日1回外用
> ● カデックス軟膏　1日1回外用
> [創傷治癒の促進が主目的の場合]
> ● フィブラスト®スプレー　1日1回噴霧　バラマイシン軟膏などワセリン基剤の軟膏を重層塗布
> ● アクトシン®軟膏　1日1回外用
> ● プロスタンディン®軟膏　1日1回外用
> [疼痛の強い熱傷潰瘍の場合]
> ● アクアセル®Ag　貼付
> [フッ化水素による化学熱傷の場合]
> ● カルチコール　0.5 mL/cm^2 を局所に注射
> ● 局所注射が困難な場合：グルコン酸カルシウムゼリー（コルチコール注射液（8.5％）118 mLを，蒸留水282 mL，ゼラチン8 gを60℃の湯煎で混和）

3. その後の治療・管理

　長期間の保存的治療で上皮化した症例（2週間以上上皮化が遷延した症例）で，瘢痕が残った症例では，その後の肥厚性瘢痕の予防治療を考慮する．

> **処方例** [予防治療]
> ● リザベン®　3カプセル　分3
> ● ヒルドイド®ソフト軟膏　外用
> ● リンデロン®-VG軟膏　外用
> ● シカケア　貼付，スポンジによる圧迫

　地域によっては熱傷専門施設や熱傷専門医の不足などにより重症熱傷患者の収容可能数は少なく，理想的とされる治療が困難につき皮膚科医師の負担が大きくなる場面も多々あるのが現状である．皮膚科専門医であるなら熱傷はマスターすべき必須疾患という意識のもとで，基本的な治療の手技や適応判断方法を修得したい．

（高橋和宏）

各論　Ⅲ．外傷・事故・術後トラブル

A　物理化学的皮膚障害-3

サンバーン

救急受診の理由　▶真夏の日中，海水浴などで，大量の紫外線を浴び，夕方から上背部など皮膚の発赤，腫脹，疼痛を生じ，悪寒，発熱を伴い，救急外来を受診するケースが多い．

A　サンバーンとは

　サンバーンは夏の救急皮膚疾患の代表である．本症は過剰な日光曝露による急性皮膚障害であり，照射部位の皮膚に表皮の細胞壊死や炎症反応をきたす[1]．地表に達する紫外線は大量の長波長紫外線（ultraviolet A：UVA〈320〜400 nm〉）と少量の中波長紫外線（ultraviolet B：UVB〈280〜320 nm〉）であり，サンバーンはこのうち地表に達する 300 nm 以上の UVB によって起こる．一方，UVA は大量照射後の即時型黒化 immediate pigment darkening や UVB とともに光老化に関連する．

　サンバーンの機序は皮膚におけるサンバーン細胞の出現，浮腫，炎症細胞が浸潤し，時間とともにメラニン産生が起こり，色素沈着を残す[1]．サンバーン細胞は UV でダメージをうけたケラチノサイトがアポトーシスを起こして，除去される機構による．潮紅（発赤）→水疱→落屑→色素沈着という経過を約1週間でたどる[1]．ケラチノサイトからのインターロイキン-6（IL-6）などの放出により発熱や悪心，嘔吐などの全身症状が起こる．局所では炎症の mediator として，プロスタグランジン E_2 の関与もいわれている．海水浴，川遊び，野外ライブ，登山などの夏のレジャーで起こる[2]．

B　診　断

- 夏の海水浴，プールのほか，テニス合宿，野外ライブ鑑賞，山登りなどでも起きる．
- 日光曝露部に広範囲の潮紅，発赤，水疱をきたし，重症例では悪寒，発熱を伴う．
- 照射後皮膚反応のピークは 12〜24 時間である．
- 問診ではクロルチアジド（降圧利尿薬）などの光線過敏症を起こす薬剤をチェックする．
- 小範囲のサンバーンではケトプロフェン配合湿布薬貼付による光接触皮膚炎も鑑別する．

　多くは夏，特に7〜8月の日中，紫外線の強い10〜14時の間に紫外線を浴びて，その夜に照射部位の灼熱感や潮紅が出現する．多くの場合，診断は容易である．軽症の場合は軽度の灼熱感とびまん性紅斑を認めるのみであるが，高度になれば浮腫，水疱，びらんを伴った強い潮紅となり強い灼熱感を伴う（図1）．重症の場合は悪寒戦慄，発熱など全身症状を呈する．広範囲例では熱傷と同様に脱水症状を呈する．紫外線照射後12〜24時間後に皮膚症状はピークになるために，翌日には水疱形成が顕著となる．口唇部ではかなりの浮腫性腫脹とびらんをきたす．熱傷と異なり，通常，真皮中層に及ぶ壊死はみられないので，炎症は数日で膜様の鱗屑を残して消退し，約1週間で色素沈着（サンタン）をきたす．

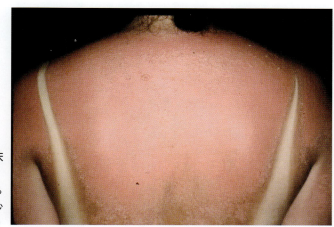

図1 海水浴によるサンバーン臨床像(17歳,女性)
広範囲に疼痛のある潮紅,小水疱がみられる.一部では水着のあとの辺縁を中心に褐色の色素沈着(サンタン)もみられる.

　サンタンは遷延型黒化delayed tanningともいわれ,サンバーン後にメラノサイトの活性増強,メラニンの産生亢進の結果おこる色素沈着である.特に色黒のスキンタイプⅢの個体で顕著である.海水浴などでは,日焼け止めを使用していても,塗り残した顔以外の部位や塗り直ししない部位などに生じる.サンバーンを反復している個体には小豆大までの光線性花弁状色素斑や日光黒子などのいわゆる「しみ」がみられる.近年,日焼けサロンによる健康障害も指摘されており,日焼けサロンでサンバーンを起こして救急に来院する症例もある[3].連日の夏の屋外レジャーにおけるサンバーンのほか,同一人に日焼けサロンの皮膚障害と屋外でのサンバーンの両者が重なっている症例もある.現在,健康被害の点から,日焼けサロンの危険性が注目されている.

　日本人のスキンタイプは紫外線感受性により,色白でUVで赤くなりやすいタイプⅠ(Japanese skin type:JST-1)から赤くならずに黒くなるタイプⅢ(JST-3)まで3つに分けられている.多くの人は中間のタイプⅡ(JST-2)である.色白のタイプⅠが最も重症になりやすい.

　実験的にはヒト皮膚では,UVB照射初期に海綿状態や表皮の壊死がみられ,炎症症状も顕著になってくる(図2).UVBの紅斑にはプロスタグランジンE_2の関与も示唆されている.

　乳児や小児の光線過敏症では色素性乾皮症や種痘様水疱症を鑑別する.成人の光線過敏症は薬剤によって起こることが多い.降圧薬に含まれるクロルチアジドなどは光線過敏を起こす代表的薬剤である.したがって,薬剤歴の聴取も必要である.スポーツによる筋肉痛や関節痛に使用されるケトプロフェン貼付剤(モーラス®テープなど)は貼付部位に日光照射を受けるとサンバーンと類似の光接触皮膚炎をきたし,数ヵ月にわたり局所的な光線過敏をきたす(図3).

C 治療

- 局所冷却(クーリング)を行うが,広範囲例では低体温に注意する.
- 炎症を抑制するためにステロイド外用薬を塗布する.
- 重症例では入院のうえ,ステロイド内服や補液が必要である.
- 再発防止のために日焼け止めの外用を指導する.

1. 初期治療

　まずは冷水タオルなどでの冷却を行い,ステロイド外用薬を塗布する.水分補給を勧める.非

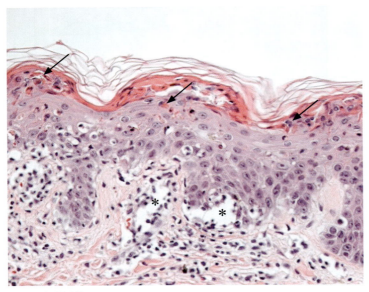

図2　病理組織
20 cmの距離でUVB 150秒照射72時間後のヒト皮膚組織．表皮には好酸性のサンバーン細胞（矢印）や水疱（＊）がみられる．真皮にも炎症細胞が浸潤している．

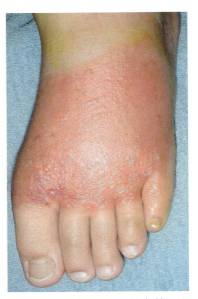

図3　ケトプロフェン湿布薬による光接触皮膚炎（11歳，女性）
ケトプロフェン湿布薬貼付部位に一致した紅斑，小水疱，腫脹がみられる．蜂窩織炎として紹介された．

ステロイド系抗炎症薬がプロスタグランジンカスケードを介した炎症と疼痛の緩和に有用であるという考えもある．患者には再発予防のため具体的に紫外線防御対策を指導する．発熱，悪心のある例では補液を行い，ステロイドの全身投与を試みる．初期治療を的確に行えば，通常の熱傷2度よりも比較的短期間に炎症の改善と落屑，色素沈着（サンタン）をきたす．

2. その後の治療・管理

日焼け後は保湿をする．ちょうど落屑する時期になるとかゆみが強くなるので，ステロイド外用薬や抗ヒスタミン薬を併用する．上背や肩甲では光線性花弁状色素斑を生じることもある．過度の紫外線を浴びたあとは免疫能の低下が起こる．実際には，単純ヘルペスや水痘などの感染症を誘発する．また，サンバーン照射部位に水痘などの皮疹が集簇する光ケブネル現象も知られている[4]．

> 処方例
> ● アンテベート®軟膏 20 g
> ● トプシム®スプレー 2本（背中など手の届かないところや疼痛の強い部位に）
> ● タリオン® 20 mg/日　1日2回内服　3日間
> ● プレドニン® 20 mg/日　1日2回（朝・昼）内服　3日間

急性皮膚障害のサンバーンに対して，慢性障害では色素斑やしわなどの光老化，そして発癌の問題がある．サンバーンの反復はケラチノサイトのダメージをきたす．光発癌では日光角化症や有棘細胞癌がその代表である．

表1 適切な日焼け止めの選択と外用方法

1) 適切な量を使用する(顔面ではクリームを真珠2個の大きさ, ローションでは一円玉2個分).
2) 2, 3時間後に塗り直しをする.
3) 顔面以外の首, 手などにも忘れずに外用する.
4) 日常生活や軽い運動ではSPFは25〜30あれば十分である.
5) 夏のレジャーにはSPF 50+が基本である.
6) 多量の汗や水に濡れる環境では耐水性のものを選択する.
7) 真夏はつばの広い帽子, 日傘などの他の遮光グッズを併用する.

3. サンバーン対策　日焼け止めの知識

　UVBをブロックする指標はSPF(sun protection factor), UVAについてはPA(protection grade of UVA)で表示される. SPFとPAはほぼ相関する. SPFの最高値は50+でPAの最高値は++++である. 近年, 日焼け止めの使用も広く認知されているが, 適量を塗らない, 塗りムラがある, 塗り直しをしないなどから夏のレジャーではサンバーンをきたす現状がある. 再度サンバーンをきたさないためには日焼け止めを適切に使用することが重要である(表1). 一般生活ではSPF 20〜30, 夏の炎天下のレジャーではSPF 50+, ウォータープルーフの日焼け止めが望ましい. サンバーンを防止するためには, 最も日差しの強い時間帯には日光を直接浴びない, 紫外線カットの帽子, 日傘, サングラス, 長袖シャツを使用するなど総合的な紫外線対策が必要である[5]. 口唇にも日焼け止めのリップクリームを使用する. また, 野球部, テニス部などの長時間屋外で活動する中高生など, より若い年齢層から遮光の習慣をつけることが望ましい.

●引用文献
1) 松尾聿朗:光線による皮膚障害. 最新皮膚科学大系16巻, 中山書店, 東京, p270-277, 2003
2) 出光俊郎ほか:2009年および2010年夏に皮膚科診療所を受診したサンバーン患者の実態. 日臨皮医誌 28:130-135, 2011
3) 加倉井真樹ほか:人工日焼け施設での日焼け機器(タンニングマシン)によるサンバーン　肺水腫を併発した重症例. 皮膚臨床 47:1751-1753, 2005
4) 志村智恵子ほか:露光部に一様な水疱が多発し, Koebner現象を認めた水痘. 皮膚病診療 36:915-918, 2014
5) 出光俊郎ほか:夏季の効果的な日焼け防止指導法(Q&A). 医事新報 4598, p56-57, 2012

(出光俊郎)

各論　Ⅲ．外傷・事故・術後トラブル

A 物理化学的皮膚障害-4

coma blister（意識障害患者の水疱）・褥瘡

救急受診の理由

▶ coma blister（意識障害患者の水疱）：意識障害（薬物中毒，一酸化炭素中毒，アルコール中毒，中枢神経障害，栄養障害，糖尿病性ケトアシドーシスなど）により救急部に搬送された患者の，圧迫された皮膚に，紅斑および水疱が時間単位で急速に出現し皮膚科を受診する．

▶ 褥瘡：限局的，持続的圧迫により組織が虚血性壊死に陥ったもので，感染を併発し発熱や脱水状態となり受診する．時に感染をきたし，発熱，発赤，強烈な異臭を伴う．緊急の切開が必要である．または栄養障害などで搬入されスタッフに発見される．

A coma blister，褥瘡とは

1. coma blister

　coma blister（意識障害患者の水疱）は急性意識障害に伴い，局所圧迫，薬剤の影響，さらに末梢循環の障害，汗腺と表皮の障害により，紅斑，紫斑，水疱，壊死が出現してくる．多くは時間単位で出現し，みるみる水疱を形成する場合もある．かつて，脊麻後紅斑と呼ばれた紅斑もこの範疇に入る[1,2]．

2. 褥　瘡

　一方，褥瘡は長時間で，慢性の圧迫やずれ応力による組織の不可逆的疎血性障害による皮膚潰瘍である．昏睡は必須ではなく，好発部位は骨突出部であることなど，両者の臨床像に違いがある．原疾患があると，二次感染，壊死性筋膜炎などを併発することもある[3]．

B 診　断

《coma blister》
- 意識障害患者の皮膚に急速に紅斑と水疱が出現する．
- 広範囲の深い皮膚障害では経過中に破疱に伴う感染や菌血症に注意する．
- 圧迫された時間と部位によっては血行障害を併発することがある．筋肉の浮腫によるコンパートメント症候群を合併した場合は緊急の切開を要する．

《褥　瘡》
- 褥瘡の二次感染，膿瘍形成により，意識障害や高熱を主訴として，救急外来を受診することがある．

　本症の臨床像は，多くは圧迫部位の発赤と水疱で，時にびらんを混じる（図1, 2）．

A．物理化学的皮膚障害—4

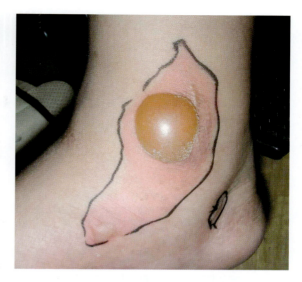

図1　coma blisterの臨床像
緊満性水疱と周囲の紅斑がみられる．

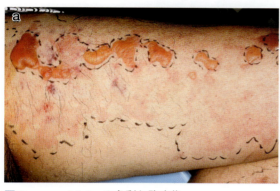
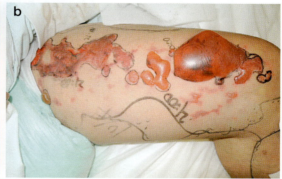

図2　coma blisterの多彩な臨床像
a．初診時：熱感のない紅斑の中に不規則な水疱形成を見る．
b．初診24時間後：浅い潰瘍と紅斑は消失するが，深い障害は緊満性水疱を形成し，拡大する．

C 治療

- ステロイド内服例，抗凝固剤内服例および透析例などでは，筋肉からの血管穿通枝の止血が困難なことがままあるため，切開が必要と考えられる病態時には，切開前に凝固系の採血にて出血傾向を事前に確認する．
- 真皮深層以上に壊死が進行する場合は，壊死組織を全切除し，持続吸引療法や植皮術を行う．

　本人はどの程度の時間意識がなかったか，または，どのような姿勢で皮膚が障害されていたかわからないために，頻回の臨床的観察と家族の話から，表在性の問題か，深在性に病変が及んでいるかを推測する．多くの救急受診時には経過は不明なことが多く，皮膚損傷の程度を最悪の状態で推測し，定期的に時間単位で経過を観察する．コンパートメント症候群が疑われる場合は血清CPK，アルドラーゼ，ミオグロビン採血，ミオグロビン尿，BUN，クレアチニンなどの腎機能採血に加え，CT検査や，筋区画内圧をストライカー®クイックプレッシャーモニターシステ

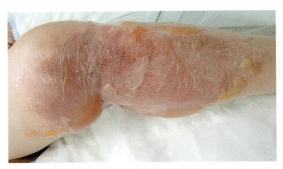

図3 コンパートメント症候群合併例
初診時．浮腫と色調が暗赤色であり，紫斑も混じるため，長期の圧迫が予想された．初診時のCPKは41,190 U/Lと著増していた．（文献4）より引用）

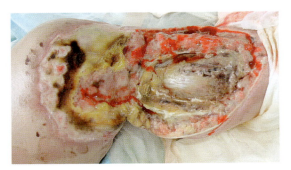

図4 減張切開
第7病日に，筋膜切開で筋組織の膨張を認め，病理組織学的に横紋が消失し点状の泡沫状構造を伴う，変性した筋組織を確認した．第8と12病日壊死した筋組織のデブリドマンを行った．写真は19病日．

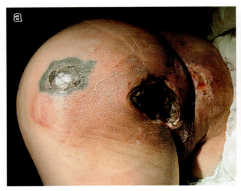

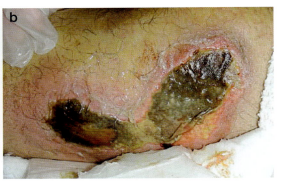

図5 褥瘡の臨床像
a．ガス壊疽合併褥瘡：坐骨部の皮膚の壊死に加え，左臀部，大腿までの腫脹紅斑，および臀部の壊死が拡大したため初診した．
b．肝硬変患者の救急部搬送の臀部褥瘡：周囲に紅斑と黄色の壊死性痂皮を被り二次感染を伴う．

ム（Stryker® Quick Pressure Monitor system）などにて計測し，40 mmHg以上は本症とみなす．コンパートメント症候群が疑われた場合，筋膜切開，整形外科への早急な相談を行う．

褥瘡も同様に，菌血症や壊死性筋膜炎への進行を念頭におき，切開のタイミングを逃さないように，頻回の診察と場合により画像評価を行う．

1．初期治療

coma blisterではAPTT・PT延長や，TT（トロンボテスト）の低下がない場合，ガーゼ保護のみや白色ワセリン外用にて経過観察する．

初診時の腫脹が強く，CPKの上昇がある場合や，腫脹が強い場合はコンパートメント症候群を疑い，MRIによる筋評価や，筋区画内圧測定，さらに切開による筋の壊死を確認する（図3）．阻血が長時間続き，内圧が上昇すると，その中にある筋肉，血管，神経などが圧迫され，循環不全のため壊死や神経麻痺をきたし，重篤な後遺障害を残すため，減張切開を行う（図4）．

褥瘡では，壊死組織が付着していれば，良好な肉芽が出現するまで局所のデブリドマンを行い，

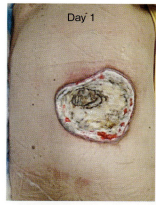
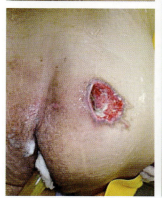
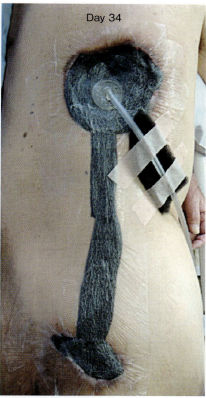
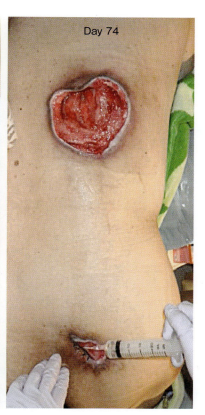

図6　持続陰圧吸引療法による褥瘡治療例
VACによるNPWTで良好な肉芽を得た．

外用治療を行うが，受診時に異臭や発熱，波動の触知など皮下の壊死または膿瘍があれば感染を疑い，緊急に切開と排膿を行う（図5）．

> **Memo　コンパートメント症候群**
>
> 　上肢，下肢の筋，血管，神経は骨，筋膜，骨間膜に囲まれている．この構造をコンパートメント（compartment）あるいは筋区画と呼ぶ．たとえば下腿には前部，外側，深後部，浅後部の4つのコンパートメントがある．骨折，筋損傷，血管損傷などにより内出血あるいは浮腫が発生すると，コンパートメント内の圧力が上昇し循環不全を起こし，筋や神経機能障害が生じる．阻血の症状が現れたら，最終的な阻血性壊死に至る前に，コンパートメント内の減圧と循環改善を図る処置を速やかに行わなければならない．末梢の阻血の代表的な症状は，疼痛（pain），蒼白（paleness），脈拍消失（pulselessness），感覚異常（paresthesia），麻痺（paralysis）である．これらの症状がみられた場合は，筋区画内圧測定や，CT，MRI画像検査などを行い，進行が急激である場合は，筋膜切開を必要とする．
> 　本疾患はどの程度の阻血が続いたかが不明なことが多く，本症候群の発症を常に注意する．

2．その後の治療・管理

　軽症のcoma blisterは2週間程度で改善する．コンパートメント症候群の合併したcoma blisterや，褥瘡の切開後は，局所洗浄と適切なデブリドマンを継続する．持続陰圧吸引療法negative pressure wound therapy（NPWT）を行い（図6），良好な肉芽が形成されたのちに，植皮術，または，進展皮弁や筋皮弁などを行う．

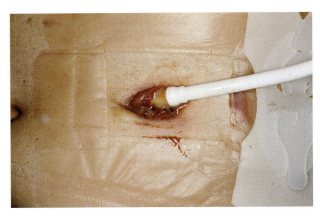

図7　MDRPU
左室補助人工心臓(LVAD)ポンプの駆動や制御のための左側腹部ドライブライン挿入部の周囲に紅斑，びらん，潰瘍，不良肉芽をみる．

D 予後

　coma blisterにおいても，褥瘡においても，周囲の関係者や家族が適時患者を観察し，また，患者に本症を正しく理解させ，再発しないように指導する．

> **Column**　medical-device related pressure ulcer(医療関連機器圧迫損傷：MDRPU)
>
> 　近年，装着している医療関連機器の使用により，自重によらない外力で生じた損傷は，medical-device related pressure ulcerとして，褥瘡と区分されるようになった．ギプスシーネ，医療用弾性ストッキング，車いすのアームレスト・フットレスト，胃瘻部のほか，気管内チューブ，経鼻酸素カヌラ，リハビリ用シューズによる皮膚びらん，皮膚潰瘍もこの範疇に入る．医療者の身近に起こりえる病態であり，医療機器を添付文書通りに使うのは当然だが，結果として医療事故と認識される可能性も念頭におき，慎重な対応が必要である[5]（図7）．

●引用文献
1) Kashiwagi M, et al：Immunohistochemical investigation of the coma blister and its pathogenesis. J Med Invest 60：214-216, 2013
2) 上中智香子ほか：昏睡性水疱．最新皮膚科学体系 5巻，中山書店，p683-686, 2004
3) 一般社団法人日本褥瘡学会：褥瘡ガイドブック 第2版．2015
4) 塚原理恵子ほか：coma blisterを伴うコンパートメント症候群に二次感染をきたした1例．Skin Surgery 25：99-104, 2016
5) 高橋秀典：医療関連機器圧迫損傷．皮膚病診療 38：120-127, 2016

（中村哲史）

B 動物性皮膚疾患-1

虫による皮膚疾患 蚊刺症，ブヨ刺症，ノミ刺症，蜂刺症，ムカデ咬症，クモ咬症，ヤマビル咬傷，毛虫皮膚炎

救急受診の理由
▶ 蚊，ブヨ，ノミによる虫刺症はかゆみと患部の腫脹，細菌感染で，毛虫皮膚炎では猛烈なかゆみのために受診する．
▶ 蜂刺症，ムカデ咬症は，痛みと患部の腫脹のほか，アナフィラキシーショックのために受診する．
▶ ヒルに咬まれた場合は，数時間血が止まらないため受診する．

A 虫による皮膚疾患とは

蚊や蜂に刺されて生じる皮膚炎が代表的である．蜂刺症やムカデ咬症では，アナフィラキシーショックを起こすことがあるので注意が必要である．多くは春から秋にかけて生じる．

B 診　断

- 蜂刺症，ムカデ咬症の場合は，刺されたときに疼痛を伴い，刺咬部位の紅斑，腫脹を起こす．蕁麻疹や，呼吸苦，アナフィラキシーショックを起こすことがある．
- 蚊による虫刺症は蕁麻疹のような膨疹を生じるが後に腫脹し，細菌性二次感染を起こすことがある．眼瞼周辺では高度の眼瞼腫脹をきたすこともある．
- クモによる咬症は疼痛が著明である．
- 毛虫皮膚炎は毛虫の毛が皮膚について生じるので，紅色丘疹や浮腫性紅斑が多発するが，頻度は少ないが蕁麻疹を併発することがある．数日にわたり紅色丘疹が増数することもある．

1. 虫刺症

1) 蚊刺症
蚊に刺された場合は通常は小指頭大ほどの膨疹を生じるだけであるが，体質により腫脹したり，刺入部位に水疱形成をきたしたり，細菌性二次感染を生じて下肢が腫脹したりする（図1）．

2) ブヨ刺症
ブヨに刺された場合は，紅斑の色調が強く，時に紫斑を伴う．

3) ノミ刺症
ノミに刺された場合は，水疱形成をきたす（図2）．

4) クモ咬症
クモに咬まれた場合は，疼痛を伴う場合があるが，蚊に刺されたときのように浮腫性の紅斑を呈する（図3）．

5) 蜂刺症
刺されたときに疼痛を伴い，ショックをきたすことがある．紅斑や腫脹は，2，3日後に高度になることがある（図4）．

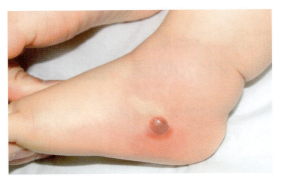

図1 蚊刺症
1歳, 男児. 左足に緊満性水疱を認め, 周囲に紅斑を伴っている.

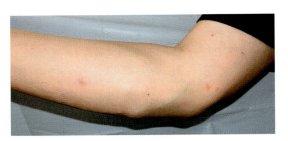

図3 クモ咬症
62歳, 女性. 上肢に紅色丘疹を2ヵ所認める.

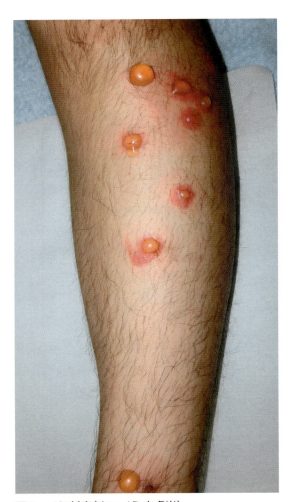

図2 ノミ刺症（ネコノミ皮膚炎）
17歳, 男性. 下腿に紅暈を伴う緊満性水疱が多発している. ネコノミの皮疹は下肢にほぼ限局する特徴がある.

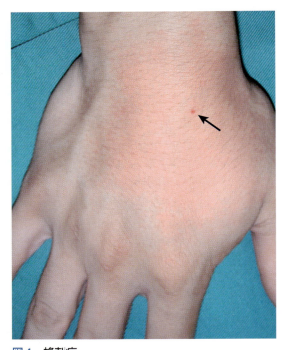

図4 蜂刺症
28歳, 男性. 手背に刺し口（→）と紅斑がみられ, 手全体が浮腫をきたしている.

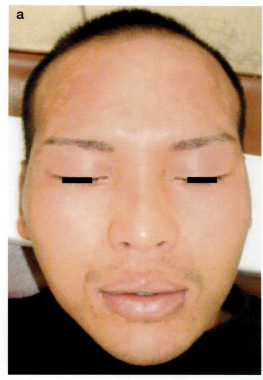
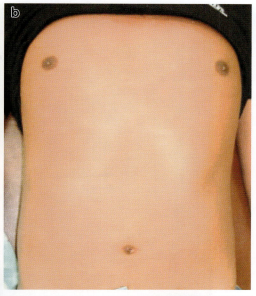
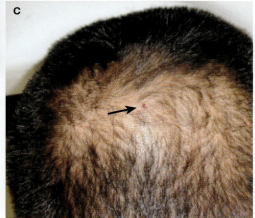

図5 蜂刺症によるアナフィラキシー
a. 顔面にびまん性紅斑と浮腫を認める．
b. 体幹にもびまん性に紅斑を認める．
c. 頭部に蜂による刺し口を認める（→）．

　また，蜂刺症後に全身に紅斑，膨疹を呈し，血圧低下やアナフィラキシーショックを呈することがあるので，注意が必要である（図5）．
　診断は比較的容易で，蜂を目撃しているときは確実である．

6）ムカデ咬症

　咬みあとがあり，蜂刺症に似て，紅斑，腫脹をきたす（図6）．図7に民家の庭でみられたムカデの写真を示す．
　診断は比較的容易で，ムカデを目撃しているときは確実である．

2. ヤマビル咬傷

　ヤマビルは陸にすむヒルで吸血性である．体長は2〜3cmで森林に生息する．ヒルに咬まれると2時間程度出血が止まらなくなる．痛みがないので，靴下や衣服の血をみて気がつくことも多い．咬まれた後は，紅斑を呈する（図8）．

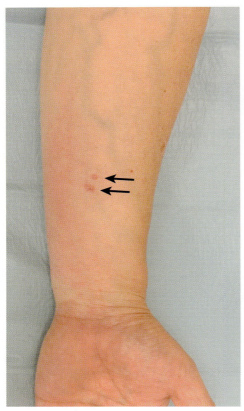

図6 ムカデ咬症
57歳，男性．左前腕に紅色丘疹がみられ，紅斑を伴っている．咬みあとがみられる．

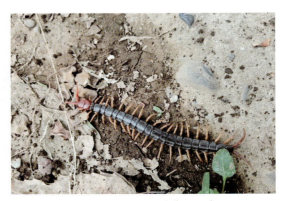

図7 民家の庭でみられたトビズムカデ

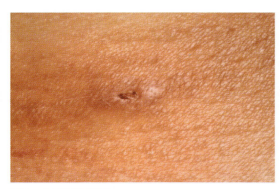

図8 ヤマビル咬症
44歳，男性．頸部に紅斑を認め，中央に痂皮を認める．

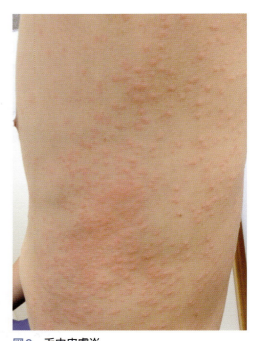

図9 毛虫皮膚炎
14歳，男性．体幹に播種状に紅色丘疹，浮腫性紅斑が多発している．

水田にも吸血ヒルはいるが，最近は減少している．

3. 毛虫皮膚炎

毛虫皮膚炎は，毒針毛による「毒針毛型」と，毛虫の表面にある棘による「毒棘型」がある．毒針

毛型は毛が刺さった部に紅色丘疹が多発する．体幹，上肢に多く，紅色丘疹が多発する(図9)．毒棘型は棘が刺さったところに強い痛みを伴い，その部に紅斑，丘疹を生じる．

毒針毛型は紅色丘疹が多発し，それが誘因になり，蕁麻疹を生じることもあり，激烈なかゆみを伴うのが特徴である．

C 治　療

- 抗ヒスタミン薬の内服とステロイド外用薬を使用する．
- 呼吸困難やチアノーゼなどの全身症状やショック症状がみられれば，アドレナリンを使用する．
- 局所は冷たいタオルや氷水で冷却する．

1. 蚊，ノミ，クモによる虫刺症と蜂やムカデの初期治療

ステロイド軟膏の外用と抗ヒスタミン薬を使用する．

> **処方例**[抗ヒスタミン薬投与]
> - アレロック® 10 mg/日　1日2回内服
>
>   または
> - タリオン® 20 mg/日　1日2回内服
>
>   または
> - ザイザル® 10 mg/日　1日1回内服
>
>   および
>
> [顔面以外]
> - デルモベート®軟膏　5 g　1日2回
>
> [顔面の場合]
> - リドメックス®軟膏　5 g　1日2回
>
> [四肢の腫脹や顔面腫脹がみられる場合]
> - ポララミン®　5 mg 1A 静注
> - リンデロン®　4 mg 1A 筋注
>
> アナフィラキシーショックの場合はエピネフリン筋注などのショック対策を行う．

2. ヤマビルの治療

傷口の細菌性二次感染を防ぐために，抗菌薬の外用薬を使用する．

3. 毛虫皮膚炎の治療

抗ヒスタミン薬とステロイド外用薬を使用する．

> **処方例** [抗ヒスタミン薬投与]
> - アレロック® 10mg/日　1日2回内服（成人：7歳以上）
> - アレロック® 顆粒剤として1g/日，オロパタジン塩酸塩として5mg/日（小児：2～6歳）
>   　または
> - タリオン® 20mg/日　1日2回内服（7歳以上）
>
> かゆみがひどいことが多いので，
> 上記に加えて
> - アタラックス®-P 25mg/日　1日1回内服
> - ゼスラン® 6mg/日　1日2回内服
>
> などを追加する．
>   　および
> [顔面以外では]
> - デルモベート®軟膏　5g　1日2回
>
> [小児では]
> - マイザー®軟膏　5g　1日2回
>
> [顔面の場合]
> - リドメックス®軟膏　5g　1日2回

（加倉井真樹）

B 動物性皮膚疾患-2

虫による皮膚疾患
マダニ刺咬症

救急受診の理由 ▶ マダニ刺咬症は日本紅斑熱や重症熱性血小板減少症候群を発症して受診する場合がある．発熱，下痢などの症状がなくても，重症熱性血小板減少症候群などを心配して，マダニが皮膚に咬着したまま来院する場合もある．

A マダニ刺咬症とは

1. マダニ刺咬症

　マダニ*Ixodidae*はダニの仲間であるが，生息地も生態も異なっている．マダニの体長は2～3 mmで，肉眼でみえる大きさである(図1)．吸血により肥大し，1 cm以上の大きさになる．マダニは山中や草むらに生息している．シカやイヌなどの動物が近づくと木の葉から落ち動物に吸着し，吸血する．1週間程度で吸血をすませると動物から離れ，成長と脱皮をする．脱皮のたびに幼虫から若虫，成虫と成長していく．

　マダニは動物やヒトの体表に付着すると咬器を皮膚に差し込み，セメント物質を出し，しっかりと固定して吸血する．このときにマダニを無理に引き抜こうとすると頭部や咬器が残って，異物肉芽腫を起こすことがある．

2. マダニが媒介する疾患(表1)

1) 日本紅斑熱

　リケッチア感染症でマダニに咬まれてから2週間以内に発熱，紅斑を呈し，その後，血小板減少などを起こす．チマダニ類(キチマダニ，ヤマアラシチマダニ，フタトゲチマダニなど)が媒介するリケッチア感染症である[1]．

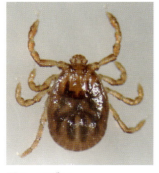

図1　マダニ

表1　マダニの種類と媒介感染症

種類	媒介感染症
フタトゲチマダニ	日本紅斑熱，重症熱性血小板減少症候群
キチマダニ	日本紅斑熱，重症熱性血小板減少症候群
タカサゴキララマダニ	重症熱性血小板減少症候群
オオトゲチマダニ	重症熱性血小板減少症候群
シュルツェマダニ	ライム病，ダニ媒介脳炎

2）ライム病

ボレリアによる感染症でシュルツェマダニにより媒介される．全身倦怠感，頭痛，発熱，関節痛，遊走性紅斑を呈する．北海道や信州でのシュルツェマダニ刺咬症であれば，ライム病感染の可能性があるので，ペニシリン系あるいはテトラサイクリン系抗菌薬を内服させる．

3）重症熱性血小板減少症候群 severe fever with thrombocytopenia syndrome（SFTS）

フタトゲチマダニなどによって媒介されるウイルス感染症である．嘔吐，下痢，頭痛などの症状を呈する．死亡例も報告されている．

> **Column　ダニ媒介脳炎**
>
> マダニによって媒介されるフラビウイルス感染症で，ヒトに急性脳炎をおこす．2016年に北海道で発生が報告された．ロシア春夏脳炎，中央ヨーロッパ型ダニ脳炎があり，死亡率はそれぞれ，1〜5％，30％といわれている．ダニ媒介脳炎に特異的な治療法はないが，海外では，ガンマグロブリン製剤が使用されることがある．

B 診　断

- マダニ刺咬症は，自覚症状がないことが多いので，家族に指摘されてマダニが咬着したまま受診することも多い．
- 発熱と紅斑で受診した場合，背部などにマダニが咬着していることがあるので，全身を診察する必要がある．

1. マダニ刺咬症の診断

多くは春から秋にかけて生じる．まれに冬に来院することもある．自覚症状がないため，マダニに咬まれてから数日後に来院することも多い（図2）．マダニの幼虫に咬まれた場合は，紅色丘疹を呈する（図3）．

まず，マダニをダーモスコピーか拡大鏡で観察し，マダニの同定を試みる．マダニの同定について詳細はホームページを参照するとよい（マダニ同定用簡易マニュアル［http://www.vet.yamaguchi-u.ac.jp/member/takano/140421.pdf］）．

マダニは，幼虫，若虫，成虫と発育していく．マダニはクモの仲間であるため，脚4対（8本）あるが，幼虫は，脚が3対（6本）である．

> **Column　重症熱性血小板減少症候群（SFTS）とは**
>
> 国内では2013年1月に初めて報告された．潜伏期間は5日〜2週間で発熱，頭痛，筋肉痛などのインフルエンザ様症状がみられ，消化器症状，血小板，白血球の減少が起こり，致死例では多臓器不全が進行する．日本における致死率は30％と報告されている[2]．有効な薬剤やワクチンはない．5〜8月の発症が多く，西日本を中心として報告されている[3]．

B. 動物性皮膚疾患−2

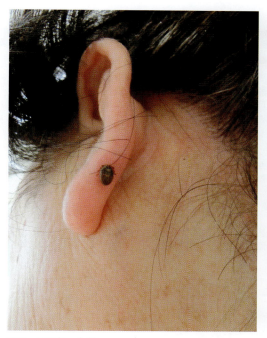

図2　79歳，女性
左耳介にマダニが咬着している．

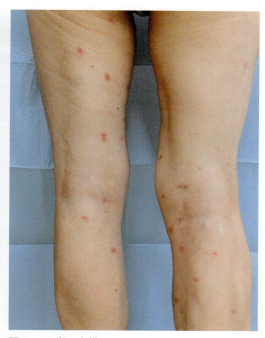

図3　77歳，女性
下肢に紅色丘疹が多発している．

図4　ワセリン法
マダニに白色ワセリンを多めに
かぶせマダニを窒息させる．

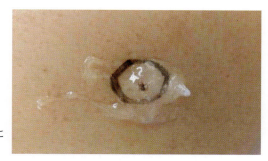

C 治　療

- マダニ除去する方法として，鑷子除去，ワセリン法，Tick Twisterを使用する方法，外科的切除などがある．
- マダニ咬着後14日以内に発熱などがみられた場合はテトラサイクリン系抗菌薬を投与する．

1. マダニの除去

　　マダニ刺咬症の場合は，マダニは吸血が終わると自然に離れるので，それを待つ選択もあるが，虫を除去するのが一般的である．咬器を残さないように外科的切除をするのが望ましいが，小児の場合や多数の虫に咬着された場合，虫が幼虫や若虫で咬着されて間もない場合は，鑷子で取り除く鑷子法や，ワセリン法で除去できる．

表2 マダニ除去法のまとめ

	利点	欠点	適したマダニの種類
鑷子除去法	・侵襲が少ない.	・咬器が残る可能性がある.	幼虫
ワセリン法	・簡便である. ・侵襲が少ない.	・時間がかかる. ・咬器が残る可能性がある. ・気門等をふさぐため虫が苦しんで病原体の排出を早めてしまう可能性がある.	幼虫 若虫・成虫の場合 シュルツェマダニ(咬着当日) フタトゲチマダニ(咬着数日以内)
Tick Twister法	・侵襲が少ない. ・短時間で除去できる.	・コツがいる. ・虫が小さいととりにくい. ・咬器が残る可能性がある.	若虫・成虫の場合 シュルツェマダニ(咬着当日) フタトゲチマダニ(咬着数日以内)
外科的切除	・完全に除去できる.	・侵襲がある. ・時間がかかる.	全種類

　ワセリン法とは，虫が窒息するようにワセリンを多めにのせ，30分後に鑷子でつまみとる方法である[4]（図4）．

　白色ワセリンをのせた30分後に鑷子で除去した後，ダーモスコープで咬器が残存しているかどうかを確認し，残っている場合は，鑷子でとりのぞく必要がある．

　虫を窒息させるとマダニが苦しみ，リケッチアやウイルスなどの病原体の排出を早めてしまうという説もあるので，日本紅斑熱，ライム病，重症熱性血小板減少症候群が発症しやすい地域では，この方法は望ましくない．

　また，シュルツェマダニは強く咬着しているので，鑷子法やワセリン法では咬器が残る可能性が高いので，切除が望ましい（**表2**）．

2. マダニ除去後の虫体の同定（表1）

　マダニを除去した後は，虫体を同定できる施設に送り，発熱などの全身症状がみられた場合はリケッチアやウイルスの同定のために連絡する必要がある．

3. マダニ刺症部位の治療

　マダニ咬着後，その部位の紅斑や紅色丘疹，かゆみがある場合は対症療法を行う．マダニ刺咬症診断治療アルゴリズムを図5に示す．

　マダニ刺症を見た場合は，ダーモスコピーや拡大鏡で咬着するマダニの脚の数を観察し，3対であれば幼虫なので，比較的容易に除去できるので，手術で切除しなくてもすむ．脚の数が4対ある場合は成虫なので，虫の大きさや刺されたと考えられる時期から，外科的切除以外の方法を選択できるかを検討する．マダニが媒介する感染症の頻度が高い地域では切除が望ましい．

　あらかじめ，5〜14日間に発熱などがみられた場合，患者には早めに病院を受診し，マダニが咬着したことを伝えるように説明しておくことも大切である．

　発熱などの全身症状がみられない場合は抗菌薬の投与は必要ないと考えられている．

B. 動物性皮膚疾患-2

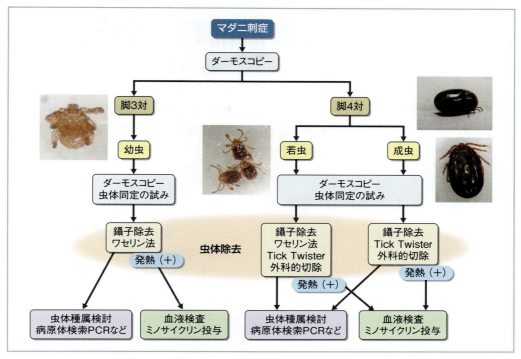

図5 マダニ刺症診断治療アルゴリズム

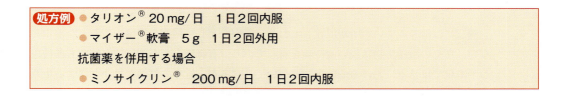

●引用文献
1) 夏秋 優：Dr.夏秋の臨床図鑑 虫と皮膚炎 皮膚炎をおこす虫とその生態/臨床像・治療・対策. 学研メディカル秀潤社, p100-101, 2013
2) 鈴木忠樹ほか：マダニ媒介性ウイルス感染症「重症熱性血小板減少症候群」の診断と発病機構. MB Derma 232：27-34, 2015
3) 森川 茂：重症熱性血小板減少症候群(SFTS). 皮膚病診療 37：522-528, 2015
4) 夏秋 優：ワセリンを用いたマダニの除去法. 臨皮 68：149-152, 2014

（加倉井真樹）

各論　Ⅲ．外傷・事故・術後トラブル

　動物性皮膚疾患-3

海洋生物による皮膚障害　クラゲ刺症，毒魚刺症，サンゴ刺症，ウニ刺症，海ヘビ咬症など

▶マリンレジャー中に海洋生物に触れ，鋭い棘などにより傷を負う機会は多い．ショックにより致死的な症状を呈する場合や，数時間経過し症状増悪のため救急外来を受診する場合が想定される．

A　海洋生物による皮膚障害とは

　近年，海水浴場に肉食性のサメが目撃された事例や，潮干狩りにてアカエイに遭遇する事例も報告されている．また魚貝類で鋭い歯，ひれ，棘，殻などを有しているものは多く，擦過傷や挫創の原因となることは珍しくない．一部に毒を有しているものや海水からの二次感染を併発することもあり，アナフィラキシーショックに対する対応や汚染創に準じた外傷治療が必要となる．

B　診　断

- 全身状態の確認とショック診断．
- 問診，視診，受傷地域などから原因生物の特定を試みる．
- 画像診断により歯や棘などの異物の残存を確認する．

　海辺には滑りやすい場所が混在しており，転倒などして軽度の挫傷や裂創となることは少なくない．多くの海洋生物は鋭い歯や棘を有しており，有毒種もわが国周辺海域でも多種生息している．本稿では日本における危険生物について述べるが，近年の気候変動などによる生態系や生物多様性の変化により新たな危険生物との遭遇の可能性も留意しなければならない．

　最も大切なことは現場周辺の情報を収集し，予防に努めることである．マリンダイビングでは知識を有しているインストラクターにより，予防や初期治療の啓蒙が行われている[1]．一方，磯遊びやファミリーフィッシングでは予備知識なく受傷してしまい，初期治療も適切でないことが想定される．

1. ショック診断と安定化

　海洋生物による障害では出血性，敗血症性，アナフィラキシーなどの原因でショックとなり致死的となることが想定される．最初にバイタルサインを確認し，A（気道），B（呼吸），C（循環）の異常の早期発見に努め，安定化させる．

2. 接触による外傷

　最重症であるサメによる咬傷は巨大な組織欠損と大量出血を引き起こす．ダツ（オニカマス）・ウツボなどは鋭い歯をもっており，口の形に沿った傷（ダツ：直線あるいはV字状，ウツボ：カギ裂き状）になる．ダツは光に突進する性質があり，人体に突き刺さった報告もある．ウツボは噛みついたのち，体を回転させながら引きちぎるような動きをする（デスロール）．わが国周辺に

B. 動物性皮膚疾患—3

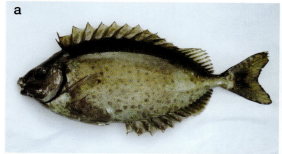
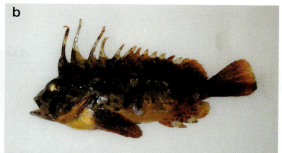
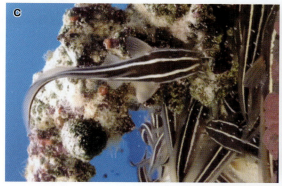
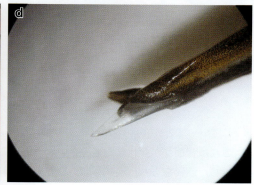
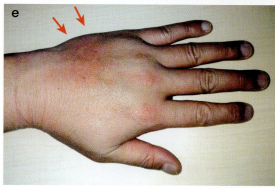

図1　浅場など身近に生息する毒を持つ魚類
堤防釣りなどで比較的容易に釣り上げられ，不用意に手づかみし受傷する事例が多い．
a．アイゴ
b．ハオコゼ
c．ゴンズイ：ナマズ目の海水魚で群れを成して生息している（ゴンズイ玉）．
d．アイゴの毒棘（背びれ）：鋭い刃物様である．
e．40代，男性：ハオコゼ刺傷．受傷後3時間．

生息する甲殻類で，トゲノコギリガザミやヤシガニなどのはさみ（鋏脚）は数百kg〜1tの力があるといわれ，指などを骨折や切断させるのに十分な力を持っている．その他，ハモやタチウオをはじめ多くの魚類は鋭い歯，ひれ，棘を有しており，また魚類以外でもタコ，イカの口ばし（顎板，カラストンビ）や貝殻などで刺創，裂傷となる場合は少なくないが，基本的に軽傷である．診断は視診が主であるが，歯や棘などが皮下に残存することもあり，骨折の確認も含めて単純X線やCT撮影を行う．

3．毒による障害
1）魚　類

毒棘を持つ魚類は日本近海にはアカエイ，ミノカサゴ，ダルマオコゼ，ゴンズイ，アイゴ，ハオコゼ，ギンザメなどが生息している（図1a〜c，図2a, b）．浅場や岸から近いところに生息していることも多く，接触する機会は少なくない．毒棘はひれ（背びれ，胸びれなど）に複数存在

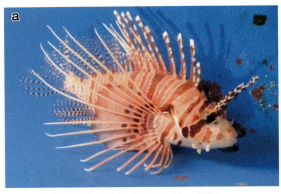
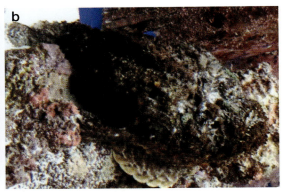

図2　ダイビングで遭遇する毒を持つ魚類
a．ミノカサゴ：きれいな魚体であり水中撮影に人気であるが，攻撃的な性格でダイバーに向かってくることもある．
b．オニダルマオコゼ：岩に擬態しており，気づかずにつかんでしまい受傷する．

していることが多い（図1d）．エイ類は尾部の付け根に毒棘（毒針）があることが知られているが，これは背びれが変化したものといわれている．毒の成分は十分に解明されていないが基本的に類似した性質をもち，症状も類似している．刺入部周囲に疼痛を伴う強い発赤および腫脹を呈する（図1e）．毒は不安定な高分子で熱により分解する．

2）軟体動物（貝，タコなど）

a．イモガイ

　熱帯〜亜熱帯に広く生息する．美しい貝殻をもつ肉食性の貝である．素手で保持すると，捕食のための毒針（歯舌，矢舌）を射ち込まれる．その毒は非常に強い神経毒であり，特に危険なアンボイナガイでは呼吸障害から死亡する例もある．

b．ヒョウモンダコ

　温暖な太平洋側に多く棲息するが，最近は関東などでも目撃されている．浅い磯場やサンゴ礁の穴陰に隠れていることが多く，知らずに手を伸ばして咬まれることがある．褐色の帯状の模様（豹柄）で体長10 cm程度であるが，その毒はフグ毒と同じテトロドトキシンであり，熱に安定である．

3）刺胞動物（クラゲなど）

　触手に「刺胞」という毒液を注入する器官を有しており，刺激により発射された刺胞が的の皮膚に刺さり有毒物質が注入される．ヒトで問題となる刺胞動物は，わが国ではハブクラゲ（沖縄），カツオノエボシ（本州太平洋沿岸），アンドンクラゲ（日本近海）などであり，死亡例もある．毒の成分はまだ十分に解明されていないが，魚類の毒に比べて多様性があり，種類を見極めて適切な応急処置が望まれる．散在する発赤と痺れやかゆみにも似た強い疼痛を呈する．

a．箱クラゲ類（ハブクラゲ・アンドンクラゲ）

　沖縄に生息するハブクラゲは日本近海に生息するクラゲの中では最も危険な種であり，ハブ（毒蛇）以上の毒性があるとされている．アンドンクラゲは日本近海に広く生息するが，毒性はハブクラゲに劣る．刺された患部には触手が残っているため，素手は避け，タオルなどを使ってやさしく除去する．食酢をかけ，刺胞の放出を抑制することが最も適切な応急処置である．アルコール含有消毒液，真水などでは返って刺胞の放出が刺激される可能性がある．しかしながら，

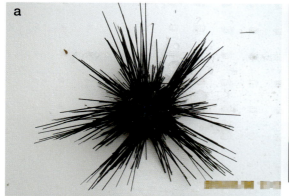
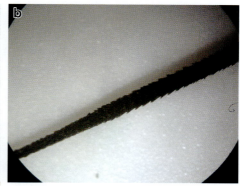
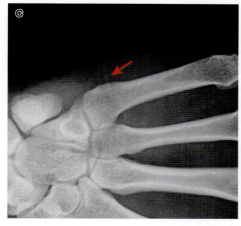

図3 毒を持つウニ，ガンガゼ
a. 長い棘が特徴である．
b. 棘の拡大：「返し」ではないが細かい棘があり，折れて皮下に遺残しやすい．
c. 40代，男性：ガンガゼ皮下異物．X線や透視にて位置を確認する．

後述するカツオノエボシの場合には食酢が刺胞の放出を刺激するので注意が必要である．

b. カツオノエボシ

名前の由来となる烏帽子に似た気泡体をもつ特徴的な外観であるが，猛毒で死亡例もある．近年砂浜に大量に打ち上げられ，注意を促された報告もある．海水でやさしく洗い流し，触手を除去するが，食酢はカツオノエボシの刺胞放出を刺激するので使用してはならない．

4）爬虫類（海ヘビ）

いわゆる海ヘビには魚類のものと爬虫類のものがいるが，毒をもつものは爬虫類の海ヘビである．日本近海では沖縄近海にコブラ科のエラブウミヘビなどが生息している．その毒性は非常に強く，毒蛇（ハブやコブラ）の数倍〜10倍といわれ死亡例もある．熱に安定な非常に強い神経毒であり，呼吸障害を引き起こす．咬創部には特に所見を伴わないことも多いが，一方で頭部・顎部が小さく咬まれてもウエットスーツなどを貫通せず毒が入らないこともある（無毒咬傷）．

5）その他

ガンガゼは亜熱帯に広く分布する長い棘で特徴的なウニである（図3a）．長い棘は毒を持ち非常に鋭く，ウエットスーツやシューズをも貫通し，折れて皮下に遺残しやすい．ラッパウニの棘は短く鈍であるが毒腺をもつ叉棘をもっている．軽度の発赤と鈍痛を伴う．

その他，ヒトデ，ナマコ，ホヤなど素手で触って接触皮膚炎を起こす海洋生物は少なくない．

Memo
毒針や毒素は原因生物が死んでいても毒性が残っていることがある．クラゲの刺胞に汚染された衣類やタオルなどで数ヵ月後に刺傷をきたす事例もある．

C 治　療

- 海水曝露創は汚染創として処置する．
- 毒は原因種の特定を試みる．
- アナフィラキシーショックに注意する．
- 抗毒素血清は日本では入手困難．

1. 初期治療　ショック対処（出血性，アナフィラキシーなど）

　バイタルサインに異常を認める重症例は通常救急部門に収容され，ABCの安定化を優先する．原則全例に電解質，BUN，クレアチニン，血算，凝固，尿検査，心電図，胸部X線撮影を実施する．中等症以上であれば輸血準備のための血液型判定および交差適合試験も行う．血液検査上，CK値に明らかな上昇が認められる場合，初期の12時間は少なくとも4時間ごとに，12時間以降についても患者の状態に応じて検査を追加して経過を追う．

　致死的な毒による受傷の可能性のある患者については，全身管理可能な救急部門で少なくとも8時間の経過観察を行い，採血等検査を継続して実施し，DIC，腎不全，多臓器不全の予防と対処を行う．海ヘビ咬傷など呼吸不全をきたす神経毒作用のあるものは人工呼吸管理が必要となる可能性があるため，酸素飽和度のモニタリングと動脈血液ガス分析を行う．開口障害や喉頭痙攣，唾液分泌過剰などによって経口気管挿管が困難な場合は気管切開の適応となる．数時間経過後に呼吸筋麻痺などきたす場合もあり，神経毒が代謝・排出されて回復するまで，呼吸補助，ショックに対する補液やカテコラミンの投与，不安抑制や鎮静を目的としたベンゾジアゼピン投与，鎮痛を目的としたオピオイド類の投与などを行う．ただし，鎮静・鎮痛剤により呼吸障害を起こす可能性に留意する．また，鎮痛目的にて創傷部位へ局所麻酔剤の局注を行う場合は，アドレナリン入り局所麻酔剤は毒素との相互作用で局所の壊死を引き起こすことがあり注意を要する．

2. 創の管理，感染症予防

　サメやウツボの咬傷による大きな組織欠損には，大きなガーゼやタオルを用いて直接圧迫止血を施す．止血が困難な場合，四肢であれば中枢側で駆血帯も使用し，速やかに手術室で外科的止血術を行う．直接的操作による止血術が基本であるが，インターベンショナルラジオロジー interventional radiology（IVR）が有効となる場合もある．切断肢・指などが回収されていれば再接着術についても検討する．

　創部には異物（歯や棘）が残っていることがあり，完全に取り除くことが望ましい．しかし，エイの毒針やガンガゼの棘には小さな棘があり，抜去操作の際に組織をさらに引き裂いたり，折れた異物が皮下に残存することがあるので注意が必要である（図3b, c）．また，ダツが人体に突き刺さった場合には安易に抜かず，画像診断にて到達範囲を確認したのち手術室にて全身麻酔下で摘出すべきである．

抗菌薬は，軽症例あるいは予防にはアモキシシリン／クラブラン酸，レボフロキサシン，ミノサイクリンなどの経口投与を1～3日間行う．破傷風についても積極的に予防すべきである（各論Ⅲ．B-4「動物咬傷」参照）．

3. 創傷処置・減張切開・デブリードマン

排毒を目的とした切開の効果は意見が分かれるところである[2]．しかし皮下に異物や毒棘などが残っている場合があり，それらを完全に取り除くために小切開を追加し，異物・障害組織の除去のため洗浄・デブリードマンを行うことは効果的である．四肢で腫脹が著しく血流障害や末梢神経障害を呈する可能性がある場合には減張切開を行う．また，これらの処置の際には前述のようにアドレナリン入り局所麻酔の使用には十分注意が必要である．異物は，足底など深く刺さったものや長期間経過した症例では，X線透視やマイクロサージェリーなどを用いることが望ましい．

創の清浄化までのゴールデンタイムは受傷から6～8時間程度と短く，来院時にはすでに超過していることが多い．この場合，二期的に創を閉鎖することを考慮し，一期的閉鎖を選択する場合も，頻回にフォローアップすべきである．

4. 毒に対する対処

日本では抗毒素血清は入手困難であるため，対症療法が中心となる．現場付近の保健所や公益財団法人 日本中毒情報センター（http://www.j-poison-ic.or.jp）より情報収集を試みる．

1）魚　類

原因となる魚種を特定することは困難である場合も多いが，一般的に共通の対処となる．ただし死亡例もあることより，初期治療は重要である．応急処置として真水で創部をよく洗浄する，熱の分解を期待して創部を温める（熱傷に注意し50℃程度の湯につける，あるいはホットパックを使用する）などが推奨される．

2）魚類以外

種類によって処置が異なる．

- イモガイやヒョウモンダコは呼吸障害に注意し，速やかに医療機関への搬送を行う．患部はほとんど症状を呈さないこともあり，温めるべきではない．
- 海ヘビ咬傷では患部を直接圧迫し心臓より低い位置に保ち毒の拡散を防ぎ，速やかに医療機関への搬送を行う．四肢の場合は間接圧迫も考慮するが四肢の虚血に注意する．患部を温めるべきではない．
- クラゲ刺傷は原因種で対応が分かれるため，ていねいに問診を行い判断する．箱クラゲでは食酢の散布が効果的であるが，カツオノエボシでは食酢を使用すべきではない．いずれも患部を温めるべきではない．
- ウニ刺傷では棘を注意深く除去する．食酢と加温により毒の分解が期待される．

> **処方例** [外用]
> ● ステロイド外用，抗菌薬含有ステロイド外用（外傷を伴っている場合）
> [内服]
> ● 抗ヒスタミン薬，症状の強い場合はステロイド内服も考慮
> [抗菌薬・破傷風予防]
> ● 外傷や外科的処置を伴っている場合は前項に準ずる
> ● 重症例は全身管理が必要（前項参照）．

Memo 抗毒素血清

オーストラリア連邦血清研究所（Commonwealth Serum Laboratories）において，オニダルマオコゼ，オーストラリアウンバチクラゲ，海ヘビなどの抗毒素血清が精製販売されており，近縁種（オニオコゼ，ミノカサゴ，ハブクラゲ，アンドンクラゲ，エラブウミヘビなど）に効果が期待されるが，日本では入手困難である．

5. ビブリオ・バルニフィカス（*Vibrio vulnificus*）による壊死性筋膜炎

ビブリオ・バルニフィカスは世界中の海水に存在する嫌気性のグラム陰性桿菌である．魚介類の生食による経口感染では下痢や腹痛を生じる場合もあるが，重症化はまれである．一方，基礎疾患（特に肝硬変などの肝疾患）を有している場合には，経口感染あるいは傷口の海水曝露による皮膚感染によって重篤化することが知られている．感染後数時間〜数日程度で原因創を中心に壊死性筋膜炎を呈し，敗血症ショックから死亡に至る症例も多い．早期のデブリードマンと集中治療管理による敗血症治療が必要であるが，何よりも基礎疾患をもつハイリスク患者に対して魚介類の生食や海水曝露を避けるなどの予防が重要である[3]．

● 引用文献

1) Lippmann J, et al：DAN Japan潜水事故対策緊急ハンドブック．（財）日本海洋レジャー安全振興協会訳，海文堂，1992
2) 藤岡正樹：マムシ咬傷では初期牙痕切開排膿は少なくとも First Aid ではありません．日形会誌 35：548-549, 2015
3) 大石浩隆ほか：わが国における *Vibrio vulnificus* 感染症患者誌上調査．感染症誌 80：680-689, 2006

（千々和　剛・杉浦崇夫）

B 動物性皮膚疾患-4

動物咬傷

救急受診の理由 ▶ペットブームにより動物咬傷で外来受診する患者は増加している．感染予防対策を適切に行うことが重要である．

A 動物咬傷とは

　動物に咬まれてできた傷のこと．イヌ・ネコ咬傷が多く，大部分が飼い犬・飼い猫である（図1）．都会では少ないが，地域によってはヘビ咬傷（図2）やクマ咬傷（図3）などもみられることがある．また，まれではあるが，人間による咬傷（喧嘩が多い）やウマ（乗馬）などの咬傷がみられることがある．

　感染対策が重要であるが，特にネコ咬傷は感染率が高く注意が必要である（図4）．ネコ咬傷の感染率が高い理由は，創部が小さいため患者自身が軽傷と判断し受診が遅れることと，深い創になるためと考えられている[1,2]．

B 診　断

- 咬まれた動物について詳細に聴取．
- 易感染性の持病がないか確認．
- 手指咬傷の場合は血流・腱損傷・神経損傷の有無を確認．

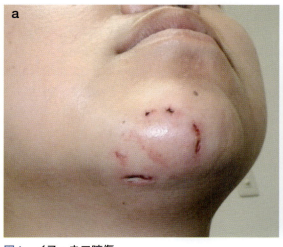
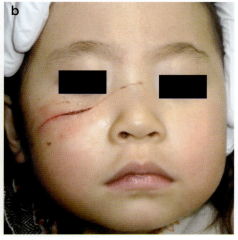

図1　イヌ・ネコ咬傷
a．犬噛傷，b．猫ひっかき傷．開放創で治療．

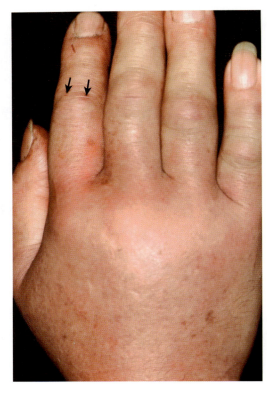

図2 マムシ咬傷
示指PIP背側に牙痕2ヵ所あり（黒矢印）．手背部に著明な腫脹あり．
（出光俊郎ほか：皮膚病診療の実際．p266，2004より引用）

　咬まれた時期・場所，動物の種類，飼っている動物か野生の動物か，狂犬病の予防接種を行っているか，既往歴などを聴取する．糖尿病や透析等の易感染性の既往歴がある患者は特に注意する．また手指の場合は，血流・腱損傷・神経損傷の有無の確認も行う．
　遅れて受診し，骨髄炎が疑われる場合は，単純X線に加え，MRI（単純）でチェックする．傷の状況をしっかりと観察し治療方針を決定する．
　ヘビ咬傷は都会ではほとんど見かけないがまれに来院する．咬まれたヘビの種類が重要である．日本に生息する毒ヘビはマムシ，ハブ，ヤマカガシであるが，ハブは沖縄周辺以外ではみられず，マムシは咬まれると通常すぐに腫れ始め，腫れが急速に進行しコンパートメント症候群に至ることがあるのに対し，ヤマカガシはすぐには腫れないので臨床経過で鑑別可能である．またマムシに噛まれてもヘビ毒が体内に入らない場合もあり，症状の経過の把握も重要である（図2）．

C 治療

- 創部処置と予防的抗菌薬投与を行う．
- 創部は洗浄後，開放創が基本．
- 抗菌薬はイヌやネコの口腔内常在菌であるパスツレラ菌をカバーするものを選ぶ．

　咬まれた動物，傷の部位，大きさ，深さなどから治療方針を決定する．特に感染予防対策が重要である．手の咬傷から二次感染となった場合は腱や骨に炎症が波及しやすく手術が必要となることもあるので適切な初期対応が重要である（図4）．

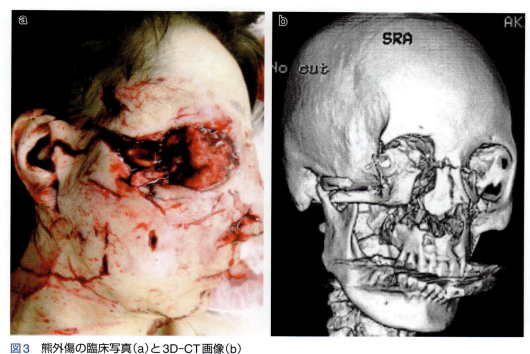

図3 熊外傷の臨床写真(a)と3D-CT画像(b)
61歳,女性.8月に熊に顔面を咬まれた.顔面の右頬骨,鼻骨を中心とした多発骨折,眼球損傷を認める.眼球は温存できたが失明した.(小谷野博正先生(秋田大学)ご提供)

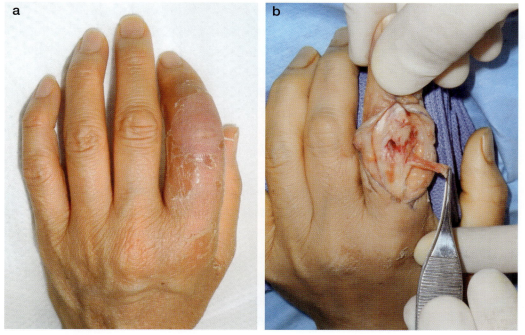

図4 ネコ咬傷後感染
a. 左示指ネコ咬傷後感染:咬傷部の腫脹がみられる.
b. 伸筋腱の融解がみられ,感染鎮静化後,腱移行術を施行した.

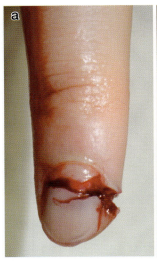
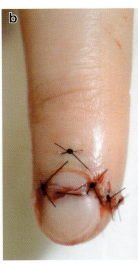
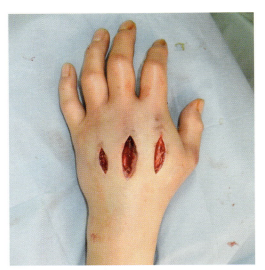

図5　イヌ咬傷　爪部
a. 末節骨の露出を伴う．
b. 洗浄後，爪を整復位に戻して縫合した．

図6　減張切開
コンパートメント症候群に対し減張切開を施行した．

　創部処置としては十分に洗浄後，抗菌外用薬を塗布し創部は開放創とするのが基本であるが（図1），損傷部位（瞼縁など）や程度によっては縫合処置が必要となる（図5）．縫合する場合は，感染の可能性を十分に説明したうえで「ラフ」に縫合する．
　洗浄する前に麻酔を行っておくとしっかり洗浄が行える．
　指の場合は1％キシロカインで指ブロックを行い，その他の部位は1％E入りキシロカインを創部に局所注射する．創部が大きい場合は生理食塩水で薄めて使用し，キシロカイン中毒を予防する．
　縫合糸は絹糸や吸収糸よりも感染を併発しにくいナイロン糸を使用したほうがよい．
　抗菌薬はイヌやネコの口腔内常在菌であるパスツレラ菌をカバーするものを選択する[1]．猫ひっかき病についての知識や破傷風対策も必要である．狂犬病については，発生報告は1957年以降，日本国内での報告例はないため国内での受傷で発生する危険性は少ない．
　毒蛇咬傷の治療は抗毒素血清の投与や全身管理が必要となる場合があるため，対応が困難な場合は救命救急センター等に転院搬送を依頼する．抗毒素血清を投与せず医師側が敗訴した事例もあるため注意が必要である．
　転院搬送まで時間を要し，腫脹の進行が速い場合は応急的に減張切開と蛇毒の排出，抗菌薬の投与等を行ってから搬送する（図6）．減張切開の目的は，蛇毒排出，コンパートメント症候群予防，横紋筋融解による腎不全予防である．減張切開が遅れたため救命できなかった報告もあるため時期を逸せずに行うことが重要である[6]．

> **処方例**　[抗菌薬]
> ●オーグメンチン® 375〜750 mg/日　1日3回内服
> 　　または　フロモックス® 225〜300 mg/日　1日3回内服
> [外用薬]
> ●ユーパスタ，カデックス®軟膏，ゲンタシン®軟膏など

Memo 動物咬傷による感染[1,3]

ネコ咬傷の感染率は60〜80％との報告もある．起炎菌はパスツレラ属が約75％でその他，レンサ球菌，黄色ブドウ球菌が多い．パスツレラ属の口腔内常在率はイヌで15〜75％，ネコで60〜100％と高率．パスツレラ属は第1世代セフェム系に耐性あり，ペニシリン系もしくは第2，3世代セフェムを投与する．

Memo ネコひっかき病[4]

グラム陰性桿菌である *Bartonella henselae* による．受傷から3〜5日後に，創部に紅色丘疹，小水疱等が出現し1〜3週間続く．受傷1〜3週間後に所属リンパ節の有痛性腫脹と発熱や頭痛等がみられるが，数週〜数ヵ月で自然治癒する．遷延する場合はセフェム系，テトラサイクリン系，マクロライド系などの抗菌薬を投与する．一般的にペニシリン系抗菌薬は無効とされている．

Column 破傷風予防[5]

1968年以後に出生した世代は，定期接種として，DPT（生後3ヵ月以上90ヵ月未満に4回）と沈降ジフテリア・破傷風トキソイド（DT）（11歳以上13歳未満に1回）の接種が推奨されているが，1968年以前に出生した世代は破傷風トキソイドの接種歴がないことが多く，破傷風患者もほとんどが1968年以前に出生した世代である．

破傷風予防接種を3回以上接種している場合，汚染がない小さい傷かつ最終接種から10年以上経過，もしくは汚染がない小さい傷以外かつ最終接種から5年以上経過している場合は破傷風トキソイドを1回接種する．それ以外は接種不要．

破傷風予防接種を3回未満接種もしくはわからない場合は，汚染のない小さい傷では基礎免疫接種（1回目はその時点，2回目は1ヵ月後，3回目は1年後）を開始し，それ以外は基礎免疫接種に加え破傷風γグロブリン（250単位）を筋注する．

基礎免疫接種後は約10年ごとの接種により十分な免疫を獲得できるといわれている．

Column 減張切開について

最も受傷しやすい手指咬傷の場合について記載する．

咬まれた指に側正中切開を行う（後の拘縮予防のため）．腫脹が強い場合は適宜，手背部と母指球部に切開を加える．手背部は第2〜3，4〜5中手骨間に伸筋腱が露出しないように骨間筋筋膜まで行う．手の腫脹が非常に強い場合は手根管の開放も考慮する．

切開部位は保存的に治癒するが，女性などで整容面が気になる場合は腫脹が引いたのちに縫合閉鎖する．

● 引用文献
1) 瀬川真以ほか：当科における手部咬創後の感染症例の検討．日手会誌 30：957-959，2014
2) 富永冬樹ほか：犬猫咬傷〜当院における46例の検討〜．整形外科と災害外科 64：685-689，2015
3) 前田重信：動物咬傷．治療 90：2722-2724，2008
4) 山﨑 修：猫ひっかき病．日皮会誌 120：1353-1357，2012
5) 森尾真明：成人の予防接種．日本プライマリ・ケア連合学会誌 35：356-359，2012
6) 柏木慎也ほか：減張切開により環指を救済したマムシ咬傷の1例．日臨外会誌 68：1858-1861，2007

（吉田龍一・山本直人）

各論　Ⅲ．外傷・事故・術後トラブル

C｜術後トラブル

小外科手術後のトラブル

救急受診の理由 ▶ 発赤，腫脹，疼痛，発熱，出血などにより，日帰り手術後の数日以内に来院する場合が想定される．迅速な診断，処置が必要である．

A 小外科手術後のトラブルとは

①手術部位感染・創離開・皮膚壊死，②術後出血・血腫，③異常出血，④テープ剤による皮膚障害などがあげられる．

皮膚生検に代表されるように，皮膚科の手術は局所麻酔下での外来手術 day surgery で行うことが可能なものが多い．成書において dermatologic surgery にはさまざまな方法がとり上げられているが，本項では最も一般的なメスを使った scalpel surgery による日帰り手術後早期（抜糸までの期間）に起きうるトラブルについて述べる．

B 診　断

Point
- 手術部位感染（炎症）の五徴候として発赤，発熱（熱感），腫脹，疼痛，機能障害がある．
- 創離開は感染や何らかの外力が原因として考えられるが，多くは感染によるものである．
- 感染が起きると皮膚壊死はほぼ必発する．
- 術後出血・血腫は，その後の創傷治癒にも関わり，注意が必要である．
- 異常出血の原因として凝固異常症が合併している場合がある．
- 絆創膏皮膚炎，いわゆるテープかぶれは，その形状から診断は容易である．

小外科手術後のトラブル，合併症の診断は臨床所見が何よりも重要である．

全身的な発熱，手術部のかなりの疼痛，発赤，腫脹，熱感，出血，壊死，紫斑などは何らかの術後トラブルを念頭に置く．ただし，異常出血の原因には非常に稀有な病態が潜んでいる場合があり，凝固異常をきたす疾患を把握しておく必要がある．

1．手術部位感染，創離開，皮膚壊死

米国疾病対策センター（CDC）は，切開部の創感染を手術時に触れた臓器や腔の感染も含めて手術部位感染 surgical site infection（SSI）と表現している．

皮膚科領域の手術後創部感染は，CDC の SSI 防止ガイドライン（1999 年版）[1]によると SSI の中の切開部表層創感染に相当すると思われる．その定義は「感染は手術後 30 日以内に発症して，かつ感染は切開部の皮膚または皮下組織に限定され，かつ少なくとも下記の 1 項に該当するもの：

①表層切開創からの膿性排液
②表層切開創から無菌的に採取した液体または組織培養で微生物が分離される
③疼痛または圧痛，局所的な腫脹，発赤または発熱のうち，少なくとも 1 つの感染の徴候また

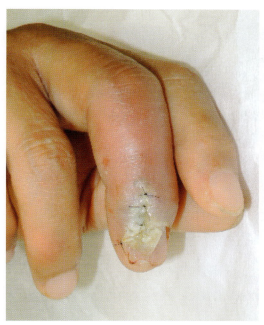 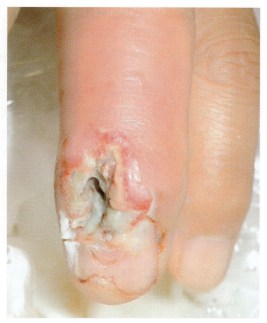

図1 術後創部感染
右中指粘液腫術後の創部感染，PIP関節部まで発赤，腫脹を認める．

図2 感染に伴う皮膚壊死
皮膚は全層性に壊死をきたしている．

は症状があって，しかも外科医が切開部表層を慎重に開放して，切開部の培養が陰性でない場合

④外科医または介助の医師が，切開部表層のSSIであると判断した場合

しかし，縫合部の膿瘍，会陰切開術または新生児の環状切除術部位の感染，感染した熱傷，筋膜および筋層まで広がった切開部のSSIは除外する．」とある．

SSIが生じた際は，すでに皮膚が壊死をきたして離開している場合もあるが，いずれにしても早期に抜糸を行い，ドレナージと壊死組織のデブリードマンを行う必要がある．結果的には創部を開放創とすることになる(図1，2)．

2. 術後出血・血腫

創部からの持続出血が明らかな場合，紫斑，紅斑，波動を触知する状況では血腫を疑う．診断は視触診により容易である．

高齢化社会の到来とともに抗凝固薬(ワルファリンなど)，抗血小板薬(バイアスピリン®など)を内服している症例が増加している．

日本循環器学会が提唱するガイドラインでは，体表の小手術の場合は抗血栓薬内服継続下での施行が望ましいとしている[2]．石塚ら[3]は皮膚科小手術は重篤な術中術後出血の危険性が低いため，原則として虚血性疾患発症予防を重視して抗血小板薬内服下で手術しても支障がないと述べている．解剖を熟知したうえで，ていねいな止血，術中操作を心がけることと，圧迫可能な場合は十分に行うことが予防となる(図3)．

3. 異常出血（血液凝固異常症）

　血液凝固異常症が基礎疾患にある場合の出血は通常の術後出血とは異なり，外科的な操作のみでの対応は困難である．

　診断には血液学的精査が必要である．血友病に代表されるように血液凝固異常症としてさまざまな先天性疾患が知られているが，後天性血友病Aのような後天的に第Ⅷ因子に対する自己抗体（インヒビター）が出現し，第Ⅷ因子活性が著しく低下することにより重症・致死的な出血をきたすことのある自己免疫疾患の存在も把握しておく必要がある．

　後天性血友病に乾癬，水疱症などの皮膚疾患を合併することがあり，皮膚生検のような侵襲度の低い小外科手術であっても凝固系の血液検査を術前に必ず行い，APTTの単独延長がみられた場合は鑑別にあげ，精査が必要である．

　診断がついた際はガイドラインに準じて治療をすぐに開始し，病勢コントロールが得られるまでは外科的侵襲を加えないことが唯一の予防である[4]（図4, 5）．

4. テープ剤による皮膚障害（絆創膏皮膚炎）

　創部保護ガーゼなどの固定に用いたテープ剤貼付部位に一致した皮疹（かぶれ，湿疹など）により診断は容易である．

　通常，一次刺激性皮膚炎で絆創膏貼付中に一致するか，反復すると広範囲に拡大することもあり，救急部を受診することもある（図6）．

C 治療

- 創部感染は早期にドレナージを行い開放創とする．
- 抗菌薬・解熱鎮痛薬を使用する．
- 壊死組織は可及的にデブリードマンを施行する．
- 顔面ではデブリードマンは最小限とする．
- 出血は止血操作を行う．
- 血腫の放置は感染や創傷治癒遅延を招くので原則は除去だが，保存的に経過をみることもある．
- 異常出血では原因精査．ガイドラインに準じた治療の開始．
- テープかぶれはステロイド外用などで対応するが，後述するように予防が大切である．

1. 手術部位感染，皮膚壊死

　まずは抜糸を行い排膿ドレナージを行う．抗菌薬，解熱鎮痛薬を用いる．

　壊死をきたしている部位は外科的デブリードマンを施行する．

　表皮壊死の場合は保存的治療で対処できるが，全層壊死の場合はその範囲によっては植皮術あるいは皮弁形成術を行うか，あるいは保存的に治療して上皮化を待つなどのプランを立てる必要がある．

C. 術後トラブル

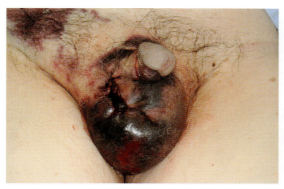

図3 術後血腫
陰嚢部の血管拡張性肉芽腫摘出術後．陰嚢は紫斑，びらんを伴う腫脹を呈し波動を触知した．

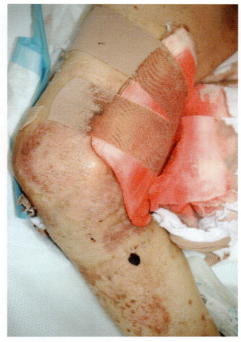

図4 異常出血
後天性血友病Aが合併した水疱性類天疱瘡の症例．皮膚生検部からの出血コントロールに難渋した．右大腿部の皮膚潰瘍生検部よりガーゼ上層にまで達する出血を認める．

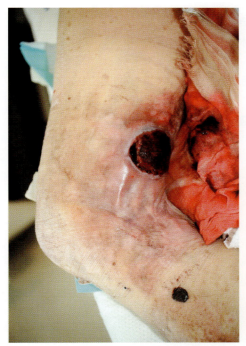

図5 創部に形成された多量の凝血塊
精査にて第Ⅷ因子の低下とインヒビター陽性を認め，後天性血友病Aと診断した．

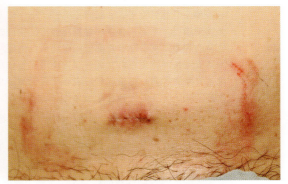

図6 テープ剤による皮膚障害（絆創膏皮膚炎）
下腹部の皮膚腫瘍切除後．創部周囲の皮膚にテープの形状に一致したびらん，紅斑を認める．

処方例 ［抗菌薬投与］
- セフゾン® 300 mg/日　1日3回内服
  または
- クラビット® 500 mg/日　1日1回内服

2. 術後出血・血腫

血腫を放置すると感染や創傷治癒遅延をきたすおそれがあるので，基本は除去である．すぐに手術で止血操作，血腫除去を行うか，とりあえずは圧迫して保存的に治療するかの判断を行う．

3. 異常出血

外科的な操作を安易には行えない状態である．診断がつくまでは圧迫などの非侵襲的な対応で時間を稼ぎ，潜在的な凝固異常症の精査を行う．基礎疾患の診断がついたら関係各科と連携をとり，ガイドラインに準じた治療を行う．

4. テープかぶれ

生じた皮膚炎に対してはステロイド外用薬を用いて炎症を抑え，上皮化を待つ方針となる．近年さまざまなテープやスプレーなどの予防材料が提案されてきている．接触原の除去を行ったうえで，以下の治療を行う．

> **処方例** [ステロイド軟膏外用]
> ● キンダベート®軟膏　1日2回　顔面に外用
> ● アンテベート®軟膏　1日2回　体幹，四肢に外用
> [抗ヒスタミン薬内服]
> ● タリオン®　20 mg/日　1日2回朝夕内服
> 　または
> ● ザイザル®　5 mg/日　1日1回就寝前内服

> **Column　テープかぶれ（絆創膏かぶれ）**
>
> 医療や介護の場でよく起きるのがテープによる皮膚トラブルである．皮膚かぶれには，①一時的刺激性皮膚炎，②アレルギー性皮膚炎，③物理的（機械的）刺激による皮膚炎の3つの原因がある．①は化学的刺激による貼った部位に限局した炎症反応で皮膚に接触した粘着剤の刺激で起こる．これの対策は安全性が確認されたテープを使用するしかない．しかし，各種メーカーは研究を重ね，神経質なほど安全を考慮し粘着成分による皮膚刺激は現在ほとんどない．②は皮膚と接触する物質に対する反応で，テープの大きさを超える（周囲部位に波及する）ような広い範囲の炎症が起こる．これはパッチテストなどで診断をつけることになるが，多くの人がテープかぶれを経験したことがある中でアレルゲンが原因でのかぶれはごく一部に限られる．③が最もかぶれの原因として有力といわれている．テープを必要以上に伸ばして貼って皮膚に緊張がかかったり，不適切なはがし方をしたり，繰り返し同じところに貼ったりすることが原因である．しかし，これらはテープの選択と適切な使用方法で予防できる．具体的な製品として皮膚刺激の少ないアクリル系ゲル状粘着剤を使用したポリエチレンフィルムのテープである優肌絆やポリ塩化ビニルが基材のカブレステープなどを選択したり，皮膚を守るためのスプレー剤としてテープ剝離時の刺激を軽減できる非アルコール性皮膜を形成するキャビロン，肌を保湿するだけでなくテープをはがすときの刺激を軽減する全身用保湿剤ピュアバリアHDモイストジェルなどがある（ピュアバリアは成分にエタノール，銀が含まれているのでアルコールや銀にアレルギーがある症例には避ける）．

> **Column　後天性血友病A**
>
> 　第Ⅷ因子の遺伝子異常はなく，後天的に第Ⅷ因子に対する自己抗体（インヒビター）が出現し，第Ⅷ因子活性が著しく低下することにより重症・致死的な出血をきたすことのある自己免疫疾患である．血液学的検査ではAPTTの単独延長と第Ⅷ因子活性の低下がみられ，第Ⅷ因子インヒビターが陽性となる．本症はこの血液凝固関連検査と臨床症状により診断される．先天性血友病Aに発生するインヒビターは第Ⅷ因子製剤の補充療法を繰り返すことによって生じる同種抗体であり，後天性血友病Aで認められる自己抗体とは区別される．
>
> 　後天性インヒビターの発症機序は不明であるが，何らかの基礎疾患を有することが多い．免疫抑制療法としてprednisolone（PSL）の単独療法がガイドラインで推奨されており[5]，これに抵抗性のときに免疫抑制薬の併用を行う．最近ではリツキシマブの有効性も報告されている．

●引用文献

1) Mangram AJ, et al：Guideline for prevention of surgical site infection, 1999. Hospital Infection Control Practices Advisory Committee. Infect Control Hosp Epidemiol 250-278, 1999
2) 循環器病ガイドシリーズ．循環器疾患における抗凝固・抗血小板療法に関するガイドライン（2009年改訂版）
3) 石塚洋典ほか：抗血小板薬内服下の皮膚科小手術の安全性に関する検討．日皮会誌 120：15-21, 2010
4) 永島和貴ほか：水疱性類天疱瘡に発症した後天性血友病A—皮膚生検後の止血に難渋した1例—．臨床皮膚科 70：201-206, 2016
5) 田中一郎ほか：後天性血友病A診療ガイドライン．血栓止血誌 22：295-322, 2011

　　　（永島和貴）

D その他

救急でみる小児虐待

▶擦過傷，打撲，骨折，熱傷などさまざまな症状で救急を受診する．ネグレクトにより湿疹や皮膚感染症が難治化して受診する場合もある．「何かおかしい」と感じる場合が多い．小児科はもちろん，他機関との連携が必須である．

A 小児虐待とは

　小児虐待は，①身体的虐待，②性的虐待，③ネグレクト（育児放棄，拒否），④心理的虐待の4型に分類される（表1）．救急で皮膚科的に問題となるのは身体的虐待による皮膚の外傷（擦過傷，打撲），熱傷，発疹やネグレクトによる湿疹や皮膚感染症の難治化である[1]．

　わが国における小児虐待は増加の一途にあり，児童相談所への通告件数は，通告が義務付けられた平成2年度の1,011件から平成24年度は66,701件とかなり増加している[2]．しかし，医療機関からの通告頻度は決して増えておらず4％前後を推移している[3]．

　医療従事者には，小児虐待またはその疑いがある者を診察した場合，児童相談所，福祉事務所または市町村に通告する義務があり，他機関と連携して積極的な対応を行わなければならない．

B 診　断

- 虐待は疑わないと診断できない（表2）．
- 虐待による外傷は外部からは見えにくい箇所（背部・臀部・腋窩・大腿内側など）に多く，多発性で新旧の症状が混在する．
- 虐待による熱傷は境界が鮮明で屈曲部に正常な皮膚が残っていることが多い．

表1 小児虐待の種類

種類	内容
身体的虐待	身体に外傷を与えること，または与えるおそれのある暴行を加えること．叩く，蹴る，火傷させるなど，手足や道具，火や熱湯の使用．
性的虐待	性交，性的暴行，性的行為を強要すること．
ネグレクト	保護者の怠慢や拒否により健康状態や安全を損なうこと．長時間1人にする，衣食住の世話をしない，教育を受けさせない，病気の治療をしないなど．
心理的虐待	暴言や差別など心理的外傷を与えること．

表2 虐待を疑う状況

- 受診までの経過が遅い，悪化してから受診しているとき
- 現病歴の一貫性がない，現病歴が説明できない，語る人により異なる，現症と一致しないとき
- 短期間で繰り返して怪我で受診しているとき
- 発達段階と怪我が矛盾しているとき（例：はいはいをしない子に挫傷や骨折は起こりえない）
- 定期健診を受けていない，定期予防接種を受けていないとき
- 保護者の，子どもや医療スタッフに対する反応や，子どもの，保護者に対する反応に違和感があるとき
- 子どもの緊張度がきわめて高い，攻撃的な言動が多い，過度になれなれしいなどのとき

（文献4）より作成）

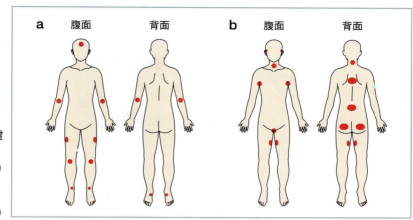

図1 自然外傷と虐待との部位の違い
a. 自然外傷で起こりやすい部位
b. 虐待に多い部位
（文献3）より作成）

1. 打撲痕

新旧混在した打撲痕の存在は虐待を疑う基本である[3]．打撲痕の色調から受傷後の経過時間が推定できる．また，自然外傷では起こりにくい部位の打撲痕に注意する．

虐待による外傷痕では凹凸のある身体部位においても一様な損傷程度を示し，胸腹部と背部など異なる面にも一様な損傷程度の外傷がある場合，虐待を強く疑うべきである．また，顔面に人為的な打撲痕が認められる場合，虐待がかなり進行していることが予想され，早急な介入が求められる．

2. 熱傷

熱傷は身体的虐待の約10％を占める．虐待による熱傷痕の特徴の1つとして，成傷器（傷を引き起こす凶器）が容易に推定できることがある．成傷器として頻度が多いのは，タバコ，車のシガレットライター，アイロン，電気ゴテ，火箸，金網などである．特徴の2つ目として，虐待を受ける子どもは抵抗できないために，加熱液体でも熱傷面の深度が一様であること，境界が明瞭であること，飛び散り熱傷痕（splash burn）が認められないことがある[3]．

口腔内熱傷は通常，乳幼児では経験されないことであり，このような熱傷を認める場合は強く虐待を疑う．

3. その他

無表情，診察に過度に怯える，年齢不相応に聞き分けが良い，相手構わず甘えるなど，他者との距離感の不自然さに注意して診察する．情緒障害のため抜毛などの自傷行為が発生している場合もある[1]．

また，保護者の態度や訴えの不自然さに注目する．受傷後受診までの時間が長い（3時間以上），発症に関する説明が矛盾している，第三者（兄弟や友人）のせいにする，治療に無関心で重症でも入院を拒否するなど了解が悪い，診察医に対し挑発的，医療機関を転々としている，といった場合は要注意である[1]．

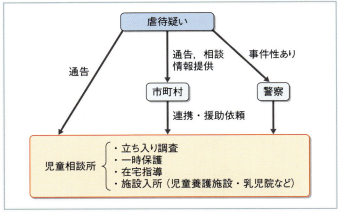

図2 虐待を疑ったらどうするか

C 治療

- 虐待を疑った時点で，通告する．
- 子どもの保護を最優先し，入院させるか否かを考える．
- 小児科医に必ず相談し，他機関とも連携をとる．

1. 皮膚症状の治療

それぞれの症状に対し，加療を行う．ネグレクトの場合，指示通りに保護者が介護できず，回復が遅れる．また代理ミュンヒハウゼン症候群では，保護者に治療を任せると逆に症状が悪化する．

2. 通告

虐待を疑った時点で，あるいは虐待の可能性も否定できないと感じた時点で，児童相談所，福祉事務所または市町村に通告・連絡を行う(図2)．

3. 入院

皮膚症状の重症度だけで判断してはならず，帰宅後再び虐待されるかどうかが問題である．入院施設がない場合も，「紫斑に対し凝固機能異常の疑いがある」など，身体疾患の検査を理由にして入院可能な施設を紹介する．

入院には，①子どもの安全が確保できる，②治療に確実な効果が得られる，③心理的ケアの時間が得られる，④子どもと離れて，保護者が精神的に安定する，⑤虐待の証拠を得るために十分な検査を行う時間が確保できる，など多くの利点がある．

帰宅可能と判断した場合は必ず再診を指示する．来院しない場合，虐待の可能性が高く，通告が必要になる．

4. 他科，他機関との連携

必ず小児科と協力する．また，虐待を疑いつつ判断に迷った場合，児童相談所や市町村の保健

センター，あるいは日ごろから提携関係にある総合病院に連絡し，相談する．
　医療機関の所見だけでなく，他の関係機関の情報と合わせて多角的に親子を見ることにより虐待の有無を判断できる場合もある．また，判断がつくまでの間，親子に必要な支援を提供することもできる．

> **Column　代理ミュンヒハウゼン症候群**
>
> 　ミュンヒハウゼン症候群は，ドイツのほら吹き男爵の名前にちなんで命名された．多数の病院に入退院を繰り返し，全くの虚偽であることをもっともらしい劇的な病歴として訴え，必要のない医学的な精査，治療を受ける詐病の一種である．
> 　子どもの場合は保護者が子どもを代理する代理ミュンヒハウゼン症候群が問題となる．虚偽の症状を訴えて子どもに不要な検査や処置を受けさせたり，検体に異物を混入させて検査結果をねつ造するなどして医療処置を虐待の手段として巧妙に利用する，特異な小児虐待の一型である[1]．
> 　患児の全身状態と保護者の訴えがかけ離れている場合，適切な治療にも関わらずさらに強い治療や検査を求めてくる場合，保護者から子どもを分離すると症状が改善する場合は，代理ミュンヒハウゼン症候群を考える．

D　予後

- 予後は介入の時期やその後の治療で大きく変化する．
- 子どもは心理的なケアを長期に必要とする．
- 他機関との連携をとって情報を共有する．
- 乳児期の育児不安を早期発見して，虐待への移行を減少させる．

　予後は介入の時期やその後の治療で大きく変化する．放置されれば，死亡や外傷による重度の後遺症が発生する危険が高い．たとえば，多発顔面外傷を認める乳児などの反復性虐待の子どもは，何の介入もしなかった場合50％は重症化，10％は死亡するとされており，家に帰したのちに1ヵ月未満に再受傷するリスクが高い．
　子どもは身体的な障害が改善した後も，心理的なケアを長期に必要とする．保護者にもカウンセリングが不可欠であるが，受け入れは容易でない．転医や治療中断が多いので，他機関と連携をとって情報を共有する．
　また，定期的な受診に虐待の予防効果があることを知っておく．たとえば，重症のアトピー性皮膚炎が軽快すれば，保護者の負担が減り親子関係が改善することもある．特に乳児期の育児不安を早期発見して，虐待への移行を減少させることが重要である．

●引用文献
1) 土居あゆみ：特集/皮膚科救急医療マニュアル　子どもの虐待―対応と連携―．MB Derma 72：16-23，2003
2) 厚生労働省：児童虐待の定義と現状
　　http://www.mhlw.go.jp/seisakunitsuite/bunya/kodomo/kodomo_kosodate/dv/dl/about-01.pdf
3) 市川光太郎：特集：外来で遭遇する児童虐待　虐待を疑うべき所見・症状．外来小児科 18, 2015
4) 奥山眞紀子：子ども虐待対応　医師のための子ども虐待対応・医学診断ガイド．厚生労働科学研究費補助金子ども家庭総合研究事業

（髙澤摩耶）

各論

IV

慢性疾患の急性増悪

A. 慢性皮膚疾患
B. 脈管性疾患
C. 膠原病および類縁疾患
D. 紫斑・皮膚血管炎
E. 皮膚形成異常・萎縮症
F. 水疱症
G. 皮膚悪性腫瘍

A 慢性皮膚疾患-1

救急でみる足白癬・皮膚カンジダ症の悪化

救急受診の理由 ▶ 足白癬で大きな水疱が破れて疼痛のため受診する．また，足白癬や皮膚カンジダ症の治療中，罹患部位に細菌感染症や治療薬による接触皮膚炎をきたし，救急外来を受診する．また，内服抗真菌薬による全身の薬疹もある．

A 足白癬・皮膚カンジダ症とは

足白癬とは皮膚糸状菌による感染症である[1]．皮膚糸状菌は皮膚の最外層を覆う角質層に含まれるケラチンを栄養源とする．足白癬は皮膚科外来疾患の6.5％を占める皮膚科common diseaseである[2]．

皮膚カンジダ症は皮膚や消化管および生殖器粘膜に常在するカンジダが免疫不全，ステロイド軟膏の誤用，継続的な下痢などにより増殖し，皮膚病変を生じた状態である[1]．

B 診 断

- 足白癬患者において，細菌感染により蜂窩織炎を発症した場合には足背から足全体，さらに下腿まで発赤・腫脹が出現する．
- 疼痛が強く，紅斑や腫脹している部位が数時間で急激に拡大する場合には壊死性筋膜炎を疑う．
- 足白癬の治療として抗真菌薬の外用を行った部位に紅斑やびらんが出現した場合には，外用薬の接触皮膚炎を考える．
- 爪白癬や皮膚カンジダ症の治療として抗真菌薬の全身投与が行われている患者が全身の紅斑を呈して受診した場合には薬疹を鑑別にあげる必要がある．

1．蜂窩織炎

足白癬の病変から高頻度に分離される *Trichophyton rubrum* は好ヒト性皮膚糸状菌であり，皮膚に感染した後も炎症を惹起することなく定着する．このために足白癬の皮疹は鱗屑や軽度の小水疱のことが多く，瘙痒などの自覚症状を訴える症例は少ない（図1）．また，紅斑やびらんが出現した場合も限局性のことが多く，足全体から下腿に発赤や腫脹をきたすことはない．

もし，足白癬で加療中の患者が数日間で足全体に急激に拡大する発赤・腫脹で受診した場合には蜂窩織炎の合併を疑う（図2）．蜂窩織炎に罹患すると38℃以上の発熱や全身倦怠感，鼠径リンパ節の圧痛を伴う下肢の腫脹を認めることが多く，これらの所見を見いだすことが診断するうえで有用である．血液検査では左方移動を示す好中球優位の白血球上昇やCRPの高値が認められる．

また，比較的まれではあるが，強い疼痛を伴いながら足から下腿さらに大腿部へ急激に紅斑が拡大する症例では壊死性筋膜炎を鑑別する必要がある．紅斑が数時間で急激に拡大する場合や水

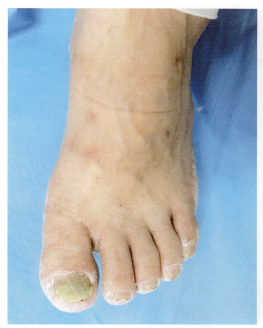 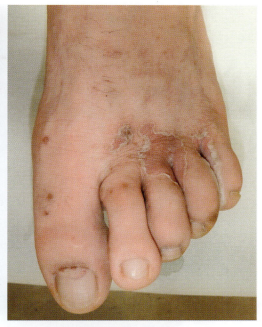

図1　足白癬
趾間部や足趾の先端に鱗屑が付着する．爪甲は混濁しており爪白癬も合併している．

図2　足白癬と蜂窩織炎の合併例
左足全体の腫脹と発赤が認められる．Ⅲ趾，Ⅳ趾，Ⅴ趾の間が浸軟しており，この部位から細菌が侵入したと考えられる．

疱形成を認める場合，握雪感がある症例などは，壊死性筋膜炎を強く疑う．A群溶連菌が起炎菌である場合には意識障害や血圧低下などの循環障害が出現するので迅速な対応が必要である．このような劇症型壊死性筋膜炎の診断は必ずしも難しくはないが，比較的ゆっくりと進行する壊死性筋膜炎の症例もあり，判断に迷うこともある[3]．単純X線やCTなどの画像診断も診断上有用である．

2. 接触皮膚炎

足白癬の標準治療は抗真菌薬の外用である[1]．治療により足白癬は速やかに改善するが，しばしば外用部位に紅斑を生ずる．使用される外用薬は皮膚科で処方されたもののことが多いが，患者が自己判断で「水虫」と診断し薬局で購入したOTC薬のこともある．このように外用部位およびその周辺に紅斑や丘疹，鱗屑が認められる場合には接触皮膚炎が疑われる（図3）．

患者は瘙痒を訴えることが多いが，炎症が強い場合にはびらんを生じ疼痛を伴う．さらにびらんから細菌が侵入し蜂窩織炎を併発することもある．患者が外用薬の塗布を開始後，足がかゆくなり，その後，急に足が腫れてきたと訴えて救急外来を受診したときには，接触皮膚炎およびそれに伴う二次感染を疑う．

3. 薬疹

足白癬は通常，外用薬で加療するが，高度の角化型足白癬では抗真菌薬の内服が選択されることがある．爪白癬に対し，外用の抗真菌薬であるルリコナゾール（ルコナック®）やエフィナコナ

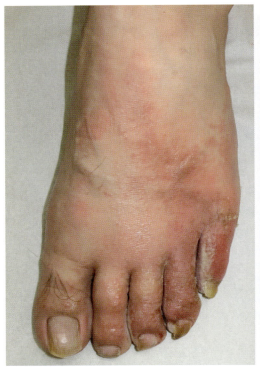

図3　足白癬に合併した接触皮膚炎
左足のびまん性の紅斑．足趾には小水疱，びらん，浸軟が認められる．

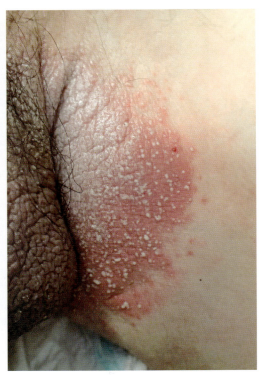

図4　救急部入院患者の皮膚カンジダ症
75歳，男性．脳挫傷で救急部入院．入院後，左陰股部に紅斑と膿疱がみられ，救急部医師から紹介された．

ゾール（クレナフィン®）が発売されたが，治療の基本は抗真菌薬の内服である．また，皮膚カンジダ症は抗真菌薬の外用により容易に治癒するが，爪郭にカンジダが感染し慢性爪囲炎を発症した場合や，爪にカンジダが感染した症例ではイトラコナゾールなどの抗真菌薬の内服が適応となる[1]（図4）．

内服抗真菌薬は高頻度ではないが，多型紅斑型や急性汎発性発疹性膿疱症のような比較的重症な薬疹を引き起こすことがある[4]．カンジダ症や足白癬の内服治療中の患者に全身性の紅斑が出現した場合には抗真菌薬の薬疹を疑う（図5）．

C 治療

- 蜂窩織炎と診断したら，抗菌薬の全身投与を行う．また，静脈血やリンパ液のうっ滞があると腫脹が改善しないので，患者へ下肢挙上を指示する．壊死性筋膜炎と診断した場合には直ちに入院とする．全身管理と緊急にデブリードマンが必要となることが多い．
- 接触皮膚炎と診断した場合には抗真菌薬の外用を中止し，ステロイド軟膏の外用を行う．
- 経口抗真菌薬の薬疹と診断した場合には内服を中止し，ステロイド軟膏の外用もしくはステロイドの全身投与を行う．

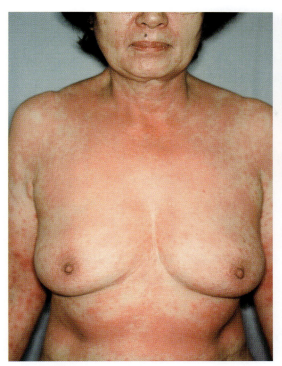

図5 抗真菌薬内服による薬疹
ほぼ全身に鮮紅色の滲出性紅斑が多発している．

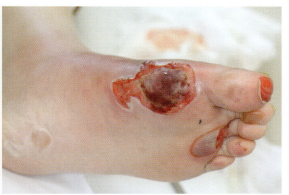

図6 蜂窩織炎から足の壊疽へ進行した症例
62歳，男性．足白癬から生じた蜂窩織炎の症例．基礎疾患に糖尿病があり，壊疽へ進行，さらに敗血症を併発した．

1．初期治療

1）足白癬から生じた蜂窩織炎

　足白癬から生じた蜂窩織炎と診断した場合には抗菌薬の全身投与を行う．起炎菌はブドウ球菌のことが多いので，アモキシシリン・クラブラン酸カリウム配合薬や第一世代セフェムを選択する．疼痛が強い場合，高熱や食思不振などがある症例では入院加療とし，抗菌薬の静脈内投与を行う．通常，蜂窩織炎で起炎菌を同定することは難しいが，足白癬に続発する症例では，趾間部にびらんが認められることが多い．抗菌薬投与前にびらんから滲出液を採取し培養を行うと，起炎菌の推定や抗菌薬の選択の際に有用な情報が得られる．

　また，下肢に組織液がうっ滞していると，局所で増殖した細菌が除去されづらい．患者には安静および下肢挙上を指示し，うっ滞を解消させることもきわめて重要である．

2）壊死性筋膜炎が疑わしい症例

　発赤・腫脹が急激に悪化し，壊死性筋膜炎が疑わしい症例では入院とし，全身状態と局所を注意深く観察する．紅斑が急激に拡大する場合，全身状態が悪化する場合には広範囲のデブリードマンおよびICUへ入室後，全身管理が必要となる．

3）抗真菌薬による接触皮膚炎

　接触皮膚炎と診断したときには，原因である抗真菌薬の外用を中止し，ステロイド軟膏の外用を行う．一般的にステロイド軟膏の外用は真菌感染を増悪させるが，抗真菌薬の接触皮膚炎にステロイド軟膏を1週間程度外用した場合でも急激な足白癬の増悪を経験することは少ない．ステ

ロイド軟膏を外用しながら抗真菌薬の短期間の内服を併用することもある．ステロイド軟膏を外用すると，速やかに紅斑が消退し，皮疹の改善が得られる．患者はこの「新しい薬」で「水虫」も治ったと思い込むことがあるので，ステロイドはあくまで接触皮膚炎の治療薬であり，長期間の外用は白癬菌の増殖を促すことをしっかり説明しなければならない．

接触皮膚炎に二次感染を合併している症例では，抗菌薬を全身投与し，前述した蜂窩織炎と同様な対処を行う．

4) 抗真菌薬による薬疹

抗真菌薬による薬疹を発症したときには，内服薬を中止し，ステロイド軟膏の外用を行う．皮疹が全身に認められる症例ではプレドニゾロン内服を行う．入院加療が必要となる症例もある．

2. その後の治療・管理

1) 足白癬

足白癬は蜂窩織炎の原因のなかで重要なものの一つである．足白癬の治療を継続することを繰り返し患者へ説明するとともに，下肢の発赤，腫脹がないか，常に注意するように患者を教育することが重要である．

糖尿病患者は足白癬に罹患しやすい．また，糖尿病は「血管の病気」であり，動脈硬化により末梢動脈疾患peripheral arterial disease(PAD)を発症している患者も多い．このような症例では蜂窩織炎を契機として急激に末梢循環障害が悪化し，糖尿病性壊疽となる場合がある(図6)．蜂窩織炎治癒後も厳重な経過観察が必要である．

> **Column** 「クレーマー」患者に注意
>
> 糖尿病は長期間の血糖コントロールが必要な疾患である．足白癬を悪化させ蜂窩織炎を併発させるような症例では，患者が糖尿病の治療に積極的でないことが多い．そのような患者は自己管理能力が弱く，疾患の悪化を他人に転嫁する傾向にある．さらに，キャラクターに問題がある，いわゆる「クレーマー」患者である場合も多い．糖尿病患者が蜂窩織炎に罹患した時点で壊疽の可能性をしっかり説明しないと，医師の治療が不十分であるため，「足が腐った」などと，医師にクレームをつける可能性があるので，注意が必要である．

蜂窩織炎を発症すると局所のリンパ管が破壊され，細菌感染治癒後もうっ滞が持続することがある．蜂窩織炎の発症において，うっ滞は重要なリスクファクターである．下肢の浮腫があり，何度も蜂窩織炎を繰り返す患者には弾性ストッキングの着用を勧める．

2) 抗真菌薬による接触皮膚炎

抗真菌薬による接触皮膚炎はアレルギー性接触皮膚炎と刺激性接触皮膚炎との場合がある．刺激性接触皮膚炎であれば治癒後に発症時と同じ抗真菌薬を使用可能である．一方，アレルギー性接触皮膚炎の場合には外用薬の基材によるものなのか，抗真菌薬そのものが原因なのかを検索する必要がある．問診上，過去に抗真菌薬で「かぶれ」を起こしたことがある，抗真菌薬の外用を開始したところ，外用部位が湿潤してきたなど，アレルギー性接触皮膚炎を疑う結果を得た場合には皮膚科専門医にパッチテストを依頼する．

3) 抗真菌薬の薬疹を疑う症例

抗真菌薬の薬疹を疑う症例では，原因薬の検索が必要である．薬剤誘発性リンパ球刺激試験drug-induced lymphocyte stimulation test(DLST)やパッチテストを行い，原因薬を推定する．薬疹の原因薬を検索するパッチテストは被疑薬を軟膏基剤に溶解し，患者の皮膚に48時間貼付

後，判定する．紅斑や水疱，膿疱を生じた場合に陽性と考える．テルビナフィンは膿疱を形成する薬疹（急性汎発性発疹性膿疱症）では比較的陽性率が高いが，その他の性状の皮疹が出現する薬疹では陽性率が低い．さらに，原因薬がイトラコナゾールである患者においてもパッチテストの陽性率は低い．抗真菌薬の内服歴と発疹の出現時期が合わない場合や，ほかにも内服薬を服用していた場合などで検査結果から原因薬が判明しないときには，入院後に内服チャレンジテストを考慮する必要がある．

> **Column** 抗真菌薬による接触皮膚炎
>
> 　足白癬によって生じたびらん面に抗真菌薬のクリームを外用すると皮膚炎を生ずることがある．抗真菌薬による刺激性接触皮膚炎を発症させないためには湿潤している病変には軟膏基剤の抗真菌薬を選択すべきである．アレルギー性皮膚炎の場合には，以後使用する抗真菌薬の選択に注意が必要となる．他の外用薬に変更しても同じアゾール系の抗真菌薬では交差反応により接触皮膚炎を発症する場合がある[5]．鑑別にはパッチテストが有用である．

> **処方例：足白癬の治療**
>
> - メンタックス®クリーム　30 g　1日1回　足底，足縁，趾間部に外用．
>
> ［びらんや亀裂が認められるとき］
> - ルリコン®軟膏　30 g　1日1回　足底，足縁，趾間部に外用．
>
> ［滲出液が多いとき］
> - 亜鉛華軟膏　10 g　1日1回　湿潤部位に外用．
>   滲出液が消失したら，上記の外用薬へ変更．
>
> ［角質増殖が著明な症例］
> - ラミシール®　125 mg/日　1日1回28日分
>
> ［蜂窩織炎を合併している症例］
> - ケフレックス®　1,000 mg/日　1日4回7日分

> **Column** 外用抗真菌薬の塗布量
>
> 　人差し指の先端から第1関節まで，抗真菌薬のチューブを絞り出した軟膏もしくはクリームの量を1 finger-tip unit（1 FTU）といい，この量は0.5 gに相当する．1 FTUで片足の足底，足縁，趾間部に抗真菌薬を塗布することが可能であるので，両足に必要な抗真菌薬の外用量は1日1 gとなる．次回受診時までの外用抗真菌薬の処方量は1 FTUを目安とすると計算しやすい．

● 引用文献
1) 渡辺晋一ほか：皮膚真菌症診断・治療ガイドライン．日皮会誌 119：851-862, 2009
2) 古江増隆ほか：本邦における皮膚科受診患者の多施設横断四季別全国調査．日皮会誌 119：1795-1809, 2009
3) 佐々木薫ほか：自治医大さいたま医療センター皮膚科における壊死性皮膚軟部組織感染症18例の検討．Skin Surgery 17：74-79, 2008
4) 岡本　崇ほか：イトラコナゾールパルス療法後に生じた薬疹の8例．日皮会誌 118：221-227, 2008
5) 神保晴紀ほか：ラノコナゾールとルリコナゾールに交叉反応を認めた接触皮膚炎．皮膚病診療 37：463-466, 2015

（原田和俊）

IV. 慢性疾患の急性増悪

A 慢性皮膚疾患-2

救急でみる痤瘡の悪化

> **救急受診の理由** ▶救急では疼痛を伴う皮疹の悪化，炎症を伴う囊腫の出現，痤瘡に対して処方された外用薬やミノサイクリンの副作用で受診することが多い．まれに急激に発症し発熱や関節痛を伴う電撃性痤瘡で受診する．

A 尋常性痤瘡とは

　俗に"にきび"と呼ばれ，思春期以降に発症し，青年期以降には通常自然に軽快する顔面，胸背部の毛包・脂腺系を場とする脂質代謝異常（内分泌的因子），角化異常，細菌の増殖が複雑に関与する炎症性疾患である[1]．

　毛包，脂腺を反応の場とし，面皰（コメド）を初発疹とし，炎症性皮疹として紅色丘疹，膿疱を生じ（図1），さらには囊腫/結節の形成（図2）もみられる慢性炎症疾患で，炎症軽快後に瘢痕を生じることがある．

B 診　断

- 青年期の女性の顔面に多発する「毛包一致性の紅色丘疹」，頬，前額や下顎にかけても分布する．
- 皮疹は，よくみると毛包が開大しやや黒色調になっている（開大）面皰がところどころにみられる．
- 「にきび」での救急受診はほとんどなく，単なる「痤瘡」の悪化と，全身疾患との鑑別に留意する．
- 電撃性痤瘡は若年男性に多く，高熱，関節痛など全身症状を伴った膿疱，潰瘍が急激に発症する．

　俗に"にきび"と呼ばれ，思春期の男女に好発し"青春のシンボル"とされ患者はそもそも病院を受診しないことが多いが，悪化して炎症性皮疹や囊腫が炎症や疼痛を伴い救急受診することが多い．痤瘡の診断は主訴の炎症性皮疹や囊腫だけでなく，周囲の面皰の存在を確認する．

　電撃性痤瘡の診断基準を表1に示す．本症はSAPHO症候群の範疇に入り，痤瘡の劇症型というより好中球性皮膚症と捉えられている[2]．

　SAPHO症候群は1987年にChamotらがsynovitis（滑膜炎），acne（痤瘡），pustulosis（膿疱症），hyperostosis（骨化症），osteitis（骨炎）といった症状を特徴とする疾患概念をSAPHO症候群として診断した．SAPHO症候群の診断基準を表2に示す．SAPHO症候群のなかで重症痤瘡が先行するものが18％であり，重症痤瘡に合併する原因不明の関節炎，骨病変はSAPHO症候群も念頭におく必要がある[3]．

　顔面の紅斑，炎症性丘疹，膿疱，痂皮に発熱を伴い救急受診する鑑別疾患としてBehçet病の毛包炎（図3），全身性エリテマトーデスsystemic lupus erythematosus（SLE）（図4），さらに全身にも皮疹を伴うものでは急性汎発性発疹性膿疱症acute generalized exanthematous pustulosis（AGEP）（図5），成人水痘（図6）があげられる．いずれも発熱を伴う場合には全身性疾患の可能性を考える．

A. 慢性皮膚疾患-2

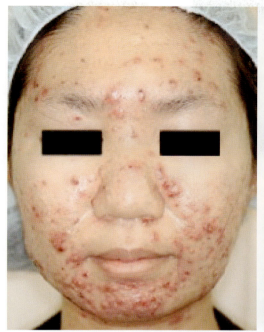

図1 痤瘡の最重症例
紅色丘疹，膿疱から疼痛のある出血・排膿.

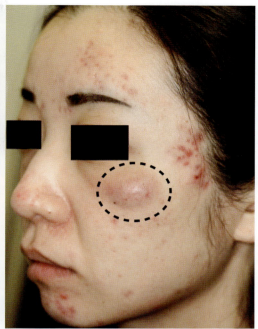

図2 疼痛が強い嚢腫（点線囲み部）を伴う痤瘡の重症例

表1 電撃性痤瘡の診断基準[2,3)]

① 急激に発症する，重症な潰瘍と結節性嚢腫を伴った痤瘡
② 関節痛，筋肉痛　1週間以上
③ 38℃以上の発熱　1週間以上
④ ESR≧50 mm/hまたはCRP≧5 mg/dL
⑤ 骨病変（X線にて骨改変像・骨シンチにて異常集積）

①，②が必須で，かつ③〜⑤の2つ以上を満たすもの

表2 SAPHO症候群の診断基準[4)]

① 重症痤瘡に伴う骨関節病変
② 掌蹠膿疱症や膿疱性乾癬に伴う骨関節病変
③ 胸肋鎖骨部，脊椎または四肢の骨肥厚像
④ 慢性再発性多発性骨髄炎

以上のうち一つを満たし，感染性骨関節炎，感染性掌蹠膿疱症，手掌角化症，びまん性特発性骨増殖症が除外できるもの．
③，④に関しては皮膚病変は必須ではない．

C 治療

- 痤瘡の炎症性皮疹の原因となる痤瘡桿菌（Propionibacterium acnes：P. acnes）に対する抗菌薬内服，抗菌薬外用が基本．抗菌薬内服はミノサイクリン，ドキシサイクリンが最も推奨される．
- 発熱を伴い，電撃性痤瘡，SAPHO症候群や全身性疾患が疑われる場合には皮膚科や膠原病内科などの専門医にコンサルトする．
- ミノサイクリンや外用薬の副作用の場合，薬剤はいったん中止させる．

各論 Ⅳ．慢性疾患の急性増悪

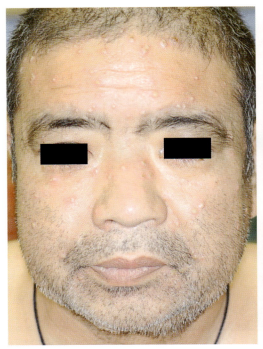

図3　[鑑別診断]ベーチェット病の毛包炎
体幹にも毛包炎が多発し，不明熱を伴った．

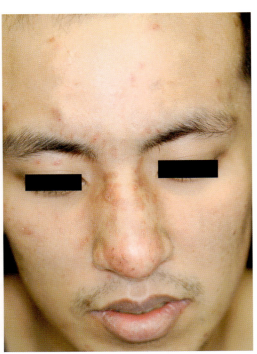

図4　[鑑別診断]SLEの円板状皮疹
不明熱，神経症状を伴った．隆起性紅斑で角化性鱗屑を伴った．

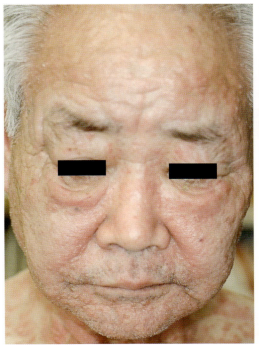

図5　[鑑別診断]AGEPの顔面紅斑，丘疹，膿疱
高熱，全身の紅斑，膿疱を伴った．

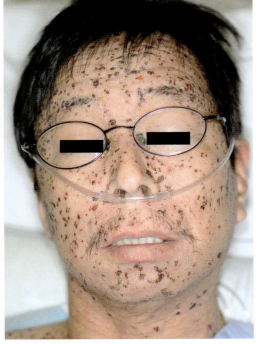

図6　[鑑別診断]成人水痘
顔面皮疹は痂皮化して，高熱，全身の水疱，膿疱，痂皮がみられた．DICを合併した．しばしば痤瘡と間違えられる．

1. 初期治療

まずは炎症を抑えるために抗菌薬内服，抗菌薬外用を行う．

炎症を伴う囊腫に対しては切開排膿が有効なことがあるが，メスで囊腫の半径〜直径程度の広範囲に切開排膿するとあとで瘢痕が問題となってしまう．専門医へのコンサルテーションが望ましい．

> **処方例** [抗菌薬投与]
> - ミノマイシン® 200 mg/日 1日2回内服 7〜14日分
>   または
>   ビブラマイシン® 100 mg/日 1日1回内服 7〜14日分
>
> [抗菌薬外用]
> - アクアチム®クリーム または ダラシン®ゲル 1日2回
>   または ゼビアックス®ローション 1日1回

2. 電撃性痤瘡，SAPHO症候群の治療

血液検査，X線，骨シンチ，膿疱からの細菌培養検査などの必要な検査を行い専門医の診断のもと治療を行う．電撃性痤瘡ではステロイド（プレドニゾロン0.5〜1.0 mg/kg/日）内服が有効との報告がある．尋常性痤瘡ではステロイド内服はわが国のガイドラインでは推奨されていない．SAPHO症候群に確立した治療法はないが，関節痛や発熱が患者の苦痛の主体であることが多いためNSAIDsを第一選択に用いることが多い．

3. 痤瘡治療薬の副作用

1）ミノサイクリンの副作用

めまいの頻度が高く，処方され内服後にめまい，ふらつきなどで救急受診することがある．ほかに悪心，嘔吐，頭痛などがある．薬歴をよく聞き，ミノサイクリン内服中止指示を出す．代替薬は処方せずに，外用抗菌薬のみ継続とし，かかりつけ皮膚科医受診を指示する．

2）新しい痤瘡治療薬の副作用

新しい外用薬，レチノイド誘導体であるアダパレン（ディフェリン®），過酸化ベンゾイル（ベピオ®），過酸化ベンゾイルとクリンダマイシンの合剤（デュアック®）を外用開始してから1週間程度の時期に顔面の紅斑，落屑，疼痛が悪化し救急受診する場合もある．いったん外用を中止させ，かかりつけ皮膚科医受診を指示する．

> **Memo** 新しい痤瘡治療薬の作用機序
>
> アダパレンや過酸化ベンゾイルは角質剝離作用があり，痤瘡の原因となる面皰改善に効果の高い薬剤である．毛包上皮の角化を正常化させ，新たな面皰の形成を阻害するため，面皰に引き続き出てくる炎症性皮疹も予防することができる．これらの薬剤の副作用として角質剝離作用による落屑，紅斑，乾燥が起こる．

● 引用文献
1) 林　伸和ほか：尋常性痤瘡治療ガイドライン．日皮会誌 118：1893-1923, 2008
2) 山崎　修：意外に知られていないステロイドの効果―ステロイドの全身投与が奏功した電撃性痤瘡．Visual Dermatology 13：662-663, 2014
3) Karvonen SL：Acne fulminans: report of clinical findings and treatment of twenty-four patients. J Am Acad Dermatol 28：572-579, 1993
4) 田中　紅ほか：掌蹠膿疱症とSAPHO症候群．Visual Dermatol 14：152-155, 2015

（井上多恵）

A 慢性皮膚疾患-3

救急でみる乾癬の悪化，膿疱性乾癬

救急受診の理由 ▶乾癬は寛解と増悪を繰り返すが，感冒などを契機に急激に紅皮症あるいは膿疱性乾癬となり，発熱など全身症状を伴うことがある．また，乾癬の治療に用いるビタミンD₃軟膏は時に高カルシウム血症を引き起こし，患者が悪心，倦怠感などを訴えて受診する．

A 乾癬患者において緊急対応が必要な状態とは

　尋常性乾癬は慢性に経過する炎症性角化症である．銀白色の厚い鱗屑と境界明瞭な紅斑を特徴とし，皮疹は寛解と増悪を繰り返す（図1a）．最近，乾癬とメタボリックシンドローム，糖尿病，高血圧症との関連が報告され，「全身疾患」としての乾癬という認識がされつつあるものの，基本的には皮膚疾患であり，通常全身症状を伴うことはない．

　しかし，感染などのストレスにより，乾癬患者の皮疹が急激に増悪し，発熱や全身倦怠感などの全身症状を示すことがある（図1b）．

　膿疱性乾癬は急激な発熱とともに全身の皮膚が潮紅し，無菌性膿疱が多発する比較的まれな疾患である（図2）．尋常性乾癬の皮疹が先行する症例と乾癬の皮疹が認められず，突然発症する症例がある[1)]．また，尋常性乾癬の治療中，不適切な副腎皮質ホルモン剤の投与により皮疹に膿疱化を伴うこともある．このような症例は厳密には膿疱性乾癬と診断されないが，尋常性乾癬が急激に増悪している所見であるの注意が必要である（図1c）．

　乾癬性紅皮症とは乾癬が増悪し紅皮症を呈した状態である．紅皮症とは全身の皮膚の潮紅と落屑を示す疾患であり，湿疹やリンパ腫，毛孔性紅色粃糠疹などがその原因となる．尋常性乾癬も病勢が強い場合や適切に加療されない場合，さらに感染などのストレスなどにより皮疹が急激に増悪した場合など紅皮症となることがある．このように皮疹が急激に増悪した場合，発熱や脱水などに血圧低下などをきたすことがあり，注意が必要である．

　乾癬の治療に生物学的製剤が導入され，これまでビタミンA誘導体や免疫抑制薬の内服のみではコントロール不良であった症例も寛解を得られるようになった．しかし，現在においても乾癬に対する治療の基本はステロイドおよびビタミンD₃軟膏の外用である．乾癬の治療に用いられるビタミンD₃軟膏はステロイド軟膏に比べ皮膚の萎縮・血管拡張，易感染性などの副作用がないが，紅斑に対する治療効果が高いため，乾癬の半数以上の症例に対して投与されている[2)]．ビタミンD₃軟膏に含有されるマキサカルシトール，カルシポトリオール，タカルシトールは血液中に移行する量は少なく，血中Caを上昇させる作用は低い．しかし，高カルシウム血症は重篤な副作用を引き起こす可能性があることから，1日ないしは1週間で使用できる外用量の制限が決められている．

　比較的まれではあるが，ビタミンD₃軟膏による高カルシウム血症の症例の報告があり，それらの患者に使用されていた軟膏の量は上記の制限量以下であった[3)]．したがって，使用制限量以下が必ずしも高カルシウム血症の危険がない安全域とはいえないことに留意する必要がある．岩

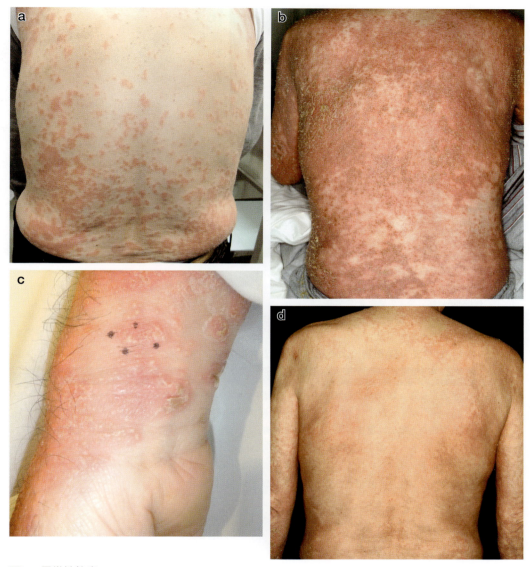

図1 尋常性乾癬
a. 体幹部に境界明瞭で融合傾向のある紅斑が多発している．紅斑は鱗屑を付着する．
b. 尋常性乾癬が増悪した状態．紅斑は拡大し，背部は正常皮膚がほとんど認められない．
c. 尋常性乾癬が増悪した際にはこのように膿疱が出現することもある．
d. エトレチネート投与により皮疹が軽快した状態．

　田らはビタミンD_3軟膏による高カルシウム血症のリスクファクターとして，軟膏の外用量，経皮吸収の亢進，腎機能低下，併用薬をあげている(表1)[3]．特に乾癬の治療薬として投与されるエトレチネートや長期間使用されるステロイド軟膏は皮膚の菲薄化を引き起こしビタミンD_3軟膏の吸収を促進させることで高カルシウム血症のリスクを上昇させると考えられる．

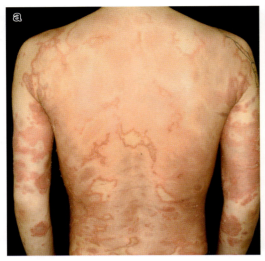
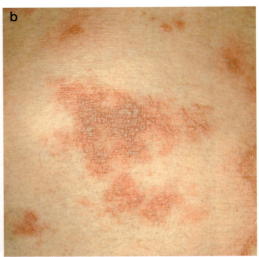

図2 膿疱性乾癬
a. 皮疹は拡大し中心治癒傾向がある．
b. 紅斑は帽針頭大の膿疱を伴う．

表1 ビタミンD_3軟膏による高カルシウム血症のリスクファクター

リスクファクター	原因
大量のビタミンD_3軟膏の使用	規定量（オキサロール®，ボンアルファハイ® 10 g/日　ドボネックス® 90 g/週）以上の外用
経皮吸収が亢進した皮膚	高齢者，ステロイド長期外用により菲薄化した皮膚，エトレチネートの内服
腎機能低下，血液透析	高尿酸血症，高血圧症，シクロスポリン内服
高カルシウム血症を惹起する併用薬	活性型ビタミンD製剤の内服

> **Memo　IL-36RNと膿疱性乾癬**
>
> 　膿疱性乾癬は急激な発熱とともに全身の皮膚が潮紅し，無菌性膿疱が多発する乾癬の重症型である．膿疱性乾癬は発症前に尋常性乾癬の典型的皮疹を有する症例と，乾癬の既往がなくいきなり膿疱が多発する症例がある．一方，IL-36は炎症を惹起するサイトカインであり数種類のファミリーメンバーが存在する．IL-36RNはIL-36ファミリーのひとつであり，IL-36の受容体に結合するが下流のシグナルを活性化させない負の制御因子である．最近，乾癬の皮疹の既往がない膿疱性乾癬において，このIL-36RNの遺伝子変異が報告された．すなわち，IL-36シグナルを負に調節する遺伝子に変異をきたした結果，過剰なIL-36シグナル伝達が起こり，その結果膿疱性乾癬が発症する可能性が示された．

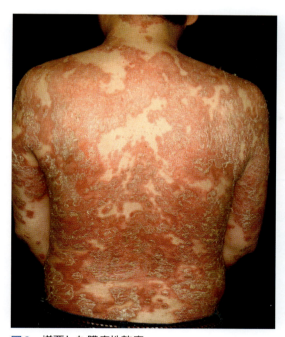

図3　増悪した膿疱性乾癬
紅斑は融合し地図上の局面を形成している．

表2　膿疱性乾癬(汎発型)の診断基準

診断基準

1) 発熱あるいは全身倦怠感等の全身症状を伴う．
2) 全身または広範囲の潮紅皮膚面に無菌性膿疱が多発し，ときに融合し膿海を形成する．
3) 病理組織学的にKogoj海綿状膿疱を特徴とする好中球性角層下膿疱を証明する．
4) 以上の臨床的，組織学的所見を繰り返し生じること．ただし，初発の場合には臨床経過から下記の疾患を除外できること．

以上の4項目を満たす場合を膿疱性乾癬(汎発型)(確実例)と診断する．主要項目2)と3)を満たす場合を疑い例と診断する．

除外診断

1) 尋常性乾癬が明らかに先行し，副腎皮質ホルモン剤などの治療により一過性に膿疱化した症例は原則として除外するが，皮膚科専門医が一定期間注意深く観察した結果，繰り返し容易に膿疱化する症例で，本症に含めた方がよいと判断した症例は本症に含む．
2) Circinate annular formは，通常全身症状が軽微なので対象外とするが，明らかに汎発性膿疱性乾癬に移行した症例は，本症に含む．
3) 一定期間慎重な観察により角層下膿疱症，膿疱型薬疹(acute generalized exanthematous pustulosis を含む)と診断された症例は除く．

(日皮会誌 125：2211-2257, 2015)

B 診断

- 尋常性乾癬患者に感染などのストレスがかかったり，治療を自己中断したりした際，皮疹が急激に増悪し，鱗屑を付着する全身の潮紅が認められるようになる．
- 膿疱性乾癬で皮膚科通院中患者の皮疹が急激に増悪し発熱や全身症状を伴う．
- 尋常性乾癬や膿疱性乾癬が増悪時に呼吸不全や血圧低下をきたす．
- 乾癬に対してビタミンD_3外用療法を行っている患者が倦怠感，悪心，腹痛，食欲不振などを訴えて受診する．

1. 尋常性乾癬の増悪

　尋常性乾癬で加療中の患者の皮疹がウイルス感染や細菌感染後，急激に増悪することがある．上気道感染症状や蜂窩織炎などの細菌感染後，急激に紅斑が拡大したり，紅斑上に小膿疱が出現し，それらが融合して膿海を形成したりすることがある(図1b)．紅斑は全身に拡大し，紅皮症となる症例もある．さらに，発熱や倦怠感などの全身症状を伴う．これらの症状が出現した場合，乾癬の急性増悪と診断する．

　上記のように感染などのストレスで皮疹の増悪がみられるが，その他，自己判断で加療を中止することが増悪の起因となる場合もある．乾癬の治療を継続しても皮疹が思うように改善せず，

表3 高カルシウム血症による症状

補正Ca値 (mg/dL)	症状
～11.9 mg/dL	ほぼ，自覚症状なし．
12.0～ 13.9 mg/dL	多尿・口渇・食欲低下・ 便秘・倦怠感
14.0 mg/dL以上	筋力低下，腎障害，集中力低下，昏迷，傾眠，意識障害

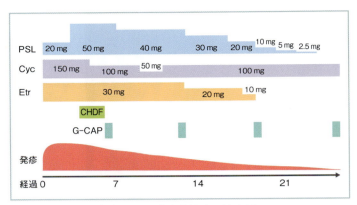

図4 全身管理を必要とした膿疱性乾癬の治療例
PSL：プレドニン®，Cyc：ネオーラル®，Etr：チガソン®，CHDF：持続的血液濾過透析，G-CAP：顆粒球吸着療法

治療へのモチベーションが低下した場合や，多忙な生活により軟膏の外用がおろそかになる場合などである．受診時にこれまでの治療歴や治療薬などについて詳しく問診すべきである．

2. 膿疱性乾癬の増悪

膿疱性乾癬は寛解と増悪を繰り返しながら慢性に経過するが，一時的に急性増悪することがある（図3，表2）．尋常性乾癬と同様に感染などのストレスが契機となることが多いが，特に誘因なく増悪することも経験する．さらに，妊娠や分娩を契機に悪化する症例もある．このように，膿疱性乾癬の悪化はいつでも起こりえることを認識しながら経過観察するべきである．

膿疱性乾癬の急性増悪時に注意しなければならないことは全身の合併症である．膿疱性乾癬が急激に増悪すると，時に皮膚のみではなく，多臓器に炎症が波及し急性呼吸窮迫症候群acute respiratory distress syndrome（ARDS）やcapillary leak syndromeを発症する[4]．膿疱を伴う紅斑の急激な拡大とともに呼吸困難，血圧低下，頻脈が出現したらこれらの病態が出現した可能性を考え，迅速に対処を行うことが必要である．

3. 外用薬による高カルシウム血症

乾癬に対してビタミンD_3外用療法を行っている患者が多尿，口渇，食欲低下，便秘，倦怠感などの症状を訴えた場合，高カルシウム血症を疑う（表3）[3]．これらは感染症，消化器疾患，代謝性疾患など，さまざまな疾患で出現する，非特異的な愁訴である．さらに採血を行う際にはNa，K，Clはルーチンに測定されるが，Caは測定しないことも多い．しかし，ビタミンDは血中Caを上昇させるホルモンであることを念頭に置き，患者を診察しなければならない．腰痛によるNSAIDsの内服，ウイルス性腸炎による脱水により腎機能低下が引き起こされると高カルシウム血症の危険性が高まる．さらに高カルシウム血症が輸入細動脈の収縮を引き起こし，腎血流量を低下させ，さらに腎障害を増悪させるので注意すべきである．

これらの症状が高カルシウム血症によることが判明すれば，乾癬の既往と治療歴から原因を突き止めることは容易である．しかし，高カルシウム血症の原因の90％を占める悪性腫瘍と原発

性副甲状腺機能亢進症を除外するため，血液中のintact-PTHとPTHrPを測定することは有用である[5]．

C 治　療

- 乾癬の皮疹が急激に増悪した症例ではシクロスポリンやエトレチネートを投与する．
- 膿疱性乾癬の急性増悪にはエトレチネートや顆粒球吸着療法（G-CAP）が効果的である．
- ARDSやcapillary leak syndromeなどにより呼吸不全や循環障害をきたしたときには呼吸管理，全身管理とともにステロイドの全身投与を行う．
- ビタミンD_3軟膏外用により高カルシウム血症を引き起こした場合には輸液を行い，血漿中のCaを排出させる．さらに，カルシトニンやループ利尿薬の投与を考慮する．

1. 初期治療

乾癬が急激に増悪した場合には速効性のある治療を選択すべきである．乾癬の治療はさまざまなオプションがあるが，紅皮症化した尋常性乾癬に対して速効性のある薬剤はシクロスポリンとエトレチネートである[6]．また，増悪の原因が感染症である場合には，感染巣を見いだし，それに対する治療を行う．

膿疱性乾癬が急激に増悪した場合にはエトレチネートが効果的であるが，膿疱性乾癬は妊娠や分娩後に悪化することがある．エトレチネートは催奇形性があり，妊娠中は禁忌である．妊婦の膿疱性乾癬に対して安全に使用できる治療法はステロイド外用薬とnarrow band UVのみであるが，これらの治療法のみでは急性増悪した膿疱性乾癬に対処できない．したがって，ガイドライン上，緊急避難的にシクロスポリンと生物学的製剤の使用が許容されている[6]．また，活性化した好中球のみを除去する顆粒球吸着療法も妊婦に行うことが可能であり，治療の選択肢の一つとなる．

尋常性乾癬や膿疱性乾癬が急激に増悪しARDSやcapillary leak syndromeを発症すると呼吸不全や循環血漿量の低下によりショックとなり，迅速な対応が必要となる[4]．全身管理，呼吸管理とともに副腎皮質ステロイド全身投与（プレドニゾロン換算1 mg/kg/日）を行う（図4）．infliximabの有効例も報告されているが，infusion reactionによる心・循環系への負荷も予測されるので，TNFα阻害薬の使用に関しては慎重に行うべきである[1]．

高カルシウム血症の治療は尿中へのCa排泄促進と骨吸収の抑制である．生理食塩水をベースにした多量の補液とループ利尿剤を投与し，尿中へCaを排出させる．腎機能低下が著しい場合には，一時的に血液透析が必要となることもある．活性型ビタミンD産生抑制のためプレドニゾロンの点滴静注も有効である．その他，ビスホスホネート製剤，カルシトニン製剤の併用を行うこともある[5]．

2. その後の治療

尋常性乾癬が繰り返し紅皮症化するような場合には，通常の治療で皮疹が十分に抑制できていない可能性も高い．現在，TNFα阻害薬をはじめとする生物学的製剤は乾癬に使用可能である．これらの薬剤は皮疹の抑制効果が高く，患者の満足度も高い．積極的に生物学的製剤を使用することが紅皮症化の予防となり，患者の治療へのモチベーションも高まる．

膿疱性乾癬は特に誘因なく増悪することがある．慢性に経過することから，患者は急性増悪を何度か経験していることも多い．あらかじめ，エトレチネートを多めに処方しておき，患者の判断で増悪時に増量して内服させても良い．

前述したようにビタミンD_3軟膏は規定量以下の外用量でも安全とはいえず，腎血流量の低下や脱水などによる高カルシウム血症が発症する可能性がある．しかし一方で厳格な使用量の制限は乾癬の皮疹のコントロールが不良となるので，高カルシウム血症の症状を詳しく患者へ説明し，症状が出現したら，すぐに受診するように指導すると良い．

● 引用文献
1) 照井　正ほか：日本皮膚科学会ガイドライン　膿疱性乾癬（汎発型）診療ガイドライン2014年度版．日皮会誌 125：2211-2257, 2015
2) 川田　暁ほか：乾癬の全国調査．皮膚病診療 32：1238-1242, 2010
3) 岩田洋平ほか：マキサカルシトール軟膏外用療法中に著明な高カルシウム血症をきたした尋常性乾癬の2例　発症機序と危険因子について．日皮会誌 113：271-279, 2003
4) 若林満貴ほか：急激な膿疱化に伴い capillary leak syndrome を併発した尋常性乾癬の1例．臨皮 68：674-678, 2014
5) 山内美香ほか：副甲状腺　Ca検査値異常のアプローチ．日内会誌 103：870-877, 2014
6) 飯塚　一：[飯塚一セレクション－乾癬の多彩な側面と全身病態からみた皮膚疾患]乾癬治療のピラミッド計画．Visual Dermatol 14：774-777, 2015

〈原田和俊〉

A 慢性皮膚疾患-4

救急でみるアトピー性皮膚炎の悪化

救急受診の理由 ▶ 20歳代のアトピー性皮膚炎患者で，ステロイド外用治療の自己中断により，全身の湿疹病変が悪化し，さらには細菌感染症やヘルペスウイルス感染症を合併し救急に受診することがある．また不適切な外用薬により，刺激性皮膚炎をきたして来院する．

A アトピー性皮膚炎とは

　アトピー性皮膚炎は，日常診療において頻繁に遭遇しうる疾患である．皮膚の生理学的異常を背景に，複数の非特異的刺激や特異的アレルゲンの関与により慢性に経過する炎症と瘙痒を病態とする湿疹，皮膚炎群である．適切な治療により症状がコントロールされた状態に維持されると，自然寛解も期待できる一方で，治療へのコンプライアンス低下により湿疹，皮膚炎は増悪し，皮膚の感染症も合併しやすくなる．

B 診　断

- アトピー性皮膚炎は，増悪・寛解を繰り返す，瘙痒のある湿疹を主病変とする．
- 急性期には，丘疹，紅斑，搔破によるびらんが混在する．
- 病変が全身に及び，紅皮症をきたすこともまれではない．
- ブドウ球菌や溶血型A群レンサ球菌による細菌感染症を合併しやすい．
- Kaposi水痘様発疹症，伝染性軟属腫を合併しやすい．
- 敗血症をきたし，感染性心内膜炎を併発することもある．

　アトピー性皮膚炎は，瘙痒のある湿疹を主病変とする疾患であり，多くの症例ではアトピー素因をもつ[1]．急性病変と慢性病変が混在する特徴的皮疹，左右対称性の分布，慢性かつ反復性の経過から，診断は比較的容易である．急性増悪をきたし(図1)，紅皮症をきたすこともまれではない(図2)．乾燥肌や皮膚炎の悪化に加え，搔破により皮膚のバリア機能が障害されると，皮膚の感染症が起きやすくなるため，救急外来や皮膚科救急では，合併する細菌感染症やヘルペスウイルス感染症の有無を評価することも重要である(図3)．

1. 合併しやすい細菌感染症(図4)

　ブドウ球菌や溶血型A群レンサ球菌による細菌感染症を起こしやすい．敗血症をきたすこともあるため早期診断，早期治療が求められる．

2. 合併しやすいウイルス感染症

　Kaposi水痘様発疹症や伝染性軟属腫などのウイルス感染症を起こしやすい．Kaposi水痘様発疹症では，突然の高熱と全身リンパ節腫脹をきたし，湿疹病変のうえに小水疱が多発する．広範

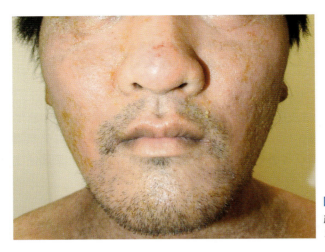

図1　アトピー性皮膚炎の急性増悪
顔面全体に紅斑がみられ軽度腫脹もみられた．搔破によるびらん，痂皮もみられた．

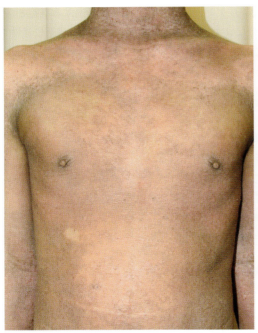

図2　アトピー性皮膚炎の急性増悪による紅皮症
ほぼ全身がびまん性に潮紅し，落屑・鱗屑を伴っていた．

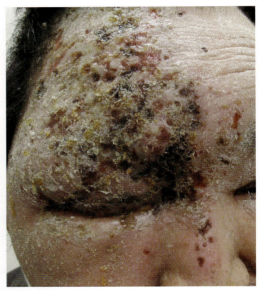

図3　細菌感染症とヘルペスウイルス感染症の合併
顔面のヘルペスウイルス感染症により水疱・びらん・痂皮を認め，同部位に細菌感染症を合併し，熱感，腫脹がみられた．病変の一部では膿汁を伴っていた．

囲にびらんをきたすこともあり，細菌感染症を合併することもある．

3. 合併しやすい眼合併症

特に成人における顔面皮疹の重症例では，白内障（10〜30％）や網膜剝離には十分注意する必要がある．その他に，眼瞼皮膚炎，角結膜炎，円錐角膜，虹彩毛様体炎（1％）などもみられる．

A. 慢性皮膚疾患—4

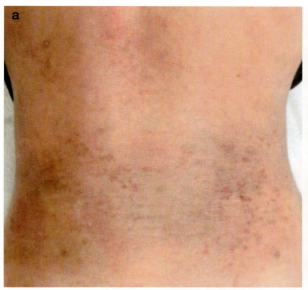
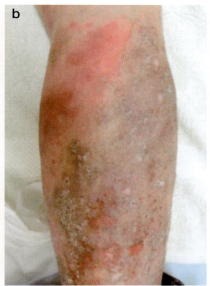

図4　20代，男性　アトピー性皮膚炎自己中断例の皮疹の悪化と下腿の蜂窩織炎
a. 背部のびまん性紅斑と腰背部の苔癬化がみられる．
b. 下腿の湿疹病変に紅斑，腫脹がみられ，蜂窩織炎を呈している．切開により膿汁のドレナージを行った．黄色ブドウ球菌とG群溶連菌が分離された．

> **Column　鑑別診断のポイント**
> 　除外すべき疾患に，接触皮膚炎，脂漏性皮膚炎，単純性痒疹，疥癬，汗疹，魚鱗癬，皮脂欠乏性湿疹，手湿疹，皮膚リンパ腫，乾癬，免疫不全による疾患，膠原病，Netherton症候群などがあげられる[1]．

C 治療

- アトピー性皮膚炎の急性期は，ステロイド外用薬により炎症を鎮静化する．
- 全身療法として，瘙痒に対する抗ヒスタミン薬を併用する．
- 合併する細菌感染症に対しては，抗菌薬の内服（あるいは点滴）治療を行う．
- 合併するウイルス感染症に対しては，抗ウイルス薬の内服（あるいは点滴）治療を行う．

　アトピー性皮膚炎の治療は，アトピー性皮膚炎診療ガイドラインをもとに行われ[1]，治療のゴールとして，①症状はない，あるいはあっても軽微であり，日常生活に支障がなく，薬物療法もあまり必要としない，②軽微ないし軽度の症状は持続するも，急性に悪化することはまれで悪化しても遷延することはない，ことが目標とされる．
　急性期には，皮疹の重症度に応じてステロイド外用薬とタクロリムス軟膏をうまく選択し，炎症を鎮静化させることが重要である．全身療法の併用も有効である．

1. 外用療法

　個々の皮疹の重症度に応じて，ステロイド外用薬のランクを決定し，病変の性状や部位などから剤型を選択する．

> **処方例** [急性増悪時]
> - ステロイド外用　1日2回(朝，夕：入浴後)を原則とする．
> - タクロリムス軟膏も有効

2. 全身療法

　瘙痒と搔破による悪化を予防する目的で，抗アレルギー薬(第二世代抗ヒスタミン薬：アレグラ®，アレジオン®，アレロック®，クラリチン®，ザイザル®，ジルテック®，タリオン®など)を用いる．眠気や倦怠感などの副作用や瘙痒抑制効果をみながら，その他の全身療法を検討する．

> **処方例** [難治例]
> - シクロスポリン内服(ネオーラル® 3 mg/kg/日より開始)
> - ステロイド内服(プレドニン® 5〜15 mg/日より開始)
> - 紫外線療法などもしばしば併用される．

3. 合併症に対する治療

　アトピー性皮膚炎では，ブドウ球菌や溶血型A群レンサ球菌による細菌感染症や，単純ヘルペスウイルスによるKaposi水痘様発疹症を合併しやすいため，これらの感染症が疑われた場合，抗菌薬や抗ウイルス薬の内服(あるいは点滴)治療を速やかに行う．

　眼合併症に対しては，眼科との連携が望ましい．

> **Column** 重症のアトピー性皮膚炎に対する外用療法
>
> 　重症の皮疹を生じた部位に対する外用療法は，原則としてまずベリーストロングクラス以上のステロイド外用薬により皮疹の改善を図ったのちに，タクロリムス軟膏に移行することが推奨されている[1]．

> **Column** ステロイドの外用指導のポイント
>
> 　ステロイド外用薬に対する誤解から，コンプライアンス低下につながる場合がある．① 悪化時のみ外用すればよい，② 改善したらやめていい，③ ステロイド外用薬ではよくならない，などの誤解からステロイド外用薬を突然中止し，急性増悪をきたした症例では，十分な診察時間を設けて治療の説明，指導をする必要がある．

> **Column** アトピー性皮膚炎患者のステロイド忌避(図5)
>
> 　アトピー性皮膚炎には他の皮膚疾患にはみられないステロイド忌避患者がいる．皮疹の悪化で救急部に来る場合もあれば，皮膚から細菌が侵入し，敗血症を併発して救急部に搬入されることもある．ステロイド忌避の理由には主として以下のものがある．① 全身的副作用がこわい，② 依存性を生じ，一生外用するという漠然とした恐怖，③ ステロイドの外用中止により悪化する(リバウンド)，④ 耐性ができる，⑤ しだいに効かなくなる，などである．いずれも説明すればわかりそうなものであるが，すでにマインドコントロールをうけているがごとく，納得していただくのは難しい．

> **Column** 重症度判定
>
> 　個々の皮疹の重症度，皮疹の範囲により判断される．範囲は狭くとも高度な病変には十分に強力な外用治療が必要となる[1]．さまざまな重症度分類があるが，世界的にはSCORAD (Severity Scoring of Atopic Dermatitis)が頻用されている．かゆみの評価にはVAS (Visual analogue scale)が有用である．

A. 慢性皮膚疾患—4

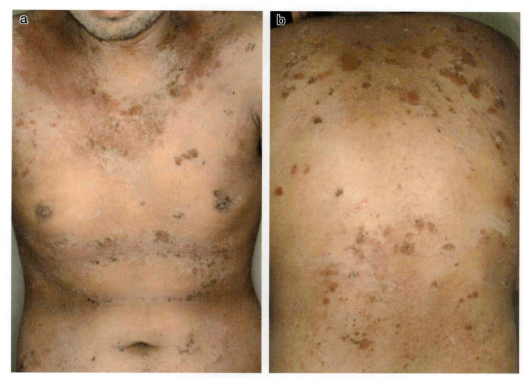

図5 20代, 男性　ステロイド忌避のために悪化したアトピー性皮膚炎入院例
アトピー性皮膚炎で脱ステロイド治療を行っていて悪化し, 救急部に入院した. びまん性の紅斑と掻破によるびらん, 痂皮がみられる.

> **Column** 病勢の指標
>
> アトピー性皮膚炎の病勢の指標となる検査には, 末梢血好酸球数, 血清総 IgE 値, LDH 値, TARC (thymus and activation-regulated chemokine) 値などがあるが, なかでも TARC 値 (成人: 450 pg/mL 未満, 小児〈2歳以上〉: 743 pg/mL 未満, 小児〈1歳以上2歳未満〉: 998 pg/mL 未満, 小児〈6ヵ月以上12ヵ月未満〉: 1,367 pg/mL 未満) は病勢を鋭敏に反映する指標として有用である.

● 引用文献
1) 古江増隆ほか：アトピー性皮膚炎診療ガイドライン. 日皮会誌 119：1515-1534, 2009

（神谷浩二）

糖尿病性潰瘍・壊疽

救急受診の理由 ▶潰瘍の急速な拡大，出血，排膿，疼痛，発熱などを訴えて受診することが多く，それらの原因としては，感染と虚血が重要である．

A 糖尿病性潰瘍・壊疽とは

　糖尿病患者において末梢循環障害か糖尿病性末梢神経障害，あるいはその両者を原因として生じる慢性の皮膚損傷が糖尿病性潰瘍・壊疽である[1]．多くは四肢末梢，特に下肢に生じ，難治であることが特徴とされる．これらのうち可逆的な損傷が糖尿病性皮膚潰瘍であり，皮下組織以下にまで及ぶ非可逆的な壊死性変化が糖尿病性壊疽である．近年は糖尿病性足病変"diabetic foot"という病名を耳にすることも多いが，これは本来WHOが医療経済的側面を見据えて定義したものである．この病名は次第に拡大解釈されて，潰瘍や壊疽以外の皮膚病変に用いられることも多くなっており，本来の皮膚科的な定義とのずれが生じている[2]．

B 成因と臨床分類

　糖尿病性潰瘍はその成因別に，閉塞性動脈硬化症 arteriosclerosis obliterans（ASO）などの peripheral arterial disease（PAD）による末梢動脈狭窄・閉塞からの血流障害による動脈性潰瘍，糖尿病性多発神経障害 distal symmetric polyneuropathy（DPN）を主とする末梢神経障害による神経障害性潰瘍，およびこれらの混合型に分けられる．これらのうちでは糖尿病神経障害性潰瘍が最も多く，全体の半数強を占める．しかしながら，混合型を含めると虚血が関与する症例も決して少なくはない．

　糖尿病性壊疽は糖尿病患者のおよそ1％に生じ，血糖コントロールが不良な例，65歳以上の高齢の男性患者，四肢末梢の血流障害が存在する例に多くみられ，細菌感染や阻血が悪化因子となる．一般的に細菌感染は治癒の遅延や潰瘍の拡大などをもたらすが，動脈性潰瘍に生じた場合のほうがより難治性で重症化しやすい．なかでも，重度の血流障害の存在する重症虚血肢/重症下肢虚血 critical limb ischemia（CLI）では，細菌感染を合併した場合に重篤な壊疽さらには下肢切断に至る危険性が高く，切断例の生命予後は著しく不良である[3]．また，PAD患者では脳血管障害や冠動脈疾患を高率に合併し，生命予後は不良である．

　糖尿病性潰瘍の診療ガイドラインとしては，各種の海外のガイドラインのほかに，わが国では日本皮膚科学会の創傷・潰瘍ガイドライン[1]があり，診断と治療のためのアルゴリズムが提唱されている（図1）．これは実際の診断と治療の目安となるものであり，これに沿って診断・治療を進めて行くと良い．また，糖尿病に限らないPADに対する診療ガイドラインとしては，2000年にTrans-Atlantic Society Consensus（TASC）によって提唱されたものと，2006年にこれを普遍化・簡潔化したTASC IIがある[4]．そのほかにも，日本循環器学会のガイドラインや，アメリカ心臓病学会が中心となって作成されたガイドラインなどがある．

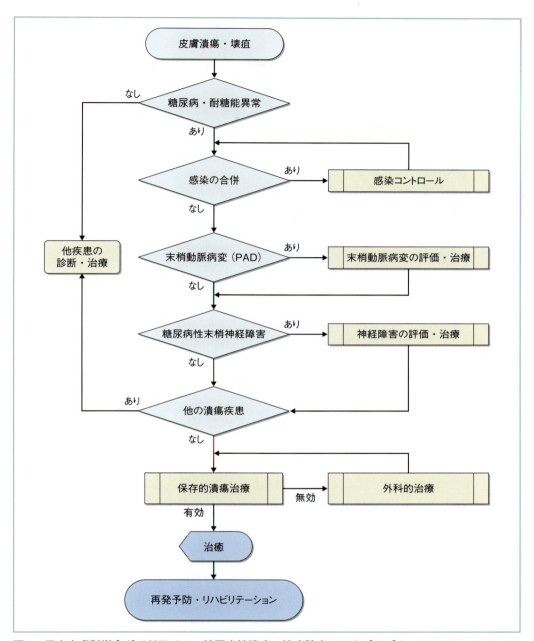

図1 日本皮膚科学会ガイドライン 糖尿病性潰瘍.壊疽診察のアルゴリズム （文献1）より一部改変）

> **Memo** PADとASO, CLI
>
> 　近年では末梢動脈の障害はperipheral arterial disease (PAD) という病名で総称されることが多く，そのうちで末梢動脈の血流障害をきたすものはperipheral arterial occlusive disease (PAOD) と呼ばれる．閉塞性動脈硬化症arteriosclerosis obliterans (ASO) は本来PADの一疾患であるが，その頻度の多さから，ASOと同義として用いられる場合も多い．PADによって下肢に重度の血流障害が生じている場合は重症虚血肢/重症下肢虚血critical limb ischemia (CLI) と呼ばれる．

C 診断

- 他の疾患・原因を除外するとともに，神経性，動脈性，混合型のいずれのタイプであるかを診断する．
- 潰瘍周囲皮膚に幅広い（2 cm 以上）発赤・腫脹を認める場合には，蜂窩織炎を生じている確率が高く，感染症として重症度が高い．
- 皮膚の握雪感，独特の強い臭気を認める場合には，壊死性筋膜炎やガス壊疽などの壊死性軟部組織感染症を疑う．
- 骨髄炎の初期では単純X線では変化を認めにくいため，臨床所見や probe-bone test, MRI 所見などを参考とする．
- 皮膚温低下，蒼白ないしチアノーゼ様の皮膚色変化，末梢動脈の触知不良などを認める場合には，PAD による血流障害の存在を疑い，臨床検査や画像検査によって動脈血流に関する部位的および質的評価を行う．
- 虚血が存在する場合には，血行再建術の適応を検討する．

　基礎に糖尿病や耐糖能異常が存在する患者の四肢（特に下肢末梢）に慢性の皮膚損傷が存在する場合や，当初は軽微と思われたこれらの部位の創傷が治癒傾向に乏しく，拡大・悪化して潰瘍を形成する場合には，糖尿病性潰瘍である可能性が高い．糖尿病性潰瘍を有する患者が潰瘍に関して救急受診する理由の多くは，痛み，発赤，腫脹，局所の熱感や冷感，潰瘍からの滲出液や排膿，四肢末梢の皮膚色の変化などの局所症状の増悪である．

　糖尿病性潰瘍の診断においては，その成因や細菌感染合併の有無と重症度の判断が重要であるが，優先されるべきものは，感染と虚（阻）血の診断である．感染の診断・治療が遅れると，感染の重篤化による蜂窩織炎や壊死性軟部組織感染症への進展や壊疽の進行，さらには下肢切断の必要性や敗血症などによる全身状態の悪化から生命の危険さえもたらすため，的確かつ迅速な診断が必要である．救急症として末梢神経障害そのものの存在が問題になることは多くはないが，動脈性潰瘍や他の潰瘍形成疾患との鑑別のためにも，その有無や程度の診断を欠かすことはできない．

1）糖尿病性皮膚潰瘍の病型別診断

　動脈性と神経障害性の糖尿病性潰瘍はそれぞれ下記のような臨床形態的特徴があり，それらによっておおまかに鑑別診断が可能である（表1）[5, 6]．

a. 神経障害性潰瘍（図2）

- 足底，趾腹，関節変形部位など足部に多くみられ，下床の骨突出などによって圧力が集中しやすい部分に生じる．
- 潰瘍の形態は明瞭で，辺縁に角質増生を伴うことが多い．
- 角質に覆われて一見上皮化しているように錯覚される場合があるが，下床が赤色調に透見される場合には神経障害性潰瘍の可能性が高い．
- 皮膚温は正常からやや暖かい場合まである．

b. 動脈性潰瘍（図3）

- 足趾や趾間，足縁に好発する．
- 形態は比較的不整で，角質増生は伴わない．

表1 神経障害性潰瘍と血管障害性潰瘍の鑑別

神経障害性潰瘍	血管障害性潰瘍
無痛性	有痛性
脈拍正常	脈拍消失
打ち抜き状潰瘍	辺縁不整な潰瘍
足底, 足縁ないし中足骨頭部に好発	一般的には足趾に好発
胼胝が存在する	胼胝を欠くかまれ
知覚, 反射および振動覚の消失	感覚所見は多様
血流増加(A-Vシャント)	血流減少
静脈は拡張	静脈は虚脱
足は乾燥し暖かい	足は冷たい
骨変形あり	骨変形なし
皮膚は赤みを帯びる	皮膚は蒼白ないしチアノーゼ

(文献5, 6)より引用, 一部改変)

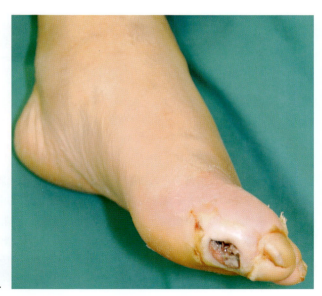

図2 神経障害性潰瘍
辺縁整な打ち抜き状の潰瘍.

- 虚血による黒色壊死組織が付着していることがある.
- 皮膚温は低下している(感染例を除く).

また下記の項目を有する患者は高率に糖尿病性の皮膚潰瘍を発生するため, たとえまだ潰瘍が生じていないとしても, 特に注意して診療に当たる必要があるとされている.

- 足部潰瘍の既往
- 下肢切断歴
- 10年以上に及ぶ長期の糖尿病歴
- 血糖コントロール不良例
- 視力障害を有する例

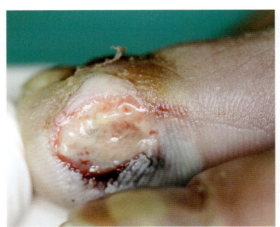

図3　動脈性潰瘍
辺縁が不明瞭で周囲に紫斑を伴う．

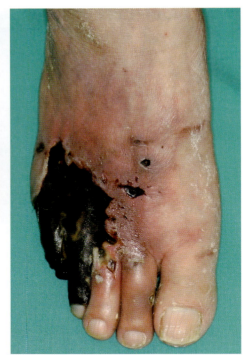

図4　足趾・足部の糖尿病性潰瘍・壊疽
周囲に蜂窩織炎による幅広い紅斑を伴う．

2）感染の診断

　糖尿病性潰瘍からの排膿や滲出液の増加，壊死組織の増加，臭気，潰瘍周囲の発赤・腫脹などは感染の存在を示唆する．Infectious Diseases Society of Americaのガイドライン[7]では，糖尿病性潰瘍の感染徴候として，①局所の腫脹・硬結，②紅斑，③局所の圧痛または疼痛，④局所の熱感，⑤濃く不透明な白色ないしは血性の化膿性滲出液の5項目をあげている．

　診断と治療方針の決定のためには，抗菌薬を開始する前に潰瘍部から細菌培養検査を行う必要がある．広い範囲に壊死組織が固着している場合には，デブリードマンを行って深部から検体を採取する必要がある．敗血症が疑われる場合には，血液培養を必ず2検体採取する．

　下肢から足部に生じる感染症としては蜂窩織炎が多くみられるが，潰瘍周囲の幅広い（2 cm以上）皮膚・皮下組織に感染が及ぶ場合（図4）は重症であり，組織破壊や血流障害の進行によって肢切断に至る可能性が高くなる．

　糖尿病患者では，壊死性筋膜炎や非クロストリジウム性ガス壊疽などの，重症な壊死性軟部組織感染症も生じやすい．

　骨髄炎，滑膜包炎，化膿性腱鞘炎などの整形外科的感染症が合併することも少なくない．潰瘍に挿入したゾンデが下床の骨に当たる場合（probe-to-bone test）や，骨壊死による黄色排液や腐骨の排出を認める場合には骨髄炎の合併を疑う．骨髄炎の初期には単純X線では骨変化を認めない場合が多く，画像診断としてはMRIが有用である．

3) 血流障害(PAD)の診断

外来受診時に問診や理学的所見からPADの存在を疑うことは可能である．理学的所見では，発赤や蒼白化などの皮膚色の変化や紅斑・紫斑の有無とそれらの範囲，腫脹，皮膚温の変化，触診やドプラー聴診による動脈拍動の減弱・消失などを調べる必要がある．問診では，痛みや知覚鈍麻の有無と程度，基礎疾患の有無，既往歴，家族歴，喫煙や飲酒などの生活歴の聴取が診断の参考となる．

虚血が疑われた場合には，その程度や動脈の閉塞(狭窄)部位(末梢か，下腿か，より高位か)によって対応が異なるため，これらの診断が必要である．虚血の診断にはまず，足関節上腕血圧比ankle brachial pressure index(ABI)をはじめ，足趾上腕血圧比toe brachial pressure index(TBI)，レーザードプラー皮膚灌流圧skin perfusion pressure(SPP)，経皮酸素分圧($TcPO_2$)などの測定を行う．これらのうちでは，ABIが測定も容易で診断機器の普及率も高く有用性が高いが，必ずしも測定値が虚血の程度と相関するわけではない．baPWV(brachial ankle pulse wave velocity)やCAVI(cardio ankle vascular index)が高値の場合には，動脈硬化が高度であると考えられる．

糖尿病に伴うPADでは動脈の閉塞は膝関節より遠位の細い動脈に生じやすく，糖尿病を有さないPADではより高位の大腿動脈や腸骨動脈に生じやすい．

足部より高位の虚血が疑われる場合には血行再建術の適応となる可能性があり，CTやCTA，MRIやMRA，従来からの血管造影，超音波エコーなどの画像検査で動脈の狭窄・閉塞部位などの部位的・質的診断を行う必要がある．

4) 末梢神経障害の診断

糖尿病患者の約20％は神経障害を自覚していないとの報告(日本糖尿病対策推進会議，2008年)もあるため，自覚症状がないからといって神経障害の存在を否定できるわけではない．また，血糖コントロールが比較的良くても神経障害を発症しうることから，血糖値やHbA1c値のみで除外診断することはできない．

糖尿病性末梢神経障害に関する診断基準案[8]が提唱されており，こういった基準を参考に検査と診断を行っていく．

診断は両側性のしびれや灼熱感，知覚鈍麻，自発痛といった異常感覚などの臨床症状に加え，音叉による振動覚検査，アキレス腱反射，モノフィラメント法(Semmes Weinstein Monofilaments Test)，神経伝導(速度)検査Nerve Conduction Velocity(NCV)などを適宜組み合わせて行う．

自律神経障害の存在が疑われる場合には，心電図でのR-R間隔変動係数，瞳孔機能検査などが行われる．

C 治療

- 潰瘍治療には感染や過剰な圧集中，細菌感染，高血糖状態などの悪化因子の除去が必須である．
- 感染が存在する場合には，抗菌薬の全身投与が最優先される．
- 壊死組織は状況が許す限りデブリードマンによって除去するが，その際には局所の血流状態や投与薬剤を確認しておく必要がある．
- 通常，潰瘍や壊疽を合併したCLI患者に対する治療の第一選択は血行再建であるが，手術やIVRによるリスクが高いと考えられる例では，保存的薬物治療や切断術も考慮する．

● 高位の血管閉塞が存在する場合など，より専門的な診断や治療が必要と思われる場合には，できるだけ迅速に専門の医療機関へ紹介する．

　本来可逆性病変である糖尿病性潰瘍では，圧の集中を避けるための免荷のように，悪化因子の除去によって改善が望める．
　潰瘍の新生組織を障害しないためには，創部の乾燥を防いである程度の湿潤状態を保つこと (moist wound healing) が重要とされている．しかし，過度の密閉による準閉鎖環境下では，創傷治癒阻害因子の増加による治癒機転の障害を生じやすいうえに，周囲皮膚の浸軟から潰瘍の拡大を招くため，滲出液が貯留しないようにドレッシングを工夫する必要がある．
　不可逆性変化である壊疽では，感染の合併・拡大防止のためにあえて乾燥状態を保つほうがよい場合がある．
　抗菌薬の選択では，臨床症状から原因菌を推測して，ある程度広域な感受性を有する抗菌薬から投与を始める (empiric therapy)．細菌培養の結果に応じて，原因菌により特異的に有効なものに変更する (definitive therapy)．
　膿や滲出液のグラム染色や溶連菌迅速判定キットの使用は，迅速な原因菌決定の助けとなる．個々の薬剤の種類と投与量の決定に際しては，腎障害など他の合併症の状態に留意する必要がある．
　阻血肢における外科的デブリードマンは，潰瘍や壊疽のさらなる進行をもたらす可能性があるため，実施範囲を慎重に決定する必要がある．このためには，ドプラー聴診や皮膚還流圧 (SPP) 測定が有用である．また，抗凝固療法や抗血小板療法としての薬剤が投与されている患者では，これらの中止の可否は担当医師の指示を仰ぐ必要がある．

> **Memo** 切断の適応に関して
> ① 小切断の適応
> 　壊死性軟部組織感染症等の重症感染症の合併さえなければ，前足部や足趾の切断に緊急を要することは少ない．通常は壊疽の進行が停止し，健常部との境界 (分界線) が鮮明になった時点で切断を行うこととなる．全身状態不良例や動脈虚血が強度な例では，感染の合併に注意しながら壊疽部の自然脱落 (auto-amputation) を待つほうがよい場合もある．
> ② 大切断の適応
> 　下肢では足関節より末梢で動脈拍動の触知や動脈音の触知が可能であれば，保存的治療の適応となりうる．一方で，チアノーゼ，水疱・血疱を伴う浮腫，筋の硬直や筋力低下，分界線を伴う壊死などがみられる場合には救肢はほぼ困難であるため，大切断の適応となる．大切断の適否や切断部位の決定に関しては，専門医の診断を仰ぐほうがよい．

> **Memo** SVS WIfI 分類とは
> 　海外の血管外科グループによって，糖尿病性潰瘍に限らない下肢潰瘍・壊疽の分類として SVS WIfI 分類が提唱されている[9]．これは潰瘍の状態，ABI による虚血の程度，感染の程度をスコア化するもので，阻血による大切断のリスク評価を目的とした分類といえる．

● 引用文献
1) 爲政大幾ほか：創傷・熱傷ガイドライン委員会報告—3：糖尿病性潰瘍・壊疽ガイドライン．日皮会誌 122：281-319, 2012
2) 末木博彦：最新皮膚科学大系18巻，玉置邦彦編，中山書店，p42-56, 2003
3) Lumsden AB, et al：Medical and endovascular management of critical limb ischemia. J Endovasc Ther

16(Suppl II)：1131-1162, 2009
4) Norgren L1, et al ; TASC II Working Group：Inter-Society Consensus for the Management of Peripheral Arterial Disease(TASC II). J Vasc Surg 45 Suppl S：S5-67, 2007
5) 爲政大幾：［日常診療に役立つ皮膚科最新情報　患者さんへの説明を含めて］糖尿病性潰瘍・壊疽. 皮膚臨床 51：1484-1493, 2009
6) Dormandy JA, et al：Management of peripheral arterial disease(PAD). TASC Working Group. Trans Atlantic Inter-Society Consensus(TASC). J Vasc Surg 31：S1-296, 2000
7) 2012 Infectious Diseases Society of America clinical practice guideline for the diagnosis and treatment of diabetic foot infections. Clin Infect Dis 54：e132-173, 2012
8) 糖尿病性神経障害を考える会：糖尿病性多発神経障害の診断基準と病期分類. 末梢神経 23：109-111, 2012
9) Joseph L, et al ; Society for Vascular Surgery Lower Extremity Guidelines Committee：The Society for Vascular Surgery Lower Extremity Threatened Limb Classification System：Risk stratification based on Wound, Ischemia, and foot Infection(WIfI). J Vas Surg 59：220-234, 2014

〈爲政大幾〉

各論　IV．慢性疾患の急性増悪

B｜脈管性疾患-2

血行障害による下肢の潰瘍・壊疽

救急受診の理由 ▶下肢の疼痛，壊死により救急部に来院する．動脈閉塞に伴う足部潰瘍・壊死は重症下肢虚血 critical limb ischemia（CLI）と称され，糖尿病，透析患者の増加により，救急で受診されることもしばしばみられる．組織欠損のほかに，異臭や局所の熱感，発赤，疼痛を認める場合，感染を併発している可能性がある．感染を伴う場合，急激に病状が進行し，壊死の拡大や敗血症に陥り，治療のタイミングを逸することもあるため，診断後，速やかに専門医へ紹介することが望まれる．

A 血行障害による下肢の潰瘍・壊疽とは

　血行障害に伴う下肢の潰瘍・壊疽は静脈性（うっ滞性）および虚血性に分けられる（表1）．静脈性潰瘍は静脈瘤や深部静脈不全に代表され，内果頭側に浅い皮膚潰瘍として認められることが多い．虚血性潰瘍・壊疽は，閉塞性動脈硬化症やBuerger病に代表されるように，慢性動脈閉塞に伴う血流障害により生じる（図1）．慢性下肢動脈閉塞症の症状分類としてFontaine分類やRutherford分類（表2）が有名であり，Fontaine III以上，Rutherford 4以上は，重症下肢虚血（CLI）とされ，放置した場合，大切断となる可能性が高い危機的状況である[1]．

B 診　断

- 足趾や足部の圧迫部位に好発し，疼痛を伴うことが多い．
- しばしば感染を伴う．
- 下肢動脈拍動の診察が重要．
- 虚血の重症度は足関節/上腕血圧比（ABI）のほか，組織血流の評価として皮膚還流圧（SPP），経皮酸素分圧（TcPO$_2$）が有用．
- 画像検査は，血管撮影がgolden standardだが，超音波検査，CT，MRAも有用．

　虚血性潰瘍・壊疽は足趾や足部の圧迫部位に好発し，疼痛を伴うことが多いが，糖尿病患者の場合は，神経障害により疼痛の自覚が乏しいこともある．動脈閉塞における身体所見では，皮膚の色調変化（蒼白，チアノーゼ），筋の萎縮，無毛，冷感のほか，下肢の動脈拍動の欠如などを認める．動脈瘤の血栓症や末梢塞栓症によっても，虚血性潰瘍・壊疽を認めることがあり，その場合，腹部大動脈瘤，大腿・膝窩動脈瘤を触知できることがある．腸骨動脈や大腿動脈に狭窄病変を認める場合は，同部に血管雑音が聴取できる．組織欠損部には，感染を伴うことがあり，虚血肢に併存した趾間白癬が潰瘍化し，二次感染をきたして外来を受診されるケースもしばしば経験される．四肢の血圧測定は，虚血の程度を知るうえで重要である．足関節/上腕血圧比 ankle-brachial pressure index（ABI，ABPI）の正常は1.0以上であるが，ABIの低下とともに下肢の虚

表1 潰瘍の鑑別

起源	原因	部位	疼痛	外観
動脈性	重度のPAD	足趾，足部，足関節	重度	さまざまな形状 蒼白色の潰瘍底 乾性
静脈性	静脈不全	特に内果	軽度	不整形 淡紅色の潰瘍底 湿性

PAD：末梢動脈疾患 peripheral arterial disease

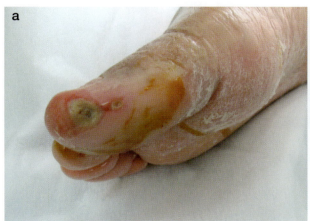
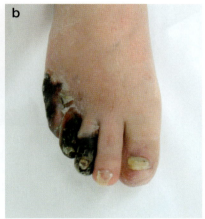

図1 虚血性潰瘍，壊疽
a. 虚血性潰瘍
b. 虚血性壊疽

表2 Fontaine分類，Rutherford分類

Fontaine分類		Rutherford分類	
Ⅰ	無症状（冷感，しびれ）	0	無症状
Ⅱa	軽度の跛行	1	軽度の跛行
Ⅱb	中等度から重度の跛行	2	中等度の跛行
		3	重度の跛行
Ⅲ	安静時疼痛	4	安静時疼痛
Ⅳ	潰瘍・壊疽	5	小さな組織欠損
		6	大きな組織欠損

血症状は強度となり，ABIが0.9以下へ低下した場合，狭窄・閉塞性動脈病変が存在すると考えられる．一般的な目安として，＜0.7で間欠性跛行が出現し，＜0.4は重症下肢虚血に属し，＜0.2で安静時痛が発生するとされる．しかし，糖尿病や透析症例では，動脈高度石灰化（図2）により動脈の駆血が困難となり，虚血が存在するにも関わらずABIが高値となる場合があるため，注意が必要である．動脈石灰化により足関節血圧が信頼できない糖尿病症例でも趾動脈は石灰化が乏しいことも多く，趾動脈血圧も有用とされる．組織欠損を示す症例においては，皮膚還流圧

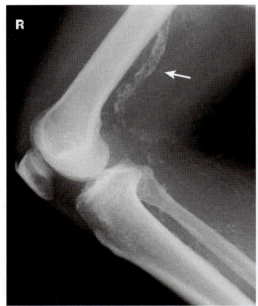

図2　単純X線（動脈石灰化）
膝窩動脈の高度石灰化（←）を認める糖尿病性腎症を合併した閉塞性動脈硬化症の1例.

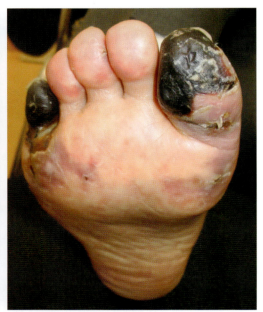

図3　血管内治療時に発症したコレステロール結晶塞栓症の1例
足背動脈の拍動触知は良好で，ABIも正常である.

（SPP）や経皮酸素分圧（$TcPO_2$）が重要で，SPP ≧ 40 mmHgが保存的治療での潰瘍治癒の目安とされる．超音波検査は無侵襲かつ簡便であるため，閉塞性動脈病変を評価するうえで有用であるが，全体像の把握や血行再建の適応を検討するには，不十分である．血管撮影検査がgolden standardとされるが，その他，症例に応じて造影CTやMRAも施行される[2]．潰瘍，壊死部に骨髄炎を併発している場合，単純X線検査で骨融解像が確認されることがある．

コレステロール結晶塞栓症などによる末梢動脈閉塞に伴う足趾の潰瘍・壊死の場合，趾動脈レベルでの閉塞のため，足背動脈の拍動が触知され，ABIも正常であることがしばしば経験される（図3）．

C 治　療

- 重症下肢虚血に対する最善な治療は血行再建．
- 局所の感染のコントロールも重要．
- 血行再建は，症例ごとに適切な治療法（バイパス，血管内治療）の検討が必要．

　重症下肢虚血に対する最善な治療は血行再建であり，血行再建なしに創傷の処置を開始した場合，さらなる壊死の進行により大切断に至る症例もみられる．画像検査で動脈閉塞病変を評価し，血行再建の適応をよく吟味するとともに，局所の感染を併発している場合は，局所の洗浄，軟膏処置や，抗菌薬投与などを同時に開始する必要がある．感染が重篤化している場合は，趾切断を先行させ，感染をコントロールしたのちに血行再建を行うこともある．血行再建は血管内治療と外科的バイパス術とがある（図4，5）．以前より，バイパス術は重症虚血肢に対する最も効果的

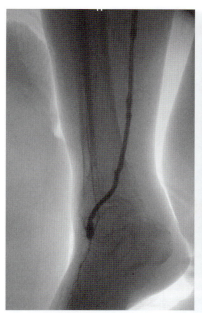 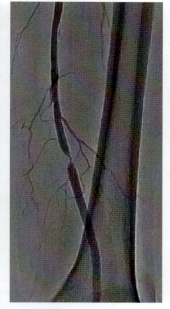 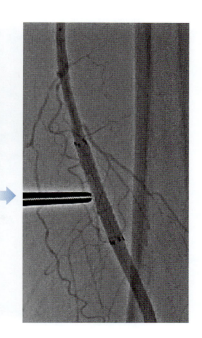

図4 足背動脈バイパス術後血管撮影　図5　血管内治療
左：膝窩動脈に限局狭窄を認める．右：狭窄部に対するステント留置後．

な血行再建として施行されてきたが，手術侵襲は大きく，下腿以下の病変に対するバイパス術は，治療できる施設は増えてきているものの，まだ限られた施設でのみ施行されているのが現状である．近年では，多くの施設で下肢動脈閉塞病変に対する血管内治療が施行されるようになってきている．血管内治療の技術およびデバイスの進歩は目覚ましく，今後ますますその適応は拡大されるものと思われる．ただし，下腿病変に対する血管内治療は再狭窄率も高く，血管内治療後に創傷治療を行う場合には，創傷治癒を得るため複数回の治療を要することがあることを念頭に置く必要がある．

血行再建後の創傷治療は，以前は切断端を一期的に閉鎖することも多かった．近年，局所陰圧吸引療法の導入により，最小限の切断，デブリードマンにとどめ，血行再建後，局所陰圧療法にて創床を整え，二期的に植皮など行うことで救肢率も向上している（図6）．

全身状態や併存疾患などの問題で，血行再建ができず，抗血小板薬や血管拡張薬による薬物療法と局所軟膏処置などによる保存的治療を選択されることもあるが，その場合の肢予後は不良である．

> **Column** 急性動脈閉塞症の5P
>
> 下肢の急性動脈閉塞症は，潰瘍・壊疽で受診されることは少ないものの，突然の下肢の冷感，しびれ，疼痛，麻痺などを主訴に受診されることが多く，診断・治療の遅れは救肢の機会を逃すのみならず，致命的ともなりうる救急疾患である．原因は塞栓症と血栓症があり，塞栓症では心房細動に代表される心原性が多い．症状は疼痛（pain），脈拍消失（pulselessness），蒼白（pallor），知覚異常（paresthesia），麻痺（paralysis）の5Pが代表的であり，問診，理学所見，血液検査所見，血液ガス分析，心電図，画像所見（胸部X線，超音波検査，血管撮影，造影CTなど）により速やかに診断し，血行再建を行う．発症6時間以内のいわゆるgolden timeに血行再建が施行されれば，高率に救肢可能であるが，24時

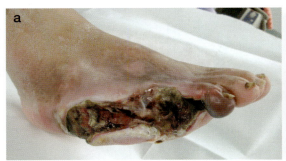
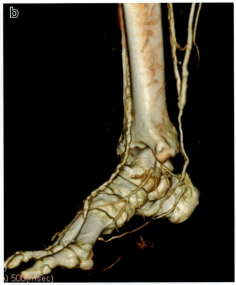
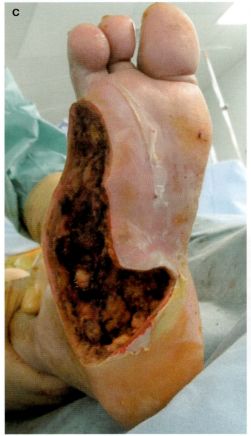
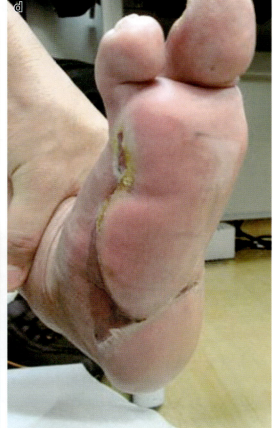

図6　感染を伴う右足部壊死の重症下肢虚血の1治験例
a. 入院時
b. 後脛骨動脈バイパスを施行（術後造影CT（3D-CT））
c. バイパス時に，右第4，5中足骨切断およびデブリードマンも施行．
d. 局所陰圧吸引療法後に植皮術を施行し，救肢された．

間を経過すると20％が切断に至る．golden timeを過ぎた症例に対する血行再建は，虚血再灌流障害により，コパーメント症候群やmyopathic nephropatic-metabolic syndrome（MNMS）の発症のおそれがある．MNMSは骨格筋の虚血，再灌流障害によって生じる腎不全を中心とした重篤な代謝障害であり，急性下肢虚血の主要な死因となっている．術前からMNMSを呈する場合は，救命を優先し，血行再建を断念して大切断もやむをえない[3]．

Column calciphylaxis

慢性腎不全患者に難治性潰瘍を発症する病態として，calciphylaxis（カルシフィラキシス，カルシフィラキシー）がある．本症は，慢性透析患者を中心として生じるきわめて強い疼痛を伴う難治性の多発皮膚潰瘍および壊死である．皮下細動脈の内膜に石灰化を生じる結果，血管内皮細胞障害から組織の虚血をきたし，皮膚の潰瘍壊死を引き起こす．諸外国では，透析患者の1～4％に認めるとされ，治療法に確立したものはないが，近年チオ硫酸ナトリウムの有用性が数多く報告されている．潰瘍は難治性であり，局所の感染あるいは敗血症を合併することが多く，致死率80％との報告もあり，予後不良である[4]．

●引用文献

1) 日本脈管学会編：下肢閉塞性動脈硬化症の診断・治療指針II，メディカルトリビューン，2007
2) 笹嶋唯博：閉塞性動脈硬化症．心臓血管外科テキスト 改訂2版，中外医学社，p438-446，2011
3) 前田英明ほか：急性動脈閉塞症（塞栓症，血栓症）．心臓血管外科テキスト 改訂2版，中外医学社，p431-437，2011
4) 萩原あいか ほか：血管外科に関するターミノロジー（第24回）B.Controversialな話題，深く知りたい項目 Calciphylaxis．血管外科 34：113-116，2015

（松本春信）

B 脈管性疾患-3

下腿潰瘍と深部静脈血栓症

> **救急受診の理由** ▶ 急性下肢深部静脈血栓症は，突然の下肢腫脹，熱感，疼痛，色調不良などを主訴に救急受診されることが予想される．初期治療を怠ると，肺塞栓症を発症し致死的病態に至ることもあるため（図1），本症を念頭に診療にあたる必要がある．静脈性下腿潰瘍は難治性で，虚血性潰瘍に比して痛みが乏しいものの，二次感染をきたすと疼痛を認めるため注意が必要である．

A 下腿潰瘍・深部静脈血栓症とは

　脈管疾患における下肢の潰瘍は，主に虚血性，静脈性に分けられる．虚血性潰瘍は足部に認められることが多いのに対し，静脈性潰瘍は下腿末梢1/3の特に内果頭側に好発する（図2）．静脈還流障害による静脈高血圧により皮膚潰瘍をきたすとされ，下肢静脈瘤，深部静脈不全症などが原因となる．深部静脈血栓症は，下腿，膝窩静脈，大腿静脈，腸骨静脈，骨盤内の静脈などいずれにも生じ，下肢腫脹や疼痛を認めるほか，時に肺塞栓症をきたし致命的ともなる．血栓形成の要因としては，Virchowの3原因（① 血流の遅延，② 凝固亢進状態，③ 静脈壁の損傷）が重要であり，外科手術後や周産期などに発生しやすいことが知られている[1]．

B 診　断

- 静脈性潰瘍は内果頭側が好発部位であり，筋膜を超えない浅い潰瘍で，疼痛を自覚しないことが多い．
- 静脈性潰瘍における静脈不全の評価には，超音波検査が有用である．
- 深部静脈血栓症は，下肢の腫脹，色調変化，疼痛などを認め，Homans徴候，Lowenberg徴候が有名である．
- 静脈血栓症の診断では，手術既往，海外渡航歴，ピルの服用歴などの問診が重要．
- 血液検査ではDダイマーが血栓の活動度の指標として重要であるほか，血栓性素因の検索が重要．
- 画像検査では，超音波検査は有用であるほか，全体像の把握および肺塞栓症の評価には造影CTを施行する．

　静脈性下腿潰瘍は内果頭側が好発であり，筋膜をこえない浅い潰瘍で周囲にうっ滞性皮膚炎に伴う色素沈着を認め，疼痛を自覚しないことが多い．しばしば上流に下肢静脈瘤を認める．既往に下肢静脈血栓症を認める場合は，静脈血栓後遺症による静脈不全により潰瘍を形成していることもある．
　深部静脈不全，血栓症の有無，伏在静脈不全の有無，不全穿通枝の評価が重要であり，超音波検査が標準的検査法である．以前は静脈撮影検査も施行されていたが，侵襲的検査でもあり，近年では施行されることは少なくなった．CTやMRVなどが施行されることもある．

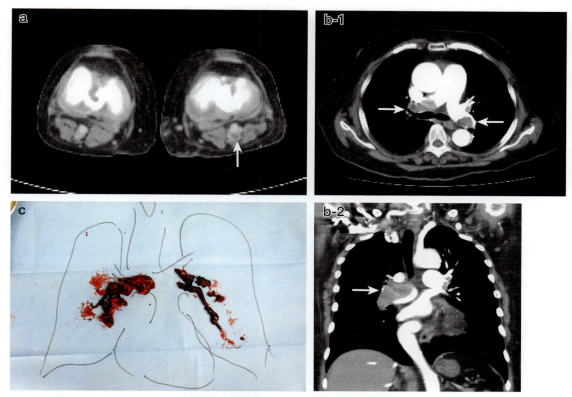

図1 脊椎圧迫骨折後に発症した深部静脈血栓症および肺血栓塞栓症の症例
緊急で肺動脈血栓塞栓摘除を施行した．
a．下肢造影CT：左膝窩静脈血栓（矢印）を認める．
b．胸部造影CT：肺動脈塞栓（矢印）を認める．
c．摘出した肺動脈血栓塞栓の標本．

　深部静脈血栓症の臨床症状は，下肢の色調変化，腫脹，疼痛などを認め，Homans徴候（腓腹部の運動痛），Lowenberg徴候（圧痛）などが有名である．

　血栓症の診断では，まず手術既往や長期臥床，海外渡航歴，ステロイドやピルの服用歴などの問診が重要である．同時に，肺塞栓症を念頭においた診療が必要であり，呼吸苦の有無や経皮酸素分圧（SpO_2）もチェックする．血液検査では，Dダイマーが重要である．前述の臨床所見があり，Dダイマーが高値の場合は，静脈血栓症を強く疑うが，Dダイマーは他の病態でも異常値を示すため，確定診断には画像診断が必要となる．また，血栓性素因をもつ静脈血栓症の鑑別のため，血液凝固系検査（血算，PT/APTT）のほか，アンチトロンビン欠乏症，プロテインS，C欠乏症，抗リン脂質抗体症候群などの鑑別も重要である．画像検査では，超音波検査が簡便かつ非侵襲的であり，診断の核をなす検査である（図3）．また，血栓症の全体像の把握，肺塞栓症の有無，形態異常の鑑別などを目的として造影CT検査も施行される（図1）．以前は静脈撮影や核医学検査なども施行されていたが，近年では行われることが少なくなってきている．また，臨床上見落とされがちではあるが，悪性疾患に伴う静脈血栓症もしばしば見受けられるため，これらを念頭におき診療にあたる必要がある．

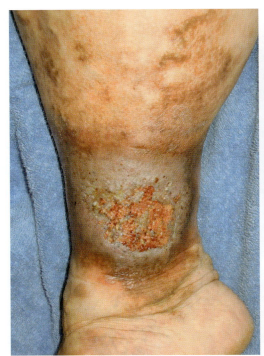

図2 静脈性下腿潰瘍

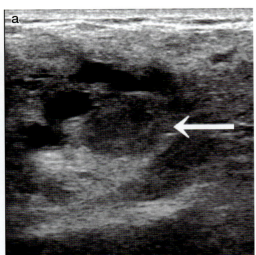

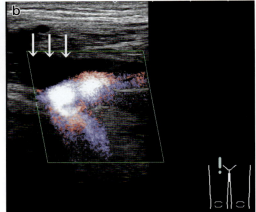

図3 下肢静脈超音波検査
大腿静脈に血栓(⇨)を認める.

C 治療

- 一次性下肢静脈瘤に伴う下腿潰瘍は,ストリッピングや血管内焼灼術などの手術適応.
- 静脈性潰瘍治療は圧迫療法が重要であり,潰瘍に感染を伴う場合は,抗菌薬投与なども考慮.
- 深部静脈血栓症の治療は血栓縮小,再発・進展予防・肺塞栓症の予防が目的.
- 治療は抗凝固療法が必須.
- 通常の深部静脈血栓症に対する抗凝固療法は3〜6ヵ月の継続が推奨されるが,血栓性素因を有する場合は,長期投与が望ましい.

　一次性下肢静脈瘤に伴う下腿潰瘍は,伏在静脈の逆流遮断が必要であり,以前はストリッピング手術が施行されてきた.近年では,血管内焼灼術が普及しつつあり,症例に応じて適応されている.下腿の不全穿通枝が認められる場合は,内視鏡下穿通枝切離術 subfascial endoscopic perforator vein surgery(SEPS)が行われることもある.また,圧迫療法は重要であり,弾性包

帯または弾性ストッキングの着用を行いながら局所の軟膏処置などを並行して行う．感染を伴う潰瘍の場合は，抗菌薬投与なども追加する．重症潰瘍の場合は，局所がおちつくまで，入院のうえ，下肢の安静が必要となることもある．

深部静脈血栓症の治療は，血栓縮小，再発・進展予防，肺塞栓症の予防が目的であり，抗凝固療法が必須である．重症の場合は，入院のうえヘパリンによる抗凝固療法を導入するとともに，経口抗凝固薬へ移行し，下肢の圧迫療法を開始する．重症例に対しては，カテーテル線溶療法catheter-directed thrombolysis（CDT）が適応となることもある．

経口抗凝固薬は，以前はワルファリンのみであったが，併用薬や食事制限，投与量の調整の必要など，使用に煩雑さがあり，一般臨床医にとって，その使用がためらわれる点もあったが，近年では新規経口凝固薬（NOAC）であるXa阻害薬の出現により，治療戦略も変遷しつつある．通常の深部静脈血栓症の場合，経口抗凝固薬は3〜6ヵ月程度の服用が推奨され，Dダイマーの正常化が服薬中止の参考となる．ただし，血栓性素因を有する患者に対しては，可及的に長期の服用が望ましく，原疾患によっては生涯服用することもある[2]．

D 予　後

静脈性下腿潰瘍は，一度は治癒しても長時間の下肢下垂を必要とするような職業など，生活習慣により再発もしばしば認められ，治癒後も圧迫療法の継続が望ましい．

深部静脈血栓症は，前述のごとく多くの場合は，3〜6ヵ月程度の抗凝固療法の継続が推奨されているが，血栓性素因などを有する症例においては，長期継続が必要とされ，病態によって治療の検討が重要である．また，一度深部静脈血栓症を発症すると，深部静脈不全による下肢腫脹，浮腫，色素沈着，静脈性潰瘍などをきたす静脈血栓後遺症を生じることがあるため，症例によっては長期の圧迫療法の継続が推奨される．

●引用文献
1）松尾　汎：知っておきたい深部静脈血栓症診療のコツ．静脈疾患診療の実際，星野俊一ほか編，文光堂，p76-81，1999
2）安藤太三（班長）ほか：肺血栓塞栓症および深部静脈血栓症の診断，治療，予防に関するガイドライン（2009年改訂版）．合同研究班参加学会：日本循環器学会ほか，2009

〈松本春信〉

救急でみるコレステロール結晶塞栓症

脈管性疾患-4

> **救急受診の理由** ▶ 足趾の痛みや倦怠感などの不定愁訴で来院する．手足の皮膚の状態を観察することが大切である．狭心症や心筋梗塞などカテーテル検査の既往があれば本症を疑い，腎障害の有無を確認する．腎臓内科に診察を依頼する．

A コレステロール結晶塞栓症とは

　カテーテル操作や大血管の手術後などに大血管壁の粥状物が破綻し，血流に乗り末梢の小動脈を閉塞する病態[1~3]．

　発熱，倦怠感，blue toe syndromeなどの症状を呈する．副側血行路がない腎臓では腎不全になりやすい．shaggy aorta syndromeとほぼ同義語である．

B 診　断

- 四肢の末梢の色調，疼痛，冷感，足背動脈の拍動の有無を確認する．
- 採血で腎機能を確認し，以前のデータがあれば比較する．好酸球増多の有無も参考となる．
- 確定診断には障害臓器の生検でコレステロール塞栓の所見を確認する．

　両下肢（特に末梢）に網状皮斑，紫紅色の紅斑などblue toe syndromeの所見をみる（図1）．両手指に同様の所見を認める（図2）．

　採血で腎機能障害や貧血，白血球増多やCRP上昇などの炎症さらには好酸球増多がみられる．膵臓のアミラーゼ上昇など障害臓器の酵素異常がみられることがある．

　確定診断には腎臓や皮膚の生検でコレステロール塞栓像をみる（図3）．

　コレステロール結晶塞栓症と鑑別すべき疾患としては下記があげられる．
- 感染性電撃性紫斑病（起炎菌は肺炎球菌，髄膜炎菌，黄色ブドウ球菌など）
- 末梢動脈疾患（PAD）（図4）/閉塞性動脈硬化症（ASO）
- 膠原病（SLE，Sjögren症候群）
- クリオグロブリン血症
- 凍瘡（しもやけ）

> **Memo　blue toe syndrome**
> 　足趾に突然，チアノーゼ，冷感，疼痛をきたす病態．下肢の小動脈の微小塞栓によるため，末梢動脈の触知は可能である．

> **Memo　shaggy aorta syndrome**
> 　shaggy aorta（毛羽立った大動脈）は大動脈が瘤化を伴わずに，血管壁の内膜側にコレステロール結晶などを主体とする粥状物が蓄積した状態をさす．この粥状物がはがれて末梢動脈を閉塞して広範な塞栓症をきたす病態をshaggy aorta syndromeという．

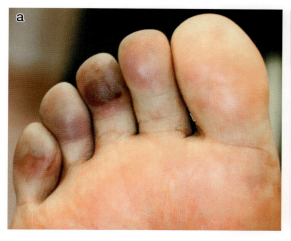
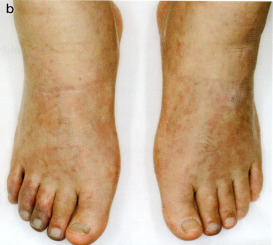

図1 blue toe syndrome
a. 足趾の紫紅色紅斑，足趾の腫脹
b. 足背の網状皮斑

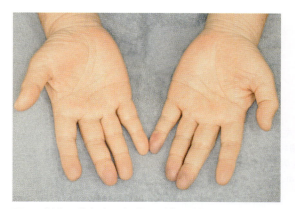

図2 指尖の紫紅色の紅斑　手指の腫脹

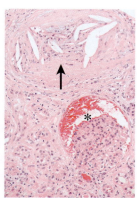

図3　腎組織像
腎臓のコレステロール結晶塞栓症．血管壁の内腔に紡錘形，針状の明るい裂隙（cholesterol cleft）を認める（→）．近傍に糸球体を確認できる（＊）．周囲にはマクロファージなどの細胞浸潤や，ムチンの沈着や線維化がみられる．（H-E染色，×200）

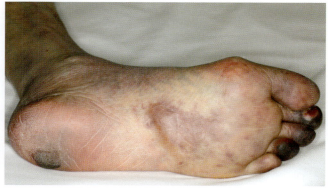

図4　鑑別疾患：末梢動脈疾患（PAD）
左足底に網状皮斑，紫紅色の紅斑，足趾の紫斑．超音波検査で動脈閉塞，深部静脈血栓像を確認．

C 治療

《急性期》
- 炎症を抑える治療を行う．
- 粥状物の破綻を促す抗凝固療法などの治療は避ける．

《慢性期》
- 粥状物の減少を目的としてスタチン製剤の内服を行う．
- 血管拡張薬を使用する．

急性期の治療では，ステロイド治療，LDLアフェレーシス，プロスタグランジンE1製剤の静注を行う．また，抗凝固薬や抗血小板薬を中止する．治療抵抗性の場合や原因となる大動脈病変が限局している際は外科的治療（大動脈人工血管置換術）を検討する必要がある．

慢性期の治療では，スタチン製剤や血管拡張薬の内服を行う．

> **処方例**
> - クレストール® 2.5～5 mg/日 1日1回内服（腎機能に注意して使用）
> - プロサイリン® 40～120 μg/日 1日2～3回内服

D 予後

一年死亡率は64～87％である[4]．

近年はステロイド治療やLDLアフェレーシスが奏効する症例が報告されている[5]．

引用文献

1) 出光俊郎編：内科で出会う 見ためで探す皮膚疾患アトラス．羊土社，p113-126, 2012
2) 横倉英人ほか：コレステロール結晶塞栓症．皮膚病診療 27：51-54, 2005
3) 金網友木子ほか：コレステロール塞栓と腎病理．腎と透析 54：275-280, 2003
4) Scolari F, et al：Cholesterol crystal embolism：a recognizable cause of renal disease. Am J Kidney Dis 36：1089-1109, 2000
5) 古江増隆編：皮膚科臨床アセット5 皮膚の血管炎・血行障害．中山書店，p256-264, 2011

（牧 伸樹）

膠原病および類縁疾患−1

救急でみる膠原病

救急受診の理由
- ▶ 全身性強皮症（SSc）：皮膚病変は慢性に経過するので，救急としてはSScの内臓病変の悪化や合併症の併発のために緊急受診する場合が多い．
- ▶ 混合性結合組織病（MCTD）：膠原病のなかでも肺高血圧症の合併頻度が高い．肺高血圧症によるむくみ，倦怠感など右心不全症状をきたして受診することがある．
- ▶ 皮膚筋炎：皮膚筋炎に伴う間質性肺炎は時に急速進行性で予後の悪いものがある．
- ▶ 全身性エリテマトーデス（SLE）：初発症状が発熱と皮疹，嘔気や食欲不振などということがあり，ウイルス感染症との鑑別が問題になる症例がある．

I．全身性強皮症（SSc）

A 全身性強皮症（SSc）とは

　全身性強皮症systemic sclerosis（SSc）は，末梢循環障害（Raynaud症状など）と諸臓器の線維化（食道，肺など）を主症状とし，血清中に特異な抗核抗体（抗トポイソメラーゼI抗体，抗セントロメア抗体，抗RNP抗体など）を認める慢性疾患である．SScの内臓病変としては食道病変（逆流性食道炎やつっかえ感）が最も多く，次いで肺病変（肺線維症，間質性肺炎）が多い．これらの内臓病変は慢性に経過するものがほとんどである．

B 診　断

　初発症状はRaynaud現象が多い．初期は手指など末梢の浮腫性硬化を呈するが，次第に肘・膝を超えて近位にまで皮膚硬化が及ぶ例が典型例である（diffuse cutaneous SSc）．肘・膝より末梢に皮膚硬化がとどまるタイプ（limited cutaneous SSc）も多い．前者には抗トポイソメラーゼ抗体が，後者には抗セントロメア抗体が高頻度に陽性である．前者では肺線維症など内臓病変の頻度が高く，SScとして重症型が多い．
　以下に救急受診したSScの重症消化管病変例を提示する．
1) **下部消化管病変**：SScの下部消化管病変は軽度なものは慢性の便秘程度であるが，まれに腸閉塞症状を呈するものもある．囊腫様腸管気腫症（図1，2）[1]，偽性腸閉塞（図3）．
2) **上部消化管病変**：多発性潰瘍病変からの出血．間質性肺炎，胸水，心囊水貯留に対してステロイドパルス療法，免疫抑制薬療法後，内視鏡検査で確認された（図4）．

C 治療（重症消化管病変に対して）

　下部消化管病変に対しては禁食，胃食道カテーテルによる減圧療法，中心静脈栄養などを行う．

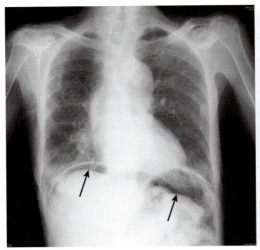

図1 胸部X線
全身性強皮症 76歳,女性.横隔膜下にfree air(→)を認める.

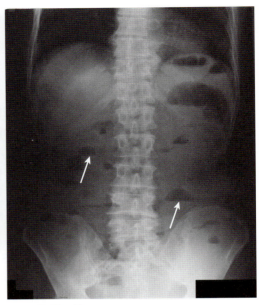

図3 腹部X線
全身性強皮症 72歳,男性.小腸ガスの増加と多数の鏡面形成像(niveau)(→)を認める.

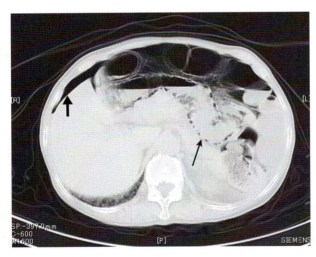

図2 腹部CT
図1と同一症例.前腹壁下にfree air(➡)と小腸壁にガス像(→)を認める.

　上部消化管出血には内視鏡的止血,輸血などの対症療法で改善する場合もあるが,多発性で難治のこともある.

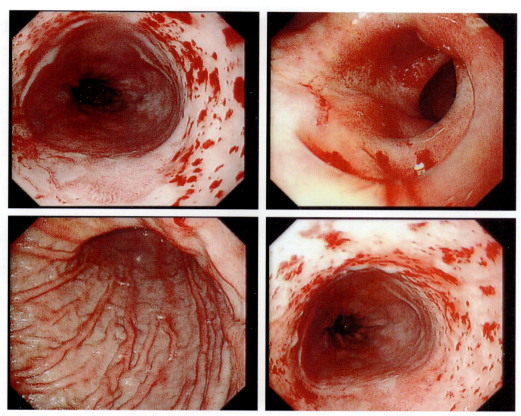

図4 上部消化管内視鏡所見
全身性強皮症 56歳,男性.食道胃の多発性びらん,出血.

II．混合性結合組織病（MCTD）

A 混合性結合組織病（MCTD）とは

　　混合性結合組織病 mixed connective tissue disease（MCTD）は，Raynaud現象，手指腫脹（ソーセージ様指）がみられ，血清抗RNP抗体が単独高値を示す．しばしば筋炎，関節炎を伴うのも特徴である．

B 診断（肺高血圧症）

　　肺高血圧症は臨床症状に加えて，画像（胸部X線（図5），CTなど），心エコー，呼吸機能検査（特に拡散能）で疑われる．右心カテーテル検査で確定診断される．

C 治療（肺高血圧症）

　　肺高血圧症の治療は近年急速に進歩がみられる[2]．

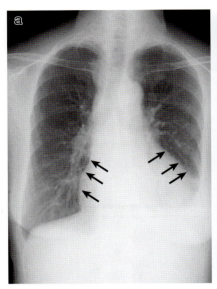
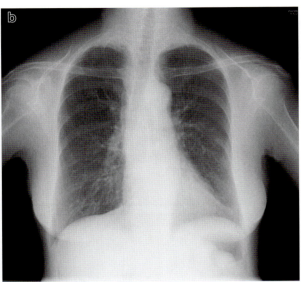

図5 胸部X線
混合性結合組織病　66歳，女性．
a．2009年10月　心拡大（→）．CTで胸水，心嚢水，皮下浮腫．心エコーで著明な三尖弁逆流，右心系拡大，左室中隔圧排所見を認めた．
b．2010年10月　改善している．

III．皮膚筋炎

A　皮膚筋炎とは

　四肢近位筋の筋炎と特有な皮疹を呈する疾患で，悪性腫瘍を伴う群と間質性肺炎を伴う群に分けられる．

B　診　断

　皮膚筋炎の皮疹は特徴があり，診断は難しくない（図6〜8）が，一部分しか見ないと湿疹皮膚炎群と誤診し診断が遅れることがある．血清筋原性酵素値上昇，MRI所見，筋生検組織所見から筋炎の診断がなされる．近年，内臓悪性腫瘍，急速進行性間質性肺炎と相関のみられる新たな自己抗体の存在が明らかにされ，診断，検査・治療方針の決定に役立つようになってきた．

C　治　療

　全身検索で悪性腫瘍が見いだされた場合は，当然ながら悪性腫瘍の治療が必要となる．手術可能な場合は手術療法が，化学療法の適応例は化学療法が行われる．皮膚筋炎の筋症状として嚥下障害がみられる場合も多く，誤嚥性肺炎も問題となる．間質性肺炎で急速進行性が疑われる例には早期に免疫抑制薬も含めた強力な治療が行われ，予後の改善がみられるようになった[3]．

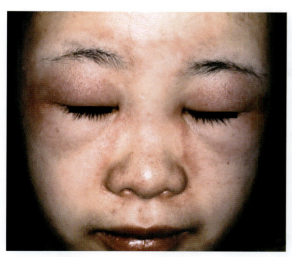

図6　皮膚筋炎
23歳，女性．顔面の典型的皮疹（ヘリオトロープ紅斑など）．

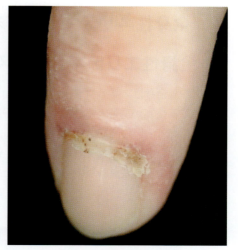

図8　皮膚筋炎の爪囲紅斑，爪郭部の毛細血管拡張
爪小皮の延長と出血も観察される．

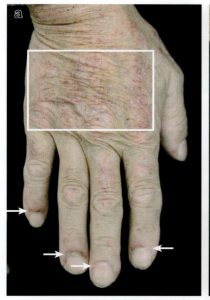
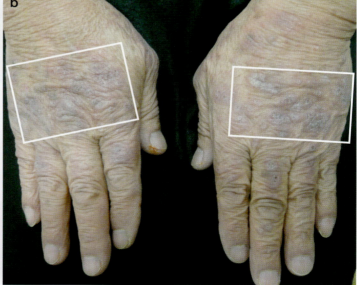

図7　悪性腫瘍を伴う皮膚筋炎のGottron徴候
a．58歳，男性（右手），b．79歳，男性（両手）
指爪郭病変（→），手背Gottron徴候（☐）．

> **Column**
> 　皮膚筋炎様の皮膚症状で初診し，反回神経麻痺が見いだされ，縦隔腫瘍（肺癌）による上大静脈症候群と診断されることがある（図9）[4]．

IV. 全身性エリテマトーデス（SLE）

A 全身性エリテマトーデス（SLE）とは

　全身性エリテマトーデス systemic lupus erythematosus（SLE）は，抗DNA抗体高値，補体低下などが病勢とも相関し，膠原病のなかでも自己免疫疾患の色彩が最も明らかな疾患ではあるが，病因の詳細はなお不明である．ある種の遺伝素因に感染などの環境要因が関与して発症するものと推測されている．症状は，発熱などの全身症状，皮膚，筋・関節，腎，神経，心血管，肺，消化器，造血器など多臓器にわたり，患者ごとに異なる．

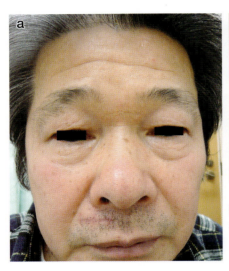
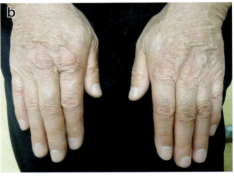

図9　皮膚筋炎の鑑別疾患（上大静脈症候群）
65歳，男性．初診の2ヵ月前から顔の赤みとむくみを自覚していた．10日前から嗄声と物が飲み込みにくく，むせることあり．顔面手指の腫脹と軽度の紅斑．

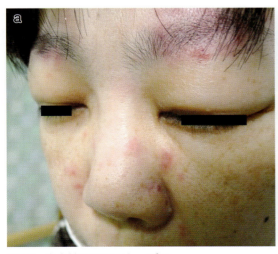
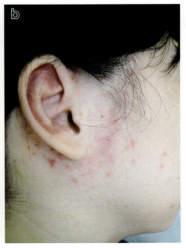

図10　全身性エリテマトーデス
44歳，女性．20日ほど前から発熱あり，その後嘔気と皮疹が出現し受診した．顔面，耳周囲に紫調を帯びる浸潤性紅斑が多数みられる．

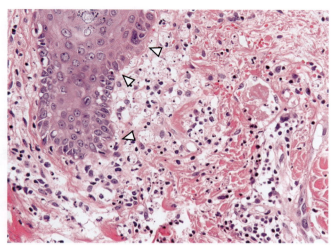

図11 SLEの皮膚病理組織所見（H-E染色）

図10と同一症例．表皮基底層の液状変性（▷）と真皮上層の組織球，核塵を混ずるリンパ球浸潤がみられた．腎症も伴っていた．

B 診　断

　SLE分類基準は有用ではあるが，皮疹の臨床所見，組織所見，蛍光抗体法所見から，皮疹を正確に診断することが皮膚科医として求められる．発熱と皮疹を主訴に初診した患者の皮疹からSLEを疑い，血清抗核抗体などの検査とともに皮膚生検を行い，SLEと確診した例を提示する（図10，11）．

C 治　療

　ステロイド全身投与が第一選択であるが，腎症やその他の難治病態を伴うときは免疫抑制薬の併用を行う．

● 引用文献
1) 佐々木桃子ほか：腸管嚢腫様気腫症を併発した全身性強皮症．皮膚臨床 55：1921-1924, 2013
2) 田中住明：膠原病に伴う肺高血圧症．Pulmonary Hypertension Update 1：236-243, 2015
3) 上坂　等ほか：多発性筋炎・皮膚筋炎治療ガイドライン．診断と治療社，東京，p37-39, 2015
4) 趙　玲愛ほか：顔面と頸部の腫脹から肺癌が判明した上大静脈症候群．皮膚病診療 34：839-842, 2012

（佐々木哲雄）

成人 Still 病

救急受診の理由 ▶ 救急には発熱で来院する．発熱，関節痛，皮疹があり，インフルエンザ，肺炎，膿瘍などの感染症が否定的であれば，本症も疑う．血球貪食症候群などの合併を除けば，翌日の精査で対応可能である．強いかゆみで来院する場合もある．

A 成人 Still 病とは

成人 Still 病（adult Still's disease/adult-onset Still's disease）は発熱，関節炎，皮疹を特徴とする原因不明の膠原病類縁疾患である[1〜4]．
16 歳未満の小児に発症した場合は，若年性特発性関節炎 juvenile idiopathic arthritis（JIA）に含まれる．

B 診 断

成人 Still 病の基準を表1に示す．
成人 Still 病の主な臨床像を表2に示す．発熱，関節痛，皮疹があり，感染症や悪性腫瘍の否定が必要である．関節症状は必発であるが，症状に乏しいこともある．
成人 Still 病では表3のような検査値の異常を示す．
鑑別すべき疾患を表4にあげる（後述）．皮疹と強いかゆみで来院する場合は蕁麻疹や薬疹と鑑別が困難なこともある．皮疹は定型疹と非定型疹に大別される．定型疹は発熱時に出現し，解熱時に消退する丘疹状の紅斑（サーモンピンク疹，リウマチ疹）．非定型疹はかゆみの強い持続する浮腫性紅斑，丘疹であり，色素沈着を残すことがある（persistent pruritic eruption）．

表1 成人 Still 病の分類基準

大項目：1）39℃以上の発熱が1週間以上持続
2）関節症状が2週間以上持続
3）定型的な皮膚発疹（サーモンピンク疹，丘疹状紅斑）
4）80％以上の好中球増加を伴う白血球増多（≧10,000/μL）
小項目：1）咽頭痛
2）リンパ節腫脹あるいは脾腫
3）肝機能障害
4）リウマトイド因子陰性および抗核抗体陰性
除外項目：Ⅰ．感染症 Ⅱ．悪性腫瘍 Ⅲ．膠原病
判定：2項目以上の大項目を含む総項目数5項目以上で成人 Still 病と分類．感度 96.2％，特異度 92.1％．ただし除外項目は除く．

（文献5）より引用）

表2 成人 Still 病の主な臨床像

- 発熱（spike fever）
- 関節症状（大関節が主体）
- 皮疹（図1, 2）
  発熱時に出現するサーモンピンク疹
  発熱と関係なく持続してみられる非定型皮疹
- 咽頭痛
- リンパ節腫脹
- 脾腫
- 漿膜炎
- 急性呼吸窮迫症候群（ARDS）

C. 膠原病および類縁疾患−2

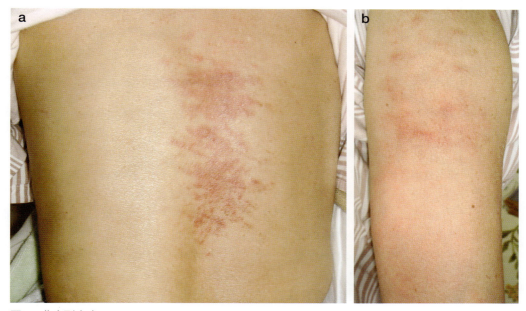

図1 非定型皮疹
a. 背部に持続する搔破痕を伴う線状の紅斑・丘疹．Köbner現象あり．
b. 上肢に網状皮斑・色素沈着，蕁麻疹様の紅斑．

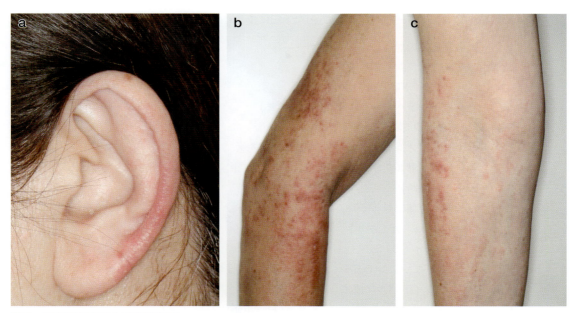

図2 非定型皮疹および定型皮疹
a. 耳介の紅斑．b. 上肢の線状の紅斑・丘疹．c. 前腕の蕁麻疹様の紅斑．

表3 成人Still病で異常を示す検査項目
- 白血球増多
- 好中球増多
- CRP高値
- 高フェリチン血症
- リウマトイド因子は通常陰性
- 抗核抗体は通常陰性

表4 成人Still病と鑑別すべき疾患
- 感染症(救急室では高熱をきたす急性扁桃炎、腎盂腎炎、膿胸、感染性心内膜炎などの細菌感染症やインフルエンザ感染症が鑑別としてあげられる)
- 薬剤性過敏症症候群(DIHS)
- ツツガムシ病
- TRAPS(TNFR-associated periodic syndrome)

薬剤性過敏症症候群：発熱と臓器障害を伴う薬疹である．抗痙攣薬，ジアフェニルスルホン(DDS)，サラゾスルファピリジン，アロプリノール，ミノサイクリン，メキシレチンなど特定の薬剤が原因となることが多い．ヒトヘルペスウイルス(6型)の再活性化を生じる．顔面の浮腫をきたすが，眼周囲は皮疹が抜けることが特徴である．

ツツガムシ病：発熱と皮疹を呈し，刺し口は黒色の痂皮を伴うことが特徴である．腋窩，外陰部など外から見えにくい柔らかい所を十分に確認する必要がある．

TNF受容体関連周期性症候群(TRAPS)：発熱，筋肉痛，関節痛などの炎症徴候を反復する遺伝性疾患である．皮疹は筋肉痛部位に浮腫性紅斑がみられることが特徴である．家族歴があり，20歳未満の発症であることが成人Still病と異なる．

C 治療

救急室での対応，一般診療時の処方例を下記にまとめた．

> **処方例** [救急室での対応]
> 《皮膚症状に対して》
> ● ステロイド薬(very strong)外用
>   例)アンテベート®軟膏　1日2回(体)
> ● 抗ヒスタミン薬の内服
>   例)タリオン® 20 mg/日　1日2回　内服
>   ザイザル® 5〜10 mg/日　1日1回　内服
> [一般診療時]
> 《発熱・疼痛に対して》
> ● NSAIDs：ナイキサン®など
> ● ステロイド：
>   プレドニゾロン 0.5〜1.0 mg/kg/日　内服
>   ステロイドパルス療法
>   メチルプレドニゾロン 0.5〜1 g/日　点滴(3日間)
> 《関節炎に対して》
> ● MTX：
>   メトトレキサート 8〜16 mg/週　内服(保険適用外)

> 《難治な場合》
> ● CyA：
>   シクロスポリン内服（保険適用外）
> ● 生物学的製剤：
>   トシリズマブ 8 mg/kg/ 日（保険適用外）
>   （関節リウマチ治療に準じて 4 週間ごと）

D 予 後

　生命予後は良好であるが，再燃を繰り返すこともある．血球貪食症候群 hemophagocytic syndrome（HPS）や播種性血管内凝固症候群 disseminated intravascular coagulation（DIC）を合併する場合は生命に影響する．

　関節痛は約 8 割にみられる．発赤，腫脹などの関節炎の所見は約 5 割であり，慢性化した場合は，関節リウマチと同様に骨・軟骨破壊，関節変形をきたすことがある．

　定型疹は 6 割以上の患者に出現する．一方，非定型疹は重症例や治療抵抗例にみられることが多い．

● 引用文献
1) 多田芳史：成人Still病．日内会誌 104：2143-2148, 2015
2) 山下裕之ほか：成人スティル病．リウマチ科 54：53-59, 2015
3) 出光俊郎編：内科で役立つ 一発診断から迫る皮膚疾患の鑑別診断．羊土社, p194-204, p267-271, 2013
4) Asanuma YF, et al：Nationalwide epidemiological survey of 169 patients with adult Still's disease in Japan. Mod Rheumatol 25：393-400, 2015
5) Yamaguchi M, et al：Preliminary criteria for classification of adult Still's disease. J Rheumatol 19：424-430, 1992

〔牧　伸樹〕

各論 IV. 慢性疾患の急性増悪

 膠原病および類縁疾患-3

壊疽性膿皮症

救急受診の理由 ▶壊疽性膿皮症は，時に急激に発症して，激しい疼痛や発熱などの全身症状を伴い，壊死と周辺の強い炎症を伴う湿潤した皮膚潰瘍が急速に拡大することがある．そのような場合，救急外来を受診することがある．

A 壊疽性膿皮症 pyoderma gangrenosum とは

　軽微な外傷に対する過剰反応（パテルギー：pathergy）を背景とし，好中球の局所への集積を病変の主体とする好中球性皮膚症の一型である．したがって，外傷や手術後に発症する例もしばしば経験される．

　初発疹は，有痛性の結節ないし小膿疱であり，外傷や術創に続発することも多いが，何の誘因も確認できないことも多い．当初形成される紅斑性局面，結節あるいは膿疱が破れて皮膚潰瘍を形成し，血性膿汁を生じながら遠心性に拡大する．その後，辺縁が不整となり赤紫色に堤防状に隆起し，中央部が黄色壊死性となる湿潤性の皮膚潰瘍を形成する（図1）．臨床経過は，急激な発症と急速な病変の拡大を示し，発熱などの全身症状を伴うものと，全身症状をあまり伴わない緩徐な経過を呈するものがある．

1. 分類

　Powellらが本症を4型に分類している[1]．

1) 潰瘍型（ulcerative）（図2）

　周囲に紅斑を伴ったポケット形成を伴う深掘れの潰瘍が急速に拡大する．潰瘍底は膿性である．積極的な全身の免疫抑制療法が必要である．高頻度に関節炎，炎症性腸疾患，単クローン性免疫グロブリン血症を伴う．

2) 膿疱型（pustular）

　紅暈を伴う有痛性の膿疱で，通常随伴する炎症性腸疾患のコントロールによりしばしば軽快する．角層下膿疱が特徴で，高頻度に急性の炎症性腸疾患を伴う．

3) 水疱型（bullous）

　有痛性の水疱で，周囲に紅斑を伴う．進行性の浅在性の潰瘍を形成する．通常全身療法が必要である．白血病合併例では予後不良の徴候となる．しばしば骨髄増殖性疾患を合併する．

4) 増殖型（vegetative）（図3）

　表在性肉芽腫性膿皮症 superficial granulomatous pyoderma と呼ばれる病型で，ポケット形成や深掘れのない浅在性の潰瘍を形成する．通常単発で痛みはなく，緩徐に経過する．肉芽組織がしばしば創面より盛り上がり，局所外用剤に良く反応する．全身療法は必要としないことも多い．合併症もないことがほとんどである．

　口腔粘膜の膿疱性疣状病変を呈する pyostomatitis vegetans は，しばしば皮膚の潰瘍性疣状病変を伴いまた，炎症性腸疾患を伴うことが多いことから，壊疽性膿皮症の一亜型であるという考

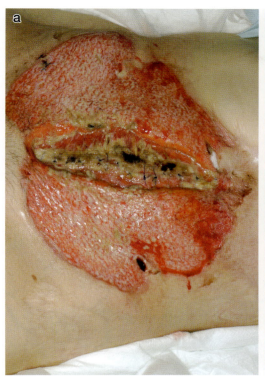
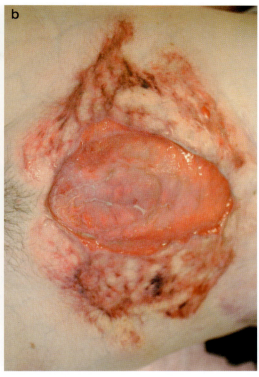

図1 壊疽性膿皮症の臨床像（57歳，女性）
a. 急性虫垂炎に伴う汎発性腹膜炎にて開腹術施行．術後より創部の疼痛強く，さらに局所は発赤し，潰瘍形成，創は哆開した．CRP 21.17 mg/dL，白血球数25,000/mm³と上昇したが，プロカルシトニン値正常．各種抗菌薬に反応せず，救急部より皮膚科コンサルトされたときの臨床像．壊疽性膿皮症と診断し，プレドニン1 mg/kg/日で開始．炎症症状は急速に消失し，全身状態も回復した．
b. 治療3ヵ月後の状態．この後中央の潰瘍部には分層植皮術を施行した．

えもある．

2. 病理組織像（図4）

　病理組織学的には壊疽性膿皮症は，あまり特徴的な所見はなく，完成期には，化膿性肉芽腫性炎症と線維化を伴う肉芽組織の像を呈する．これは，この疾患特異的なものではなく，癤などの化膿性毛包炎や，いわゆる炎症性表皮囊腫，非結核性抗酸菌症，深在性真菌症でもみられることのある病変である．ただし，ごく早期の病変では，毛包漏斗部内に好中球の浸潤がみられることがあり，診断的には意味がある所見とされている．

　膿疱型では，角層下膿疱や毛包中心性の好中球浸潤が目立つことが多いとされている．水疱型では，表皮下水疱の形成がみられ，増殖型では，しばしば表皮の偽癌性増殖が観察される．

　壊死性血管炎necrotizing vasculitisを合併するかどうかに関しては議論のあるところである．基本的には合併はないと考えられているが，時に，Wegener肉芽腫症（granulomatosis with polyangiitis）などとの合併例も報告されており，そのような場合には壊死性血管炎の像を呈することもある．

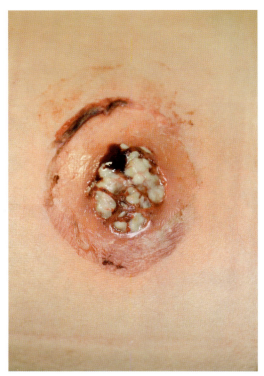

図2 背部に生じた潰瘍型の壊疽性膿皮症

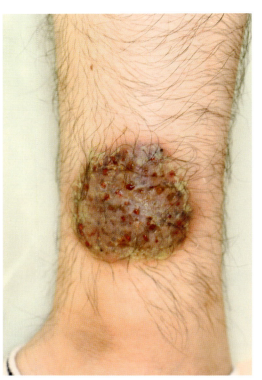

図3 下腿に生じた増殖型壊疽性膿皮症(表在性肉芽腫性膿皮症 superficial granulomatous pyoderma)

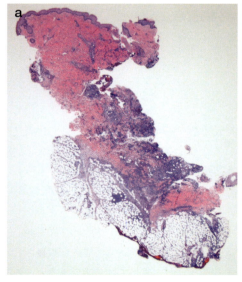
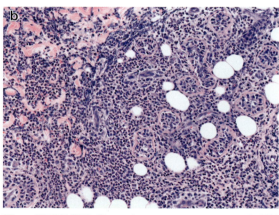

図4 壊疽性膿皮症 pyoderma gangrenosum の病理組織像

真皮から皮下脂肪組織にかけて,多数の好中球を伴う稠密な炎症細胞浸潤があり,組織球浸潤と膠原線維の増生を伴っている.

3. 合併症

　この疾患の患者では種々の基礎疾患を伴っていることが多い．それぞれ10〜15％程度には潰瘍性大腸炎やCrohn病という炎症性腸疾患が合併し，30〜40％程度には関節炎が合併する．単クローン性免疫グロブリン血症（特にIgA），骨髄異形成症候群，急性骨髄性白血病などの血液学的疾患の合併もよく知られている．比較的急速に発症して浅く，血性水疱を特徴とするatypical bullous pyoderma gangrenosumは血液学的疾患を伴うことが多いが，Sweet病との異同が問題となる．

　その他皮膚疾患としては持久性隆起性紅斑erythema elevatum diutinum，集簇性痤瘡acne conglobata，そして，上述のWegener肉芽腫症（granulomatosis with polyangiitis）が知られている．集簇性痤瘡と関節炎，壊疽性膿皮症の合併をみる常染色体優性疾患はPAPA（pyogenic sterile arthritis, pyoderma gangrenosum, and acne）症候群[2]として報告されている．

B 診　断

- 特異的な臨床症状や病理組織学的所見がないため，多くの場合除外診断となる．
- 手術後の術創に生じる病変では，術後の創感染との鑑別が非常に重要かつ困難である．

　壊疽性膿皮症には特異的な臨床症状や病理組織学的所見がないため，多くの場合，除外診断となる．除外しなければならない疾患としては，いわゆる感染性粉瘤・アテローマや感染性表皮囊腫，そして，癤furuncleなどの化膿性毛包炎や，壊疽性膿瘡ecthyma gangrenosum，非結核性抗酸菌症，深在性真菌症などの各種感染症が重要である．さらに血管炎や循環障害などによる皮膚潰瘍，ハロゲン皮膚症やワルファリン壊死症，ヘパリン壊死症なども念頭に置いて病歴をとる必要がある．さらに，Wegener肉芽腫症（granulomatosis with polyangiitis）なども鑑別対象となるが，上述のように時に合併もみられるため，その判断は難しい．

　臨床検査成績に関しても，一般の細菌感染症同様，好中球優位の白血球増多やCRP上昇，赤沈亢進などがみられる．プロカルシトニン値が広範囲な細菌感染症との鑑別に役立つときがある．

　手術後の術創に生じる病変では，術後の創感染との鑑別が非常に重要かつ困難である．局所から起炎菌が同定されるかどうか，および抗菌薬に対する反応性，上述の検査結果などを参考に診断する．

　また，炎症性腸疾患や骨髄増殖性疾患などの合併症を伴う場合，壊疽性膿皮症である可能性は高くなるが，やはりその場合でも感染症を慎重に除外していく必要がある．

C 治　療

- 治療の第一選択は副腎皮質ステロイド薬である．
- シクロスポリンの内服も有効であるとされている．
- 皮膚潰瘍の局所療法としては，通常の抗潰瘍治療薬が用いられる．

　今のところ治療の第一選択は副腎皮質ステロイド薬である．症状の程度により，プレドニゾロン換算で0.5〜2.0 mg/kg/日，時にステロイドパルス療法として，メチルプレドニゾロン1 g/日を3〜5日間使用する．外用や局所注射で副腎皮質ホルモン剤を使用する場合もある．

　さらにシクロスポリン（5〜6 mg/kg/日）やタクロリムスの内服も有効であるとされている．

副腎皮質ホルモン剤と併用あるいは単独で用いられる．サルファ剤であるジアミノジフェニルスルホン(DDS)も副腎皮質ホルモン剤に併用して用いられることが多い．

その他，ミノサイクリン，マクロライド系抗生物質，バンコマイシン，クロファミジンも有効例が報告されている．近年抗TNF-α抗体が有効であるという報告が相次いでいる．

> **処方例**
> - 副腎皮質ステロイド薬：プレドニゾロン換算で0.5〜2.0 mg/kg/日
> - ステロイドパルス療法：メチルプレドニゾロン1 g/日　3〜5日間
> - シクロスポリン：5〜6 mg/kg/日

皮膚潰瘍の局所療法としては，通常の抗潰瘍治療薬が用いられるが，basic-FGFなどのcytokineの治療への使用については，賛否両論がある．使用するとしても，炎症が完全にコントロールされた時期に検討されるべきであろう．

また，深く大きな皮膚潰瘍に対する手術治療についても，手術侵襲が本症発症の引き金になる可能性があることを考えると慎重に検討する必要がある．施行するにしても，完全に病勢がコントロールされた時期に必要最小限の侵襲で計画されるべきである．

D 予　後

その経過は症例ごとに異なり予測不能であるため一概にはいえない．自然治癒するものから，各種治療に抵抗性のものまでさまざまである．合併疾患の病勢と同期する症例もあればそうではないものもある．特に血液疾患に伴うものでは，その疾患の予後が全体の予後を規定する．治療に反応の良い症例の生命予後は良好であるが，瘢痕や醜形を残すことがほとんどである．手術に伴う例では，再度の手術で本症が再発することがあるので注意が必要である．

● 引用文献

1) Powell FC, et al：Pyoderma gangrenosum: Classification and management. J Am Acad Dermatol 34：395-409, 1996
2) Lindor NM, et al：A new autosomal dominant disorder of pyogenic sterile arthritis, pyoderma gangrenosum and acne：PAPA syndrome. Mayo Clin Proc 72：611-615, 1997

〈安齋眞一〉

C 膠原病および類縁疾患-4

紅斑症（多形紅斑・Sweet病）

救急受診の理由 ▶ 重症多形紅斑・Sweet病患者が救急受診する場合，多くは全身の発疹が受診の理由である．時に前駆症状として，軽い上気道炎，関節炎を伴うことがある．多形紅斑では口腔内のびらんによる摂食不良や，発熱を伴い受診することもある．Sweet病では皮疹の痛みや39℃台の発熱や関節痛で受診することがある．

A 紅斑症（多形紅斑・Sweet病）とは

1. 多形紅斑

多形紅斑 erythema multiforme (EM) とは，やや隆起する特徴的な環状紅斑が手背や四肢伸側に対称的に多発する．典型的臨床像は標的状病変 target lesion あるいは虹彩状病変 iris lesion を呈する（図1）．感染症や薬剤などによることが多い（表1）．皮膚のみに病変が限局するものを多形紅斑（EM minor）と呼び，粘膜症状を伴うものを重症多形紅斑（EM major）と呼ぶ[1]．

2. Sweet病

Sweet病とは，1964年にSweetが発熱，好中球増多，顔面・頸部・四肢に好発する有痛性紅斑や結節，膿疱をacute febrile neutrophilic dermatosis（急性熱性好中球性皮膚症）として報告した．その後約半数に好中球の腫瘍性病変（白血病，骨髄異形成症候群など）を伴い，好中球からのサイトカイン，特にIL-1，IL-8，IL-12などの関与が推定されている．ほかに内臓悪性腫瘍に伴うSweet病も含めこれらは悪性腫瘍誘発性Sweet病と呼ぶ．さらに上気道感染，妊娠や潰瘍性大腸炎などの自己免疫疾患に伴うものを古典的Sweet病と呼び，薬剤によるSweet病を薬剤誘発性Sweet病と呼ぶ[2]（表2）．好中球増多と発熱は持続性隆起性紅斑，壊疽性膿皮症，リウマチ性好中球性皮膚症などにも起こるために，2000年に菊池らによりわが国の診断基準が提唱されている（表3）[3]．

B 診断

《多形紅斑》
- 本症に典型的な標的状病変に加え，紅斑の上に水疱，膿疱を見ることがある．
- EM majorでは不完全な標的状病変 atypical target lesionを呈し，発熱，関節痛，全身倦怠感，筋肉痛などを伴う（図2a）．粘膜，および皮膚粘膜移行部の病変も強く，眼瞼周囲，口腔，舌，外陰部にびらんや発赤を伴う（図2b）．
- 典型的標的状病変が体表面積の10％を超えたり，広範囲な紅斑，紫斑および非特異的標的状病変が拡大した場合は，Stevens-Johnson症候群への進行を念頭におく．

《Sweet病》
- 数日前からの上気道炎様症状が先行し，突然に高熱とともに顔面，頸部，四肢，体幹に鮮紅色から紫紅色の有痛性の浸潤を触れる紅斑が出現する（図3a, b）．

表1　多形紅斑の原因

原因		誘引
感染症	ウイルス	ヘルペス属：単純ヘルペス，EBウイルス，サイトメガロウイルスなど
	細菌	レンサ球菌，抗酸菌など
	その他	マイコプラズマ，クラミジア，リケッチアなど
薬剤アレルギー		抗菌薬，非ステロイド系消炎鎮痛薬など
膠原病・自己免疫疾患		全身性エリテマトーデス，Crohn病，昆虫アレルギーなど
その他		内臓悪性腫瘍，寒冷刺激など

表2　薬剤誘発性Sweet病の原因薬剤とPubMedから検索した報告数

薬剤	報告数
顆粒球コロニー刺激因子	20例
トレチノイン	11例
スルファメトキサゾール＋トリメトプリム	8例
ベルケイド	7例
アザチオプリン	5例

（文献2）より引用）

表3　Sweet病の診断基準

major criteria	1. 有痛性紅斑あるいは結節の急性な出現．時に水疱や膿疱を伴う． 2. 壊死性血管炎を伴わない真皮の好中球優位の細胞浸潤
minor criteria	1. 先行する非特異的な呼吸器感染症，腸管感染症，ワクチン接種または下記の基礎疾患 　● 慢性の自己免疫疾患や感染症のような炎症性疾患 　● 血液増殖性疾患，固形悪性腫瘍 　● 妊娠 2. 全身倦怠感と38℃以上の発熱を伴う 3. 検査成績 　● 赤沈＞20 mm 　● CRP陽性 　● 末梢血中の好中球70％以上 　● 8,000/mm³以上の白血球増多 　（4項目のうち3項目を満たせば陽性） 4. ステロイドの全身投与あるいはヨードカリが著効

major criteriaとminor criteriaの2項目を満たす．

（文献3）より引用）

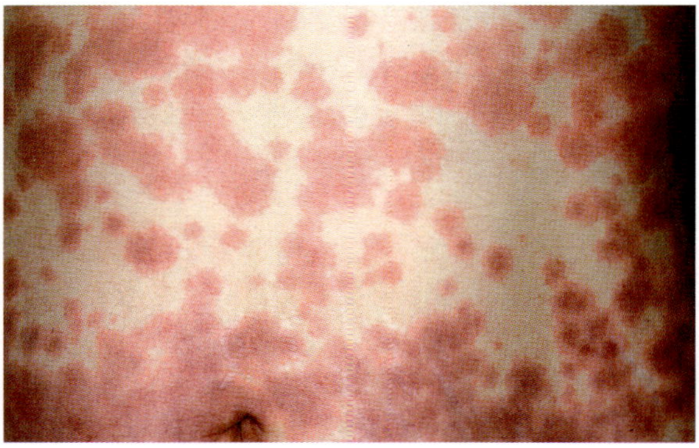

図1　多形紅斑（EM minor）

全身に標的状の滲出性紅斑が多発し，融合傾向を示す．

- 発疹の形態は多くは類円形であり，鶏卵大までであるが，時に水疱を思わせるみずみずしい紅斑（滲出性紅斑）を呈する（図3c）．水疱や膿疱を伴うことがある（図3d）．
- 骨髄異形成症候群や白血病などの造血器疾患に合併しやすい．
- 患者は薬剤を投与されていることもあり，薬疹と思い込み受診する場合があり慎重な問診が必要である．

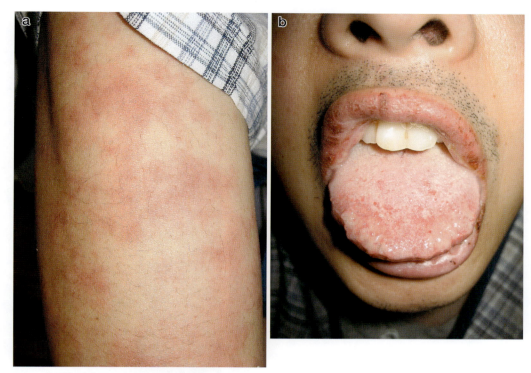

図2　多形紅斑(EM major)の臨床像
a. 全身特に四肢に類円形の紅斑．色調に濃淡があり，一部では類円形を示すが，多くは不完全な標的状病変(atypical target lesion)である．
b. 口唇の痂皮，びらんと舌の先端に疼痛を伴うびらんをみる．

1. 多形紅斑

　多形紅斑では，皮疹の分布や性状から比較的診断は容易である．ただし，原因が多彩なため，表1に示す疾患を鑑別することが必要である．血液検査では炎症反応の上昇(CRP，赤沈)がみられる．単純ヘルペス抗体価，マイコプラズマ抗体価，ASOなどの検査に加え，自己免疫疾患の検索も必要である．皮疹の生検で，表皮真皮接合部のリンパ球浸潤と基底細胞の液状変性がみられる．リンパ球の表皮内への遊走に加え，孤立性細胞壊死satellite cell necrosis(アポトーシス)が認められる(図4)．

2. Sweet病

　Sweet病では，突然の40℃前後の発熱と比較的境界明瞭な有痛性の鮮紅色から紫紅色の浮腫性紅斑が多発する．一部ではみずみずしく水疱を思わせる外観を呈し，時に水疱や膿疱を形成する．このような皮疹が下腿に生じると結節性紅斑に類似し，さらに口腔内アフタを伴う場合，Behçet病との鑑別が重要となる(Memo参照)．血液検査では，著しい好中球増多を認め，結果として白血球増多をきたす．炎症所見(CRP，赤沈など)の著明な増加を呈する．本症にはレンサ球菌に対する過敏反応も含まれると考えられており，ASOが高値となることもある．各種疾患，特に白血病や骨髄異形成症候群などの血液学的異常や，Crohn病や潰瘍性大腸炎などの自己免疫疾患，上気道感染症，妊娠，さらに薬剤などが原因となるため，これら疾患の検索が必要で

各論 IV．慢性疾患の急性増悪

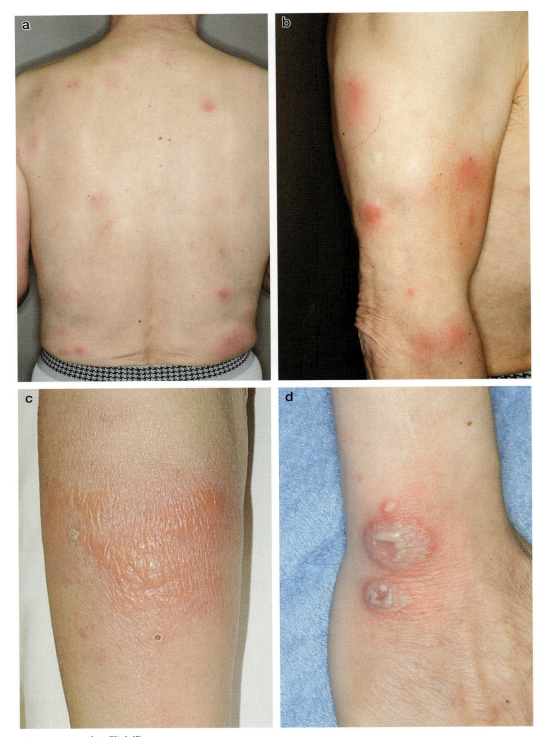

図3　Sweet病の臨床像
a. 背部に類円形，暗赤色から淡紅色の紅斑をみる．それぞれの紅斑は軽度隆起し，浸潤を触れる．
b. 右上腕に類円形，鮮紅色から暗赤色の軽度隆起する紅斑をみる．
c. 右前腕に水疱を思わせるみずみずしい滲出性紅斑を呈する．
d. 暗赤色浮腫性紅斑の中と周囲に紅暈を伴う膿疱がある．

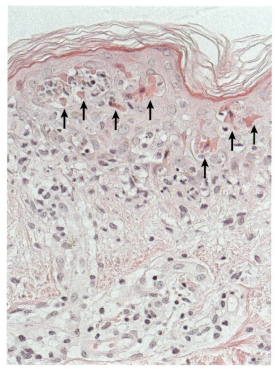

図4　重症多形紅斑（EM major）の病理組織像（H-E染色，×200）
表皮は萎縮し，多くのアポトーシスを認める（→）．表皮内にはリンパ球の浸潤があり，液状変性をみる．真皮上層の血管周囲を主体にリンパ球が浸潤している．

ある．

> **Memo**
> Sweet病での臨床症状はBehçet病との鑑別が困難な場合がある．Behçet病ではHLA-B51を有する確率が高く，Sweet病ではHLA-B54を有する確率が高いとされている．このため，HLAが両者の鑑別点になる可能性が示唆されている[4]．

C 治療

- EM minorでは約2週間程度で自然寛解する．時に対症療法として，抗ヒスタミン薬の内服を行う．
- 薬剤が原因の場合，粘膜症状を伴うEM majorとなることが多く，直ちに被疑薬を中止する．粘膜症状が強い場合，発熱がある場合などは，初期量プレドニゾロン0.5〜1 mg/kg/日を投与し，2〜4週で漸減する．
- Sweet病ではヨードカリ，コルヒチン，ロキソニン®などを投与する．改善がない場合プレドニゾロンを投与するが，原疾患の症状をマスクする可能性があり，慎重に開始する．

1. 初期治療

いずれの疾患も，患者は摂食不良や脱水を伴っていることが多いため，ポタコール®R 1,000 mL/日などの補液を開始する．原因検索を進め，マイコプラズマ感染や細菌感染症が明ら

かな場合は抗菌薬を併用する．EM majorでは受診時まで使用していた薬剤は，薬剤誘発性の可能性を含むため，使用しない．改善がない場合，プレドニゾロン0.5〜1.0 mg/kg/日を投与する．

Sweet病では初期治療として，ヨードカリ450〜900 mg/日，コルヒチン1〜1.5 mg/日，ロキソニン® 180 mg/日などを投与し，改善がない場合，プレドニゾロン0.5〜1.5 mg/kg/日を投与するが，血液疾患の症状をマスクする可能性と，長期投与による副作用が懸念されるため，慎重に開始する．

2. その後の治療・管理

EM majorでは，プレドニゾロン投与のタイミングを誤らないようにする．できれば入院が望ましい．適時口腔粘膜の診察のほか，採血での炎症反応や全身状態の悪化，典型的標的状病変が体表面積の10％以上への拡大，非特異的標的状病変や紫斑の拡大などに注意し，Stevens-Johnson症候群への進行を観察する．EM majorとSweet病でプレドニゾロンを使用した場合は，プレドニゾロンの副作用に注意し，臨床症状と血液検査を参考にし，早期に漸減する．

D 予 後

原因や誘引が明らかになった場合は，患者への教育を徹底する．薬剤が原因であれば，薬疹カードなどを作り，他院での治療時に本人と家族が説明できるように指導する．

●引用文献

1) Iwai S, et al：Distinguishing between etythema multiforme major and Stevens-Johnson syndrome/toxic epidermal necrolysis immunopathologically. J Dermatol 39：781-786, 2012
2) Villarreal-Villarreal CD, et al：Sweet syndrome：A review and update. Actas Dermosifiliogr 107：369-378, 2016
3) 菊池 智：好中球性皮膚症．MB Derma 38：52-57, 2000
4) Nobeyama Y, et al：Sweet's syndrome with neurologic manifestation：case report and literature review. Int J Dermatol 42：438-443, 2003

〔中村哲史〕

Behçet病

救急受診の理由 ▶ 急な発熱のほか，関節痛，下腿の有痛性紅斑による歩行障害，口腔内アフタ性潰瘍による摂食不良，陰部潰瘍による排尿痛，膀胱炎にて受診する．男性の場合，陰囊の腫大，疼痛などの副睾丸炎も救急受診の原因となる．また，ぶどう膜炎による突然の視力消失にて受診することもある．

A Behçet病とは

　多臓器侵襲性難治性疾患であり，現在公費負担の対象疾患の一つである．主症状としては，①口腔粘膜の再発性アフタ性潰瘍，②皮膚症状(下腿の結節性紅斑(図1, 2)，皮下の結節性静脈炎，顔面，体幹などの毛包炎様または痤瘡様皮疹(図3))，③眼症状(虹彩毛様体炎，網脈絡膜炎)，④外陰部潰瘍，が有名であるが[1)]，本症の予後を決めるのは副症状(特殊型)としての，⑤消化器病変(腸管Behçet病)，⑥血管病変(血管Behçet病)，⑦中枢神経病変(神経Behçet病)，であり[2)]慎重な検索が必須である．なお副症状にはほかに，⑧関節炎，⑨副睾丸炎が知られている．

　回盲部潰瘍では黒色便や，右下腹部痛をきたす．静脈病変では深部静脈血栓症や腹水，下腿浮腫・下肢静脈瘤，腹壁静脈怒張をおこす．動脈病変はそれより少ないが肺動脈炎からの大量喀血，脳血管障害や心筋梗塞も報告されている．神経病変は脳神経の巣症状，髄膜炎から精神症状，さらに末梢神経障害までさまざまな病変がおこり症状は多彩であることを認識すべきである．血管病変が原因と思われる脳血管障害でも，麻痺や感覚障害もおこることがある．

Column

　Behçet病は世界的にはシルクロードに沿った帯状の地域に偏っており，日本では北高南低の分布を示す．このことは，ある特定の遺伝因子が限局性に伝播されていった可能性を示唆している．本症では，HLA-B51の陽性率が高く，日本人のHLA-B51保有者では，Behçet病に罹患する相対危険率は約8と高い．別に2010年，日本およびトルコ・米国共同研究チームが全ゲノム解析(GWAS)によりIL23R/IL12RB2, IL10が疾患感受性遺伝子であることを報告し，さらにIL23R/IL12RB2はTh1, Th17の分化・活性化に関わるサイトカインの受容体をコードしていることから，これらのT細胞サブセットの機能過剰をもたらす可能性も想定されている[3)]．

B 診　断

● 多臓器侵襲性疾患であるため，救急受診の理由は多彩で，かつ脳外科，精神科，外科，神経内科，循環器科，消化器内科，眼科，泌尿器科，歯科などにわたる全身疾患の鑑別疾患があがるため常に本症は念頭に置いておかなければならない．

　上記Behçet病の症状の組み合わせにより，下記の厚生労働省から病型診断の基準が周知されている．

1) **完全型**：経過中に前述Aの①〜④すべてが出現したもの．

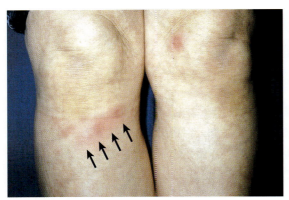

図1 Behçet病に伴う下腿の血栓性静脈炎
自発痛，圧痛を伴う軽度浸潤を伴う紅斑（→）．患側下腿の浮腫を伴うこともある．

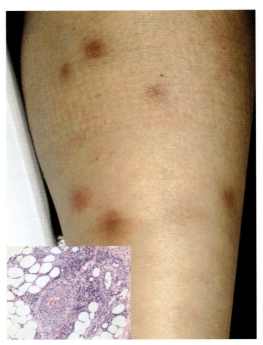

図2 Behçet病の結節性紅斑様皮疹
有痛性紅斑のため歩行困難となり，救急部を受診する．通常の結節性紅斑よりも小型で消長が早い．病理組織では多数の好中球浸潤を伴う脂肪織炎が認められる．

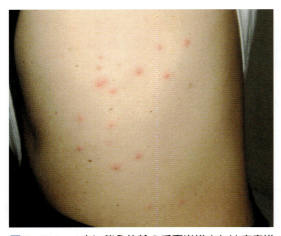

図3 Behçet病に伴う体幹の毛嚢炎様または痤瘡様皮疹
自覚症状は少ないが，年齢，性別を考えても好発部位ではない痤瘡をみたら本疾患を疑う．

表1 厚生労働省によるBehçet病重症度分類

ステージ	症状
ステージⅠ	眼症状以外の主症状がみられるもの．
ステージⅡ	ステージⅠの症状に虹彩毛様体炎，または関節炎，副睾丸炎が加わったもの．
ステージⅢ	網脈絡膜炎がみられるもの．
ステージⅣ	失明の可能性があるか，失明に至った網脈絡膜炎およびその他の眼合併症を有するもの，または活動性ないし重度の後遺症を残す特殊型であること．
ステージⅤ	生命予後に危険のある特殊型である，または中等度以上の知能低下を有する進行性神経Behçet病であること．
ステージⅥ	死亡（Behçet病の症状に基づく原因，合併症による）

2) **不全型**：経過中に前述Aの主症状3項目，あるいは主症状2項目と副症状の2項目を満たしたもの，あるいは主症状の眼症状に加え，他の主症状1項目あるいは副症状の2項目が出現したもの．
3) **疑い**：主症状の一部が出現するが，不全型の条件を満たさないもの，あるいは定型的な副症状が反復あるいは増悪するもの．
4) **特殊型**：完全型，あるいは不全型の基準を満たし，副症状の⑤（腸管Behçet病）または⑥（血管Behçet病）または⑦（神経Behçet病）を伴う場合．

さらに，上記症状の程度により，重症度がステージ分類されている（**表1**）．

> **Memo**
> 近年軽症型の女性患者が増加しており，救急では若年女性の口腔内アフタ性潰瘍による摂食不良，陰部潰瘍による疼痛，排尿痛，膀胱炎などでは，単純ヘルペスや膠原病に加え本症を念頭に置く．

C 治療

> **Point**
> ● 基本的に全身療法が必要であるが，主な症状ごとに治療方針を考える必要がある．そのため，治療開始前の全身状態の把握が必須である．

1. 皮膚粘膜症状

1) **口腔内再発性アフタ性潰瘍**：ケナログ®軟膏やデキサルチン®口腔用軟膏外用．口腔内アフタでの摂食不良時はキシロカイン含有液の咳嗽も考慮する．なお咳嗽は口腔内を清潔に保つためにも行ったほうがよい．

2) **外陰部潰瘍**：

> **処方例**
> ● アズノール®軟膏　適時外用
> ● リンデロン®VG軟膏　1日2回

3) **結節性紅斑と血栓性静脈炎**：コルヒチン0.5〜1.5 mg/日（男性では精子形成異常にも注意する），ヨードカリ450〜900 mg/日．痛みに対してロキソニン® 180 mg/日など内服のほか，局所のクーリング，患肢挙上も併用する．なお血栓性静脈炎に対する抗凝固療法は，現在，肺出血のリスクを高めることから，治療上の有益性が確認できておらず，使用についての統一した見解はない．

> **Column　多発性アフタ（図4）**
>
> 多発性アフタの場合にも痛みが強く，食事摂取困難となり，救急外来を受診することがある（各論Ⅴ.1「アフタ性口内炎・ヘルパンギーナ」参照）．再発性・難治性アフタには，基礎疾患（Behçet病，Crohn病，Sweet病などの炎症性疾患，膠原病，単純ヘルペスウイルス感染症，口腔カンジダ症，口腔内悪性腫瘍など）を有する場合を想定し，血液検査に加え病理組織検査も検討する[4]．なお，口腔内アフタは直径10 mm大以上のものも含めて，臨床的に以下の3型に分類されている．
> ① 小アフタ型：最も頻度が高く，症状は比較的軽い．直径が5 mm以下の浅い潰瘍．
> ② 大アフタ型：潰瘍は深く，直径は10〜30 mm大で疼痛も強い．再発性アフタの10％にみられる．難治性で治癒に1ヵ月以上を要することがある．
> ③ 疱疹状潰瘍型：口腔内全体の粘膜に直径1〜2 mm大の小さな潰瘍が多発性，散在性に生じる．まれにみられ，再発しやすい．

> **Column　急性陰門潰瘍（Lipschutz潰瘍）（図5）**
>
> 若い女性の外陰部にみられる深い潰瘍で瘢痕を残す．部位的に皮膚科より産婦人科に受診することが多い．通常は慢性再発性だが10日程度で，1回きりで治癒する例もあり，単純ヘルペスとして抗ウイルス薬が投与されている場合がある．かつては腟桿菌が関与するといわれていたが現在は原因不明の非感染性外陰部潰瘍とされる．10代から発症し，一般的には年齢とともに改善傾向を示す．幼児での発症はない．発熱や，倦怠感などの後に小陰唇，時に大陰唇に紅斑を伴う潰瘍が生じるため，全身を診察し，結節性紅斑や痤瘡様皮疹が伴ったら，Behçet病も考慮するというスタンスで対応する[5]．

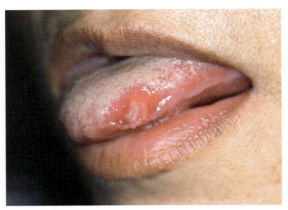

図4　口腔内アフタ
Behçet病では通常のアフタより深く，痛みが強いことが多い．また，多発性である．

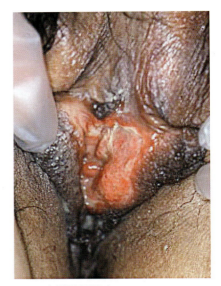

図5　急性陰門潰瘍
潰瘍は深く，排尿痛，膀胱炎をきたすこともある．

2. 眼症状

1）虹彩毛様体炎

前眼部に病変がとどまるときは発作時にステロイド点眼（リンデロン®Aやフルメトロン®点眼1日4回）を使用する．虹彩癒着予防に散瞳薬を併用する．

2）網脈絡膜炎

視力の低下から失明を予防するために積極的に治療を行う．コルヒチン0.5～1.5 mg/日が初期治療に行われる．難治例はネオーラル® 5 mg/kgを開始し，血中トラフ値を120 ng/mLに維持するように調節する．2007年に世界に先駆けて，レミケード®が保険収載となった．方法は炎症性腸疾患と同様に5 mg/kgを0，2，6週に投与し，その後は8週ごとに投与する．

3. 関節炎

主症状ではないが，関節痛がひどく歩行困難なときは，コルヒチンが有効とされる．またNSAID内服が効果ない場合に10 mg/日程度の内服ステロイドが使用されるが，短期にとどめる．

4. 腸管病変

プレドニゾロン（0.5～1 mg/kg），サラゾピリン®（1,500～2,000 mg/日），ペンタサ®（1,500～2,500 mg/日）を使用する．プレドニゾロンは長期投与をさけ，漸減していくのが望ましい．なお，腸管型，血管型，神経型のBehçet病に2015年にレミケード®が保険収載され，stage III以上の重症度の患者の治療に使用可能となった．

5. 血管病変

プレドニン®（0.5～1 mg/kg）とイムラン®（50～100 mg/日），エンドキサン®（50～100 mg/日），シクロスポリン（5 mg/kg）などの免疫抑制薬の併用が主体である．

6. 中枢神経病変

　脳幹脳炎，髄膜炎などの急性期にはメチルプレドニゾロン1,000 mg/日，3日間やプレドニゾロン1 mg/kgの投与が行われ，さらに，エンドキサン®（500 mg/m^2/月）やイムラン®（50〜100 mg/日），メトトレキサート（10〜15 mg/週）などが試みられている．急性期には奏効例が多いが，発作を繰り返しながら慢性期になると精神症状，人格変化などをきたし治療効果は乏しくなる．なお急性神経Behçet病はネオーラル®により誘発されるため，神経症状の出現があれば，速やかにネオーラル®を中止する．

● 引用文献
1) 中村晃一郎：[Behçet病の最近の知見]Behçet病の皮膚症状．リウマチ科 53：559-564，2015
2) 国崎玲子：皮膚科医が知っておくべき内科疾患　炎症性腸疾患(潰瘍性大腸炎・クローン病・腸管Behçet病)．日皮会誌 124：2734-2736，2014
3) 中村哲史ほか：膿疱性乾癬，掌蹠膿疱症，Stevens-Johnson症候群，Behçet病の急性増悪期における腫瘍壊死因子アルファ，インターロイキン6，インターフェロンガンマの変動．旭川厚生病院医誌 21：46-50，2011
4) 神部芳則ほか：日常診療に役立つ 全身疾患関連の口腔粘膜病変アトラス(外科医・総合医・一般医のための「日常診療に役立つ外科系の知識」)．医療文化社，2011
5) 湊口美紀ほか：Lipschütz潰瘍(急性外陰部潰瘍)5例の経験から見えてきた早期診断のポイント．産と婦 7：903-907，2014

〔中村哲史〕

救急でみる皮膚血管炎

救急受診の理由
- ▶アナフィラクトイド紫斑（IgA血管炎）：紫斑とともに腹痛，関節痛がしばしばみられるので，急性腹症の一つにもあげられている．
- ▶ANCA関連血管炎：ANCA関連血管炎では急性腎障害や肺胞出血がみられることがあり，呼吸困難感や血痰で救急受診する場合がある[2]．
- ▶感染性心内膜炎：発熱，嘔吐，下痢などを伴って下腿などに有痛性紅斑などを呈して受診する．炎症所見が持続するが原因が特定できずに，不明熱として皮疹のため皮膚科を受診することも多い．重症感がある．
- ▶関節リウマチに伴う血管炎：関節リウマチに血管炎を伴う頻度は少ない（約0.6％）が，難治性壊死性潰瘍を形成して，断指趾（肢）に至る例もある．

I．アナフィラクトイド紫斑（IgA血管炎）

A アナフィラクトイド紫斑（IgA血管炎）とは

　IgA抗体が関与する小血管の免疫複合体性血管炎[1]で，皮膚では浸潤性紫斑（palpable purpura）が下肢を主体にみられ，腹痛，関節痛，腎障害を伴うことがある．

B 診　断

Point
- ●皮疹は下肢の紫斑．
- ●腹部症状，関節症状，腎症状を伴うことがある．
- ●採血・尿，皮膚生検とその蛍光抗体法所見が診断に役立つ．

　両側性に主として下肢に点状から浸潤を触れる紫斑が多発する（図1）．腹部症状は消化管の血管炎による浮腫，びらん，出血などに伴う腹痛，嘔吐，下血などが多い．関節症状は膝や足関節の腫脹や痛み，腎症状は腎の血管炎により血尿，蛋白尿を認める．
　このような特徴的な臨床症状から診断は可能であるが，血清IgA高値，尿潜血，尿蛋白，腎機能検査，ASO，ASLO値を確認し，皮膚生検で真皮上層の細血管周囲に核破砕を伴う多核白血球の浸潤と出血，蛍光抗体直接法で細血管にIgA，補体の沈着を認めれば診断は確定する．腹部症状が強い場合は内視鏡検査，腎炎が疑われる場合は腎生検も行われる．

> **Column　紫斑の鑑別診断**
> 　高ガンマグロブリン血症性紫斑（図2）は自覚症状は軽度であるが出没を繰り返すので，点状紫斑と色素沈着が混在する臨床像から本症を疑い，血清γグロブリン高値を確認して診断される．本皮疹で皮膚科を受診して，初めて原疾患のSjögren症候群が診断される例も経験している．

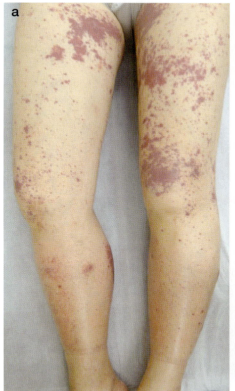
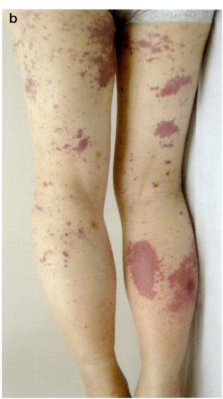

図1　アナフィラクトイド紫斑

59歳，女性．発熱と咽頭痛後に両下肢に紫斑が出現し，救急外来に受診．関節痛，消化器症状はなかったが，両側口蓋扁桃肥大あり，感染病巣と考え，扁桃摘出術が行われた．

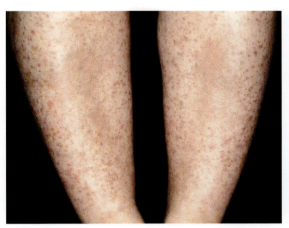

図2　高ガンマグロブリン血症性紫斑

45歳，女性．原発性Sjögren症候群に伴う二次性高γグロブリン血症性紫斑．自覚症状は軽度であるが，出没を繰り返すのが特徴．

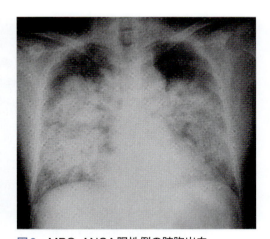

図3　MPO-ANCA陽性例の肺胞出血

54歳，女性．51歳時に全身性強皮症と診断し，通院加療していた．急性腎不全と血痰がみられ緊急入院した．MPO-ANCA陽性であった．敗血症を併発し，入院5.5ヵ月後に死亡した．

C 治　療

皮膚症状のみで皮疹も軽症例では安静と対症療法で改善するが，消化管，腎症状を伴う例では入院が好ましく，ステロイドの全身投与が主として行われる．

D 予　後

成人例では再発もみられる．腎炎は遅れて出現することもあるので経過を追う必要がある．扁桃肥大が病巣感染として疑われる例では扁桃摘出術が行われることもある．

II．ANCA関連血管炎

A ANCA関連血管炎とは

抗好中球細胞質抗体anti-neutrophil cytoplasmic antibody（ANCA）にはMPO-ANCA（P-ANCA）とPR3-ANCA（C-ANCA）の2種類がある．好酸球性多発血管炎性肉芽腫症（Churg-Strauss症候群）は約半数でMPO-ANCA陽性，多発血管炎性肉芽腫症（Wegener肉芽腫症）ではPR3-ANCAの疾患特異性が高いとされる．顕微鏡的多発血管炎（microscopic polyangiitis）の約80％に主としてMPO-ANCAが陽性とされる．これら3疾患をANCA関連血管炎と呼び，その特徴として，ANCAが病因の中心であり免疫複合体が関与しないことがあげられている．

B 診　断

上記3疾患それぞれに診断基準が設けられている．Churg-Strauss症候群では先行する喘息，アレルギー性鼻炎，好酸球の関与と多発性単神経炎が特徴である．Wegener肉芽腫症は上気道，肺，腎症状を主徴とし，多彩な皮疹（紫斑，口腔内潰瘍，皮膚潰瘍・結節，鞍鼻変形など）を呈する．顕微鏡的多発血管炎は急速進行性糸球体腎炎と肺病変（肺胞毛細血管炎による肺胞出血や間質性肺炎）（図3）と多彩な皮膚症状（リベド，紫斑，結節，潰瘍など）が特徴である[3]．

C 治　療

上記3疾患の治療指針が作成されている．Churg-Strauss症候群の治療抵抗性神経障害に対して免疫グロブリン大量静注療法intravenous immunoglobulin（IVIG）が2010年1月保険適用になった．

> **Column** 巨細胞性動脈炎（側頭動脈炎）
>
> 高齢者（60～70歳代）に好発し，頭痛（80％以上），眼症状（視力，視野障害など，失明の危険もある）と全身症状（発熱，体重減少など）が約半数にみられる．側頭部に索状に皮下結節を触知し，圧痛があり，赤沈の著明な亢進（50 mm/時以上），動脈生検で肉芽腫性動脈炎を認めることなどにより診断される．本症の3割ほどにリウマチ性多発筋痛症の合併がある．なお，小児や比較的若い成人の側頭部にみられる若年性側頭動脈炎は，末梢血好酸球増多や組織好酸球浸潤を伴い一般に予後は良い．

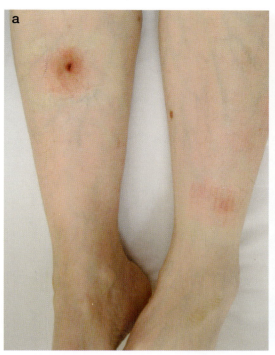
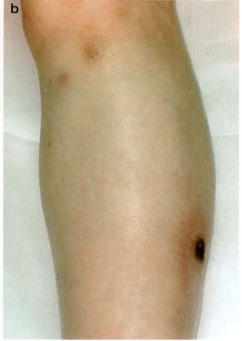
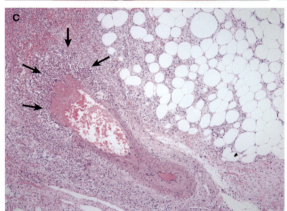

図4　感染性心内膜炎
a, b. 皮膚科初診時臨床所見(64歳,女性)：2ヵ月前に抜歯．その後に発熱，嘔吐，下痢．2週前に皮疹出現．両下腿に有痛性の浸潤性紅斑が散在し，一部では壊死性潰瘍を呈していた．
c. 皮膚病理組織所見：皮下脂肪組織隔壁内の血管に血栓形成を伴い多数の好中球の浸潤(→)と出血を認めた．その後，脳梗塞を発症し，CTで脾梗塞，腎梗塞も確認され，経食道心エコーで大動脈弁に付着する疣腫を認めた．外科的治療のため専門施設に紹介した．

Ⅲ. 感染性心内膜炎(感染症関連血管炎・血管病変[4])の例として)

A 感染性心内膜炎とは

　　弁膜疾患など基礎心疾患を有する症例に生じることが多い．炎症部位に疣贅を形成し，血液中に起炎菌が証明される．口腔手術，歯科的操作などの際の菌血症が原因として多い．Osler痛斑，Janeway斑が有名であるが，全身の血管塞栓症状など多彩な皮疹を呈する(図4)．

B 診　断

　　血液培養による起炎菌の同定と心エコー検査による疣贅の証明．

各論 IV. 慢性疾患の急性増悪

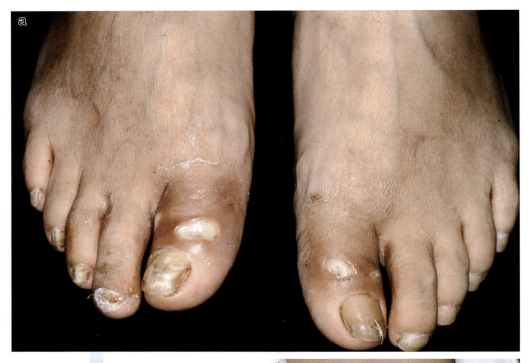
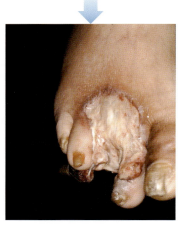
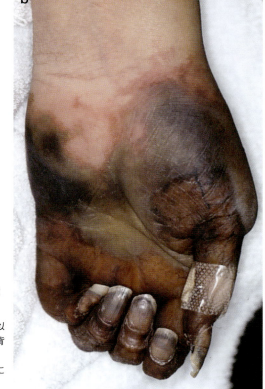

図5 血管炎を伴った関節リウマチ（a：足，b：手）

a. 両側第1趾背の潰瘍で皮膚科受診した45歳女性．以後受診せず，次に受診したときには右第Ⅲ趾，第Ⅱ趾背は広汎な壊死となり，第Ⅲ趾は脱落寸前であった．
b. その後両足切断となった．さらに壊死性変化は手にも及び，両手も切断となった．

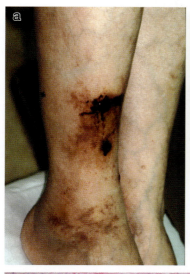
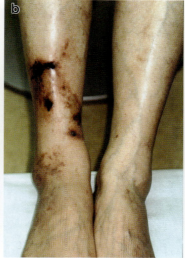
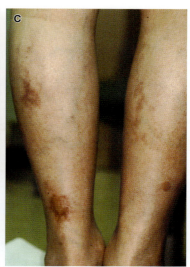
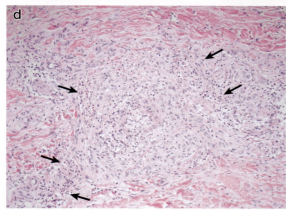

図6 関節リウマチでトシリズマブ点滴静注後に生じた皮疹（63歳，男性）
右下腿伸側に痂皮を付ける小潰瘍が散在（a, b），右足関節外背側（a, b）と両下腿屈側（c）には色素沈着傾向の淡紅斑が散在．
d．皮膚病理組織所見：右下腿伸側より生検．真皮の血管周囲に好中球，好酸球を少数混ずる炎症細胞浸潤（→）が認められ，やや時間の経過した皮疹と考えられる．

C 治療

適切な抗菌薬使用でも改善しないときには，起炎菌の存在する疣贅の外科的切除も必要になる．

IV．関節リウマチに伴う血管炎

A 関節リウマチに伴う血管炎とは

関節リウマチに伴う血管炎は，結節性多発動脈炎と同様な全身性動脈炎型（Bevans型）と四肢末梢皮膚などに限局した末梢性動脈炎型（Bywaters型）に分けられる．

B 診断

原疾患（関節リウマチ）の症候性血管炎か血管炎症候群の合併かを検討する．

C 治療

　早期の受診，治療により予後の改善が期待できるが，過去においては受診，治療の遅れから切断（図5），死に至った例もある．

> **Column** 関節リウマチに対する生物学的製剤治療中にみられる血管炎様皮疹
>
> 　63歳，男性．トシリズマブ点滴静注後に生じた皮疹のため紹介受診した（図6a～c）．生物学的製剤加療後に皮膚血管炎が生じたという報告が散見される．組織学的検討は今後の課題と思われる（図6d）．

●引用文献
1) 川名誠司：病因・病態からみた免疫複合体性血管炎．日皮会誌 125：2419-2426, 2015
2) 三谷直子ほか：急性腎不全およびびまん性肺出血をきたした抗好中球細胞質抗体（P-ANCA）陽性の全身性強皮症．日皮会誌 108：739-745, 1998
3) 陳　科榮：ANCAが関連する血管炎．日皮会誌 125：2427-2434, 2015
4) 川名誠司：感染性血管炎．皮膚血管炎，川名誠司，陳　科榮共著，医学書院，p246-257, 2013

〈佐々木哲雄〉

E. 皮膚形成異常・萎縮症

皮下深部解離性血腫
deep dissecting hematoma

受診の理由 ▶急な四肢の腫脹，紫斑および発赤，その後の疼痛の増強にて受診する．高齢者に好発し，下肢発症例では，歩行障害もみられる．臨床的に上記皮疹に加え，水疱や，びらん，場合によっては，裂傷を伴うこともある．

A 皮下深部解離性血腫 deep dissecting hematoma（DDH）とは

　高齢者にみられる慢性的な皮膚の脆弱性を osteoporosis（骨粗鬆症）になぞらえ，2007年に Kaya と Saurat が dermatoporosis（皮膚粗鬆症）の概念を報告した（**表1**）[1]．DDH は dermatoporosis を基盤とし，多くは軽微な外傷から形成される広汎な皮下深部の血腫（皮下深部解離性血腫）のことで，70歳以上の高齢者に好発し，男女比は1：5 とされる．dermatoporosis は**表1**に示すように皮膚萎縮，老人性紫斑，偽瘢痕，皮膚裂傷の順に皮膚の脆弱性が進み，最終的に deep dissecting hematoma を形成し，広範囲な皮膚の壊死をきたすが，これらは，頻回の皮膚の伸張や萎縮性潰瘍や皮下血腫の治癒の延長，さらにわずかな外傷による皮膚のもろさを表現していると考えられている．

B 診　断

- 高齢者の外傷後の急速な腫脹，紫斑および発赤で疼痛を伴う．
- ワルファリン®内服患者に多い．
- 下肢発症の場合，歩行障害が主訴になることがある．
- 画像診断（特にCT）が診断にきわめて有用である．
- 急速な進行時にはコンパートメント症候群にも注意する．

　本症の臨床像は，多くは下腿の腫脹，紫斑，および発赤で，時に水疱びらんを混じる（**図1**）．蜂窩織炎として，抗菌薬治療のみで経過をみられている場合もあり，CTでの確認が必須である（**図2**）．

表1　皮膚粗鬆症 dermatoporosis の臨床分類

	皮膚萎縮	老人性紫斑	偽瘢痕	皮膚裂傷	深部解離性血腫
stage Ⅰ	+	+	+	−	−
stage Ⅱ	+	+	+	+	−
stage Ⅲ	+	+	+	++	−
stage Ⅳ	+	+	+	++	+

（文献1）より引用）

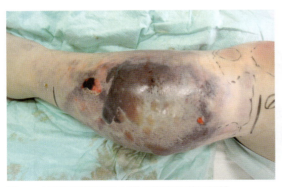

図1 皮下深部解離性血腫の臨床像（初診時）
下腿外側に緊満性，暗紫紅色の腫瘤が存在し，下腿から足背にかけて暗紫色の出血斑と水疱形成，および軽度感覚鈍麻を認める．

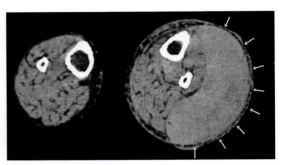

図2 CT像
左下腿外側皮下に不均一な高吸収を示す軟部陰影を認め皮下血腫が疑われる．

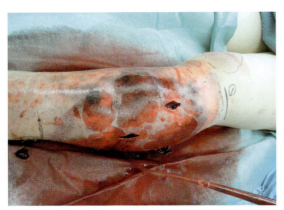

図3 切開経過（第2病日）
数ヵ所に切開を行い，凝血塊を摘出した．血腫は下腿内側，足背，大腿背側まで拡大していた．ヘモグロビンは11.7 g/dLから8.4 g/dLに低下し輸血を行った．

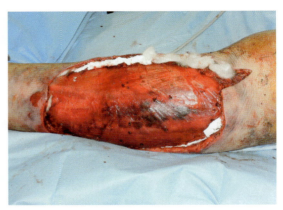

図4 術後（第3病日）
血腫の全排出は困難であり，局所麻酔にて一部壊死した表皮を切除し，真皮下から筋膜上にある大量の凝血塊を除去した．

C 治療

- 切開し，血腫を圧出し，血腫部位を圧迫する．患者にはdermatoporosisがあるため止血が困難な場合は速やかに拡大切除に移行できる準備を整えておく．
- ステロイド内服例，抗凝固剤内服例および透析例などでは，筋肉からの血管穿通枝の止血が困難なことがままあるため，切開前にPT-INRなど凝固系の採血を行い出血傾向を事前に確認する．
- 血腫表面の皮膚が壊死し，血腫が露出してくる場合は，血腫を覆う皮膚を全切除し，持続局所陰圧閉鎖療法negative pressure wound therapy（NPWT）や植皮術を行う．

1. 初期治療

凝固系異常がない場合や，急速進行性の場合は，数ヵ所の皮膚切開にて血腫を圧出する（図3）．

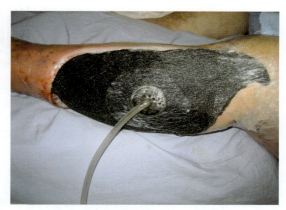

図5　陰圧閉鎖療法
陰圧閉鎖療法で良好な肉芽が形成し,メッシュ植皮を施行した.

穿通枝からの出血が止まらない場合や,表皮の壊死が進む場合は全身状態の悪化や感染前に皮膚を全切除する.術前後に,透析患者ではフサン透析にて対応し,ワルファリン内服患者では,ビタミンK点滴にて出血のコントロールを必要とする(図4).

2. その後の治療・管理

皮膚切除を行う必要のあった患者では,陰圧閉鎖療法を行い(図5),良好な肉芽が形成されたのち,植皮術を行う[2,3].

D 予後

抗凝固剤内服,ステロイド長期内服,および透析患者などでは,再発を繰り返すことがあるため,患者が本症を自覚し注意するよう指導する.

なお本疾患は皮膚科医が知っておくべき病態や徴候であり,蜂巣織炎などとの誤診を避け,抗菌薬点滴などで経過をみるなど,誤った治療を避けなければならない.

●引用文献
1) Kaya G, et al：Dermatoporosis：a chronic cutaneous insufficiency/fragility syndrome. Clinicopathlogical features, mechanisms, prevention and potensital treatments. Dermatology 215；284-294, 2007
2) 渡邊萌理ほか：Deep Dissecting Hematomaの1例.皮膚臨床 56；683-686, 2014
3) 栗山幸子ほか：ステロイド長期内服患者に生じた皮下深部解離性血腫.臨皮 69；902-906, 2015

(中村哲史)

F 水疱症

天疱瘡，腫瘍随伴性天疱瘡，類天疱瘡

救急受診の理由 ▶ 中高年の患者で，全身の皮膚，粘膜の広範囲にびらん，水疱を呈し，脱水，低栄養，二次感染を伴い皮膚科に依頼される．

A 天疱瘡，腫瘍随伴性天疱瘡，類天疱瘡とは

　自己免疫性水疱症（後天性水疱症）は，表皮内水疱症（天疱瘡群）と表皮下水疱症（類天疱瘡群）に大別される．表皮内水疱症の大部分は落葉状天疱瘡，尋常性天疱瘡である．その他に，腫瘍随伴性天疱瘡も知られている．表皮下水疱症の代表疾患は水疱性類天疱瘡である．

　救急外来や皮膚科救急で自己免疫性水疱症に遭遇することはきわめてまれであるが，早期診断，早期治療が必要な疾患である．中高年に突如発症する疾患であり，無治療のまま経過した場合，全身の皮膚，粘膜の広範囲にびらん，水疱は拡大し，重症化する．高齢者の場合，全身状態の悪化とともに救急搬送されるケースは想定されうる．

B 診　断

- 落葉状天疱瘡では，全身の皮膚に弛緩性水疱，びらんを生じる．
- 尋常性天疱瘡では，口腔粘膜にびらん，潰瘍を生じる．
- 腫瘍随伴性天疱瘡では，口腔内のびらん，潰瘍，赤色口唇の血痂が特徴的である．
- 腫瘍随伴性天疱瘡では，全身の皮膚に多彩な皮膚症状を生じる．
- 水疱性類天疱瘡では，全身の皮膚に緊満性水疱や瘙痒を伴う浮腫性紅斑を生じる．

　救急外来や皮膚科救急では，確定診断に必須の各種検査は難しいが，特徴的な皮疹の形態，分布から，自己免疫性水疱症の可能性を疑い，確定診断に必要な検査を進め，直ちに治療を開始する必要がある．確定診断には皮膚生検が必須であり，病理組織所見で表皮内水疱あるいは表皮下水疱，免疫組織学的検査で病変部および血清中に自己抗体の存在を証明する必要がある．

1. 落葉状天疱瘡

　落葉状天疱瘡では，破れやすい水疱（弛緩性水疱），落屑や痂皮を伴うびらんが全身の皮膚に生じる（図1）．病理組織所見では，角層下から表皮上層に棘融解，水疱形成を認める．蛍光抗体法では表皮角化細胞間にIgGの沈着を認める．ELISA法（またはCLEIA法）では血清中に抗デスモグレイン1抗体が検出される．

2. 尋常性天疱瘡

　尋常性天疱瘡では，口腔粘膜に難治性のびらんや潰瘍を生じる（図2）．全身の皮膚に弛緩性水疱やびらんを生じる場合もある．病理組織所見では，基底層直上に棘融解，水疱形成を認める．

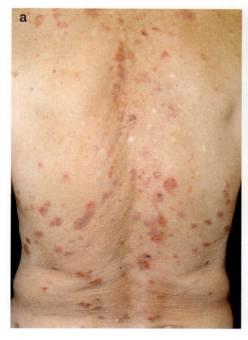
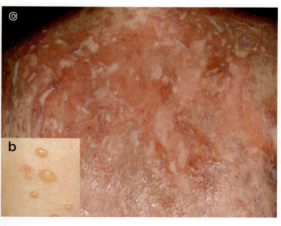

図1　落葉状天疱瘡
a. 弛緩性水疱とびらん．b，c. 尋常性天疱瘡の弛緩性水疱と背部の広範囲びらんを示す．難治性で疼痛がある．

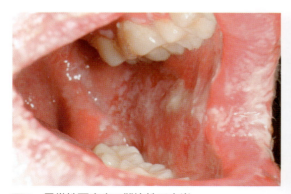

図2　尋常性天疱瘡の難治性口内炎
尋常性天疱瘡の初発症状であり，数ヵ月にわたり難治性口内炎として治療されていることもある．疼痛や出血が著しい．

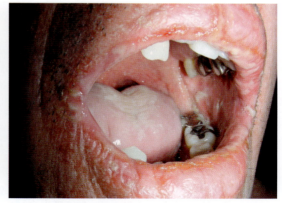

図3　B細胞リンパ腫に伴った腫瘍随伴性天疱瘡（口腔所見）
口唇〜口腔粘膜にびまん性の発赤，びらん・潰瘍がみられる．
（文献1）より引用）

　蛍光抗体法では表皮角化細胞間にIgGの沈着を認める．ELISA法（またはCLEIA法）では血清中に抗デスモグレイン3抗体が検出される．皮膚症状を伴う症例では，抗デスモグレイン1抗体が検出される．

3. 腫瘍随伴性天疱瘡（図3〜6）

　腫瘍随伴性天疱瘡では，咽頭から口腔内に広範囲のびらん，潰瘍を生じ，赤色口唇の血痂，痂皮が特徴的である．眼粘膜病変も生じ，眼瞼癒着をきたすこともある．皮膚症状は，紅斑，水疱，紫斑など，多彩な症状を生じる．ELISA法（またはCLEIA法）では血清中に抗デスモグレイン1

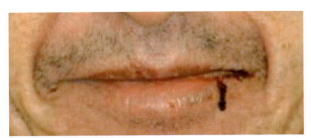

図4　腫瘍随伴性天疱瘡（口唇所見）
著明な口唇の発赤と落屑がみられる．　　　（文献1）より引用）

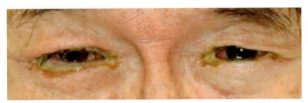

図5　腫瘍随伴性天疱瘡（眼所見）
高度の結膜充血と眼脂がみられ，Stevens-Johnson症候群様を呈している．　　　　　　　　　　　　　　（文献1）より引用）

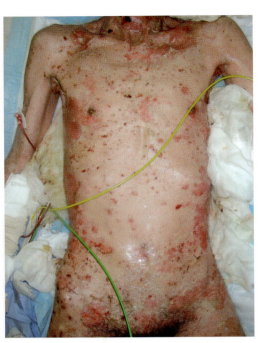

図6　腫瘍随伴性天疱瘡（体幹所見）
水疱・びらんが融合して，TEN様の所見を呈している．
（文献1）より引用）

抗体，抗デスモグレイン3抗体が検出される．また，ウェスタンブロット法でプラキン分子に対する自己抗体が検出される．リンパ球系の増殖性疾患(特に悪性リンパ腫)を背景に生じることが多い．

4．類天疱瘡

　水疱性類天疱瘡では，瘙痒の強い浮腫性紅斑と破れにくい水疱（緊満性水疱）が全身の皮膚に生じる（図7, 8）．時に粘膜症状を伴うことがあるが，軽度であることが多い．粘膜類天疱瘡では，口腔粘膜や眼粘膜に水疱やびらんを生じ，瘢痕を残す．病理組織所見では，好酸球浸潤を伴う表皮下水疱を認める．蛍光抗体法では基底膜部にIgGの線状沈着を認める．ELISA法（またはCLEIA法）では血清中にBP180のNC16a領域に対する自己抗体が検出される．

> **Column　天疱瘡との鑑別診断のポイント**
>
> 　水疱性膿痂疹では，黄色ブドウ球菌の産生する表皮剝脱毒素によりデスモグレイン1が障害されるため，落葉状天疱瘡と類似した症状を呈する．Stevens-Johnson症候群は，粘膜症状を伴う重症型薬疹であり，粘膜症状から天疱瘡との鑑別が困難な場合がある．しかし，いずれの疾患も急性に経過するため，慢性に経過する天疱瘡群と鑑別できる．

> **Column　水疱性類天疱瘡との鑑別診断のポイント**
>
> 　虫刺症で緊満性水疱を生じることがある．多形紅斑は，薬剤やウイルスに対する急性の反応で，浮腫性紅斑や，時に水疱を生じる．いずれの疾患も，経過や分布などから鑑別できる．

F. 水疱症

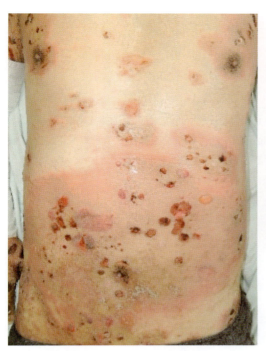

図7　緊急受診した炎症の強い類天疱瘡
体幹にかゆみの強い浮腫性紅斑と水疱，びらん，痂皮が混在している．

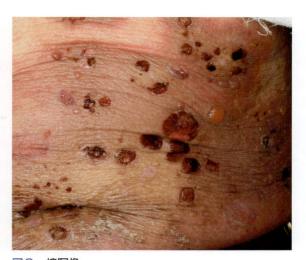

図8　接写像
主として，紅斑上に大小の弛緩性〜緊満性水疱が多発している．

> **Column　ELISA法による自己抗体の証明**
>
> 　現在，デスモグレイン1，デスモグレイン3，BP180 NC16a領域のELISA法（またはCLEIA法）は保険収載されており，血液検査で血清中の自己抗体の存在を確認できる．しかし，天疱瘡群や類天疱瘡群では，多数の亜型が知られており，血清中にデスモグレイン1，デスモグレイン3，BP180 NC16a領域に対する自己抗体の存在が証明できない場合でも，典型的な病理組織所見や蛍光抗体法の所見が確認される場合には，自己免疫性水疱症の可能性を否定できない．

> **Column　合併疾患**
>
> 　尋常性天疱瘡では，胸腺腫や重症筋無力症を合併することがある．また，水疱性類天疱瘡では，内臓悪性腫瘍を合併することがある．そのため，時に画像診断による評価が必要となる．

C 治　療

- 急性期には，重症度に応じてプレドニゾロン（PSL）投与量を決定する．
- 中等症以上の症例では，入院でPSL 0.5〜1.0 mg/kg/日の内服で治療を開始する．
- 重症および治療抵抗例では，その他の免疫抑制療法を併用する．
- 症状の再燃，増悪期には，ステロイド投与量を2倍程度に増量する．

　天疱瘡群と類天疱瘡群では，早期診断と早期治療が重要である．確定診断後，重症度を判定し，早期にステロイドを中心とした治療を開始する必要がある．重症度分類には，天疱瘡群ではPDAI（pemphigus disease area index），類天疱瘡ではBPDAI（bullous pemphigoid disease area index)が用いられる(難病情報センター,診断・治療指針参照).治療は天疱瘡診療ガイドラインをもとに行われる[1]).

1. 全身療法

1)急性期

中等症以上の症例では,入院でPSL 0.5〜1.0 mg/kg/日の内服で治療を開始する.2週間ほど経過をみて効果が不十分と判断した場合は,免疫抑制療法,血漿交換療法,ステロイドパルス療法,免疫グロブリン大量静注療法などを考慮する.類天疱瘡ではテトラサイクリン(あるいはミノサイクリン)やニコチン酸アミドの併用内服療法も用いられる.

2)慢性期・寛解期

皮疹,粘膜疹の新生を認めなくなった際に,治療薬を漸減する.通常,1〜2週ごとにPSLを5 mg/日ずつ減量する.PSL 0.2 mg/kg/日または10 mg/日以下を目指して減量する.

3)増悪期

症状の再燃および増悪時には,ステロイド投与量を2倍程度に増量し,その他の免疫抑制療法の併用を検討する.

2. 外用療法

病変部を清潔に保つため,局所洗浄を行い,感染予防をすることが重要である.びらん面の保護,上皮化促進を目的に外用療法を併用する.全身の水疱やびらんの湿潤面にはワセリン,ストロンゲストやベリーストロングのステロイド軟膏を外用する.抗菌薬含有軟膏や亜鉛華単軟膏を用いる場合もある.口腔内のびらんや潰瘍には,口腔粘膜用ステロイド含有軟膏を外用する.

3. ケ ア

急性期には,外的刺激で皮膚症状や粘膜症状が増悪する危険性がある.固い食品の摂取により水疱を誘発することがあり,時に食道に広範囲のびらんをきたすこともある.口腔粘膜症状が重症の場合,疼痛により経口摂取困難となる場合がある.眼症状や口腔粘膜症状の評価のため眼科,歯科・口腔外科との連携が望ましい.

> **Column** 高齢者の重症例
>
> 高齢者の重症例では,原疾患の治療だけでなく,脱水,低栄養,二次感染に対する治療などの全身管理が必要となることが多い.

> **Column** ステロイド投与による副作用
>
> ステロイドの長期投与により,糖尿病,骨粗鬆症,消化管潰瘍,日和見感染症などの副作用を伴うことがあるため,治療開始前に合併症の評価を十分に行う必要がある.

> **Column** 治療の指標
>
> デスモグレイン1,デスモグレイン3,BP180 NC16a領域のELISA法(またはCLEIA法)により定量化された抗体値は,病勢と相関するため,診断だけでなく治療効果判定の指標としても有用である.

> **Column** 皮膚処置における注意点
>
> ガーゼをテープで留めると，テープ固定部位に水疱やびらんをきたすことがあるため，包帯，胸帯，腹帯などによる固定が望ましい．

● 引用文献
1) Yamada T, et al：Paraneoplastic pemphigus mimicking toxic epidermal necrolysis associated with B-cell lymphoma. J Dermatol 40：286-288, 2013
2) 天谷雅行ほか：天疱瘡診療ガイドライン．日皮会誌120：1443-1460, 2010

〔神谷浩二〕

G 皮膚悪性腫瘍

救急でみる進行期皮膚悪性腫瘍

救急受診の理由 ▶ 末期の皮膚悪性腫瘍では腫瘤の増大による疼痛，潰瘍からの出血，大量の滲出液，二次感染，敗血症，骨破壊がみられ，来院する場合が想定される．また，臓器転移による呼吸不全や脳浮腫などで救急搬送される．

A 皮膚悪性腫瘍とは

　有棘細胞癌，悪性黒色腫，基底細胞癌，陰部Paget病（癌），血管肉腫に皮膚悪性リンパ腫である菌状息肉症が皮膚悪性腫瘍の代表である．救急外来や皮膚科救急で末期皮膚悪性腫瘍に遭遇することはまれではあるが，ないわけではない．悪性黒色腫では，脳転移，肺転移，血管肉腫では肺転移，血胸などの転移症状で来院することが想定される．一方，有棘細胞癌，陰部Paget癌では腫瘤の増大による出血，悪臭を伴う大量の滲出液，骨破壊による疼痛，さらに遠隔転移より救急外来を受診することがある[1]．これらの症例は基礎疾患の重大性のほか，高齢であることや認知症のために，進行期皮膚癌については根治手術困難と判断される例が多い．また，上顎癌，口腔癌，乳癌の皮膚への浸潤も皮膚に腫瘤，潰瘍を呈するために同様の症状により，救急外来を受診する可能性がある．

B 診　断

- 有棘細胞癌では滲出液を伴うカリフラワー状の腫瘤を呈し，悪臭を伴う．
- 基底細胞癌では顔面に深い潰瘍を呈し，周囲に黒色結節をみる．
- 悪性黒色腫では単発性黒色〜紅色結節を呈するがすでに転移を伴っていることが多い．
- 陰部Paget病では外陰部のびらん，出血性腫瘤形成をみる．
- 頭部血管肉腫では出血，潰瘍，紫斑が目立つ．原発巣の診断がつかないまま血気胸を起こし，ショックで救急部に搬入されることがある．
- 菌状息肉症では全身に紅斑と腫瘤結節が認められる．

　皮膚悪性腫瘍の診断は，病理組織学的診断に委ねられるが，まず皮膚腫瘍ではないかと疑うことが重要である．カリフラワー状腫瘤を呈する場合にはその診断は容易であるが，頭部血管肉腫や陰部Paget病ではびらんや潰瘍が目立つために皮膚腫瘍を疑われないこともある．敗血症や貧血の原因が皮膚悪性腫瘍にありうることをまず認識する必要がある．

1．有棘細胞癌

　健常皮膚に発生することもあるが，熱傷瘢痕，慢性放射線皮膚炎，慢性骨髄炎の瘻孔から発症，あるいは露光部では日光角化症から進展する．進行期では異臭のするカリフラワー状の腫瘤や潰瘍を呈することが多い（図1）．

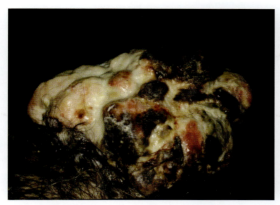

図1 有棘細胞癌
頭部のカリフラワー状腫瘤.

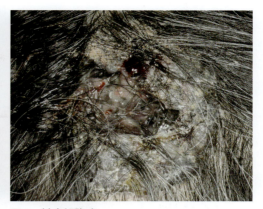

図2 基底細胞癌
頭部の潰瘍を伴う黒色結節.

2. 基底細胞癌

顔面に潰瘍と潰瘍辺縁の黒色結節の配列を基本とする．発育は緩徐であるが，進行期では骨を破壊して深い潰瘍を形成する（図2）．転移はまれである．

3. 悪性黒色腫

日本人では足底に多く，末期では黒色腫腫瘤を呈する．紅色調の無色素性黒色腫amelanotic melanomaもあるので注意が必要である．本腫瘍の悪性度は特に高く，腫瘍の大きいものではすでに遠隔転移を生じていることが多い（図3）．口腔粘膜や外陰部，食道にも発生する．

4. 陰部Paget病

湿疹や皮膚カンジダ症と間違われて，受診が遅れ，進行癌となっていることも少なくない．浸潤例はPaget癌と呼称され，陰部びらん，出血を伴う紅斑に加えて腫瘤を形成する（図4）．

5. 頭部血管肉腫

高齢者の頭部に紫斑で出現することが多いが，進行例では腫瘤や出血性潰瘍をきたす．肺転移，胸膜転移などから血気胸を起こし，ショック状態で救急搬入されることもある（図5）．

6. 菌状息肉症

紅斑期，扁平浸潤期のあとびらん，自壊した腫瘍を形成する（腫瘍期）（図6）．

C 治療

- 基本的には早期診断と有棘細胞癌，基底細胞癌，悪性黒色腫，陰部Paget病では第一選択は手術療法である．
- 救急部搬入例では根治手術の対象になることは少ない．
- 手術困難な進行例では放射線治療や化学療法が選択される．
- 皮膚悪性腫瘍の進行例におけるMohsペースト療法ないしメトロニダゾール外用療法は緩和治療として有用性が高い．

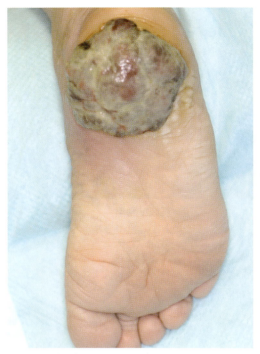

図3 悪性黒色腫
右踵部に膿苔を付着する小児手拳大結節．すでに多臓器転移がある．

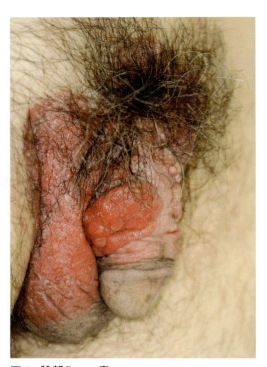

図4 陰部 Paget 癌
陰嚢，陰茎皮膚の紅色浸潤局面と腫瘤．

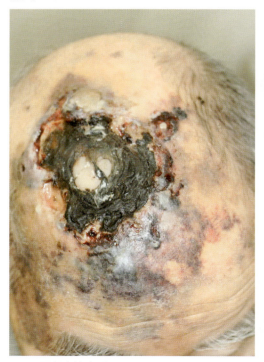

図5 頭部血管肉腫
頭蓋骨を破壊する潰瘍と周囲の紫斑．腫瘍からの止血困難な出血で来院した．

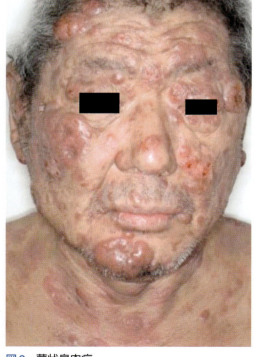

図6 菌状息肉症
顔面の多発性結節と頸部の浸潤性紅斑．

1. 初期治療

　皮膚悪性腫瘍では早期診断，早期切除が原則である[2]．病理組織診断と病期の決定，切除が可能かどうかを判定する必要がある．救急部においては，全身状態をふまえつつ，皮膚悪性腫瘍について，生検での確定診断，画像検査などによる病期の評価をまず行う．実際には，基礎疾患，全身状態，進行癌，認知症，高齢などの理由により，外科的手術は困難と判断される例が多い．初期治療として出血や感染，滲出液のコントロールのほか，低栄養状態，貧血などに対する治療を行い，全身状態の改善を目指す．

2. その後の治療・管理

　進行期皮膚悪性腫瘍において，やむをえず選択する非観血的治療としては，放射線治療，光線力学療法photodynamic therapy (PDT)，外用化学療法（イミキモド，5FU軟膏，ブレオマイシン），凍結療法，Mohsペースト外用療法，電気凝固などが選択される．一方で菌状息肉症をはじめとする皮膚T細胞性リンパ腫ではステロイド外用や紫外線治療が標準治療であり，腫瘤を形成した進行例ではエトレチナート内服の併用のほか，放射線治療を施行し，転移を生じた例では化学療法，同種造血幹細胞移植の適応を考える．

　進行期皮膚悪性腫瘍では緩和医療を行うことも多い．感染，滲出液，出血，疼痛のコントロールが主眼となる．Mohsペースト療法はその点優れており，QOLの改善が得られる[3]．欠点としては処置時の疼痛があるために，有馬ら[4]は，在宅で可能な亜鉛でんぷん外用療法を悪性腫瘍の皮膚浸潤に行い，有用性を報告している．また，2015年メトロニダゾールが上梓された．本薬は，進行癌の皮膚潰瘍部位で増殖し，臭気物質（プトレッシン，カダベリン）を産生する数種類のグラム陽性およびグラム陰性嫌気性菌に対して抗菌作用を発揮することによって，癌性皮膚潰瘍に伴う臭気を軽減する．本剤は皮膚悪性腫瘍のほか，乳癌，頭頸部癌，舌癌，歯肉癌による皮膚潰瘍に緩和医療として有用である[5]．

> **処方例**
> ● Mohsペースト処方
> 　蒸留水20 mL，塩化亜鉛40 g，亜鉛化でんぷん（硬さに関係）20 g，グリセリン（軟らかさ調整）0〜20 mLで調整（外来受診時に用時調整し，使用する）
> ● メトロニダゾール（ロゼックス®ゲル）50 g　1日1〜2回潰瘍面に貼付

　皮膚悪性腫瘍のみならず，頭頸部癌，乳癌などで皮膚に浸潤のある末期癌でも同様にMohs療法やメトロニダゾールゲルで治療することが可能である．

●引用文献

1) Nakamura T, et al：Rapidly progressing squamous cell carcinoma (SCC) on the scrotum following cerebral infarction likely due to cardiac metastasis of SCC：a case report. J Eur Acad Dermatol Venereol 2015 Feb 24. doi: 10.1111/jdv.13053. 25712571
2) 鈴木　正ほか：皮膚疾患（目でみる救急疾患　体表面の所見による迅速な診断）．救急医学 27：542-547, 2003
3) 清原祥夫：Mohs変法の実際．皮膚外科学，日本皮膚外科学会監修，秀潤社，東京，p228, 2010
4) 有馬　豪：手術困難な悪性腫瘍の皮膚浸潤病変に対するMohsの変法と亜鉛華デンプン外用療法．Skin Cancer 29：68-74, 2014
5) Kuge S, et al：Use of metronidazole gel to control malodor in advanced and recurrent breast cancer. Jpn J Clin Oncol 26：207-210, 1996

（出光俊郎・山田朋子）

各論

V

救急でみる歯科口腔疾患

各論　V．救急でみる歯科口腔疾患

1

アフタ性口内炎・ヘルパンギーナ

救急受診の理由 ▶多発性にアフタを生じた場合は，疼痛や食事摂取が困難などの理由により受診することが考えられる．ヘルパンギーナでは突然の高熱と，口腔内の痛みのため救急を受診することが想定される．その他のウイルス感染でも同様の症状が出現する．

A 口内炎とは

　口内炎は広義には口腔粘膜に生じる炎症性病変の総称であり，狭義にはアフタ性病変のことを示す．口腔粘膜にはさまざまな炎症性病変が生じるため，鑑別する診断能力が求められる．

B 診　断

- 病変の発生部位，大きさ，形，数，全身状態を含めて診察する．
- アフタ性の病変か他の炎症性病変かを鑑別する．
- 多発性のアフタ性病変の場合，Behçet病やCrohn病などの全身疾患関連の病変かヘルペス性口内炎や帯状疱疹，ヘルパンギーナなどのウイルス感染症かを鑑別する．

1. アフタおよびアフタ性病変（図1～3）

　アフタとは米粒大または大豆大の円形あるいは類円形の浅い潰瘍のことであり，潰瘍面は白色または灰白色の偽膜に覆われており，周囲は紅暈で囲まれている．
　アフタは口腔粘膜のいたるところに発症する．発生年齢は小児から高齢者まで幅広く，女性に多い傾向がある．最初に小さな紅斑を生じ，このときに軽度の違和感や疼痛を自覚することがある．次いで典型的な円形の潰瘍を形成し，接触痛が強くなる．この痛みは4～5日続き1週間から10日で上皮化する．潰瘍の周囲に硬結は伴わない．

> **Column　アフタの原因**
>
> 　古くからウイルス説，アレルギー説，ホルモン説，自律神経異常説などがあるが，現在でも明確な発症原因は不明である．しかし，なかには全身疾患に関連して発症する場合がある．
> 　全身疾患との関連では特にBehçet病が重要であり，Behçet病では口腔粘膜の再発性アフタはほぼ必発の症状である．Behçet病によるアフタは最初は小アフタ型であるが，次第に大アフタ型に移行するといわれている．しかし，これらのアフタは臨床的にも病理学的にも一般のアフタと鑑別は困難である．そのほかに，Reiter病，周期性好中球減少症や，Crohn病，潰瘍性大腸炎，セリアック病，過敏性腸症候群などの消化器疾患がある．消化器疾患に関連する場合には小アフタ型が多発する疱疹状潰瘍型を呈することが多い．

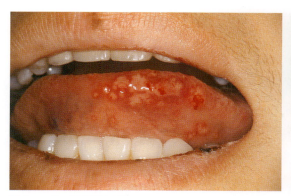

図1　ヘルペス性口内炎
左舌下面に生じた多発性アフタ．

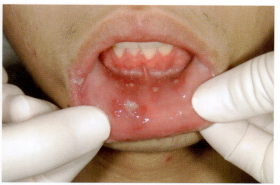

図2　Behçet病
下口唇粘膜，口角に生じた多発性アフタ．

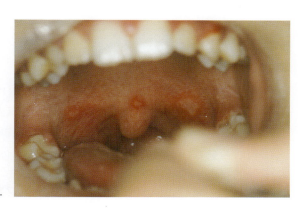

図3　ヘルパンギーナ
口蓋垂の上方に生じた多発性の小潰瘍．

2．ウイルス感染

　口腔領域で最も多いのはヘルペスウイルス感染である．ウイルス感染では多発性に小水疱が生じ直ちに破れてアフタ様の潰瘍を生じる．

1）ヘルペス性口内炎（図1）

　特に単純ヘルペスの初感染では疱疹状歯肉口内炎の症状を呈し，発熱とともに口腔粘膜に多数の水疱，びらんを生じ，痛みが強く摂食困難となる．

2）帯状疱疹

　水痘帯状疱疹ウイルスによる．発熱，耳痛，三叉神経痛様の疼痛に続いて，三叉神経領域に一致して多数の小水疱が生じる．三叉神経第2枝，第3枝では顔面皮膚に加え，口腔粘膜にも小水疱，びらんが多発し，強い痛みを訴え，食事の摂取が困難になる．

3）ヘルパンギーナ（図3）

　小児の疾患でコクサッキーA4により生じる．突然の高熱で発症し，口蓋垂の上周辺に紅暈を伴った多数の小水疱を生じる．水疱が破れて潰瘍を作り，特に幼小児では痛みのために水分摂取が不足し脱水症状を生じることがある．

4）手足口病

　エンテロウイルス71，コクサッキーA10，A16によることが多く，初夏から秋に流行する．口

腔内にアフタ・小潰瘍を形成する．疼痛が激しく，摂食，摂水が困難となることもあり，手足に小水疱がみられる．

5）その他

水痘，風疹，麻疹で口腔粘膜に小水疱がみられる．特に麻疹では発疹期の前後に頰粘膜に白色の点状丘疹（Koplik斑）を生じる．

> **Memo** 口腔粘膜に紅斑，びらんを生じる炎症性病変（鑑別疾患）
> 口腔扁平苔癬
> 尋常性天疱瘡
> 粘膜類天疱瘡
> 全身性エリテマトーデスなどの膠原病
> 梅毒，結核などの感染症
> 真菌感染
> 褥瘡性潰瘍

C 治療

- アフタ性病変の場合はステロイド含有軟膏やステロイド噴霧薬を使用する．
- 接触痛が顕著な場合はキシロカイン®ビスカスなどの麻酔薬を含む含嗽薬を食事前に使用する．アズレンスルフォン酸は粘膜の修復作用が期待されるため，含嗽薬，軟膏として有用である．
- びらんや潰瘍が歯に当たる場合はプラスチックのカバー（シーネ）を装着する．
- ヘルペス性口内炎や帯状疱疹などウイルス感染が疑われる場合は，抗ウイルス薬の早期投与を開始する．
- ヘルパンギーナ，風疹，麻疹，手足口病の場合は対症療法を行う．
- 口腔内にびらんが広く認められる場合は二次感染の予防のため抗菌薬を投与する．
- 口腔ケアを行い，口腔内を清潔に保つ．

アフタに対しては発症原因が明確でないため，ステロイド軟膏（デキサルチン®口腔用軟膏，ケナログ®口腔用軟膏）を用いた対症療法が基本である．軟膏のほかに，貼付薬（アフタッチ®）や噴霧薬（サルコート®）も症例によっては使用される．

多発性アフタでは接触痛のため食事摂取が困難になる場合がある．そのようなときはキシロカインビスカスなどの麻酔薬を含む含嗽薬を食前に使用する．また，アフタや潰瘍が歯に当たる場合は，歯型を取ってプラスチックのカバー（シーネ）を装着すると痛みが緩和される．疼痛のため口腔内が不潔になっていることが多い．歯科あるいは歯科口腔外科を受診させ口腔ケアを行う．

再発性アフタの発生を確実に予防する方法はないが，複合ビタミン薬やセファランチン®の内服により発生頻度や症状が改善することがある．漢方薬の使用も個人差があり確実ではない．

ウイルス感染のなかで，ヘルペス性口内炎，帯状疱疹の軽症例では抗ウイルス薬を含む軟膏（アラセナ®A軟膏，ゾビラックス®軟膏）を口腔内に使用する．しかし，症状が強い場合は早期に抗ウイルス薬（ゾビラックス®，バルトレックス®）の内服を行う．ヘルパンギーナ，風疹，麻疹の場合はウイルスに特異的な治療法はなく，対症療法を行う．

（神部芳則）

2 薬物性口内炎，薬物性潰瘍

> **救急受診の理由** ▶アルカリや酸，化学薬品を誤飲した場合は口腔粘膜炎による疼痛のため救急を受診する可能性が高い．また，薬物性潰瘍は比較的大きなびらんや潰瘍が口腔粘膜に出現し，ステロイド軟膏などで治癒傾向がみられないことから疼痛の緩和や口腔癌を心配し，救急を受診することが考えられる．

A 薬物性口内炎，薬物性潰瘍とは

　アルカリや酸，毒性の強い化学薬品を誤飲すると粘膜が直接障害されて，広範囲にびらんを生じる．重症型薬疹としてStevens-Johnson症候群や中毒性表皮壊死症などの疾患では皮膚症状に加え口腔内全域にびらんを生じる．
　このほかに薬物による口腔粘膜潰瘍は臨床的に3つのタイプに分類される．
　① 癌化学療法に際してみられる粘膜炎
　② 固定薬疹タイプの限局した潰瘍
　③ 苔癬型薬疹

B 診　断

- 化学薬品の誤飲では広範囲にびらんを生じる．
- 重症型薬疹では全身皮膚症状に加え，口腔粘膜，口唇など広範囲にびらんを生じる．
- 癌化学療法中の患者では比較的角化の低い，舌縁部，頰粘膜などから広範囲にびらん，潰瘍を生じ，表面は偽膜，壊死物質で覆われる．
- 固定薬疹タイプの限局した潰瘍は通常のアフタよりはかなり大きく，きれいな潰瘍面を示す．潰瘍周囲に硬結を触知することはない．
- 苔癬型薬疹は口腔扁平苔癬に類似した網状白斑や紅斑とびらんが混在した病変を形成する．

　化学薬品の誤飲の場合は薬品に接触した上皮が傷害されびらんを生じる(図1)．
　Stevens-Johnson症候群や中毒性表皮壊死症などの重症型薬疹では，全身の皮膚に加えて口腔粘膜のほぼ全域にびらんを認め，易出血性である．
　口腔粘膜上皮は比較的代謝が活発な部位であることから抗癌薬の影響を受けやすく，広範囲に発赤を伴うびらん，潰瘍を生じる．通常，潰瘍面は偽膜に覆われ白色を呈する．
　固定薬疹タイプの限局した潰瘍は，一般に潰瘍は通常のアフタよりはかなり大きく，比較的平坦できれいな潰瘍面を示す(図2)．潰瘍周囲の粘膜はわずかに隆起することが多いものの，硬結を触知することはない．したがって，臨床的には外傷性の潰瘍や，褥瘡性潰瘍との鑑別が必要になる．また，ニコランジルなどでは多発性にアフタ様の小潰瘍を生じることがある(図3)．
　頻度は低いが苔癬型薬疹が生じる．口腔扁平苔癬に類似した網状白斑や，白斑の周囲に紅斑とびらんが混在した病変を形成する(図4)．

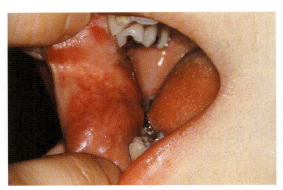

図1　水酸化ナトリウムの誤飲による粘膜のびらん

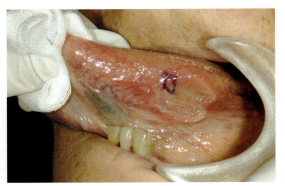

図2　インドメタシンによる潰瘍
舌縁部に比較的大きな潰瘍を認める．紫のマーキングは生検部位．

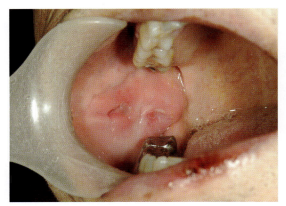

図3　ニコランジルによる小潰瘍
境界の不明瞭な多発性の小潰瘍を認める．

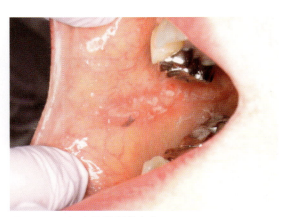

図4　MTXによる苔癬様病変
頬粘膜に白斑と紅斑の混在した病変を認める．

C 治療

- 化学薬品によるびらんや重症型薬疹では口腔ケア，保湿，感染予防に注意する．
- 癌化学療法に伴う粘膜炎ではアズレンスルホン酸を含む含嗽薬，軟膏を使用して，重度の場合は口腔ケア，保湿，感染予防を行う．
- 薬物性の潰瘍，苔癬型薬疹が疑われる場合は，薬物の変更や減量を検討する．

　口腔粘膜の広範囲に及ぶびらん，潰瘍では上皮化の促進と感染予防に注意する．口腔内の保湿，口腔ケアが重要となる．
　薬物性の口腔粘膜潰瘍は比較的大きな潰瘍やびらんを形成するが，ステロイド軟膏は薬物性潰瘍には効果はない．義歯や歯が原因になっていないかを確認し，ステロイド軟膏を使用しても1〜2週間で全く改善がなく，悪性腫瘍が考えにくい場合は，患者が内服している薬物を確認する．このように，臨床的特徴と内服薬の確認から薬物によるものかを推察する．薬物が原因とし

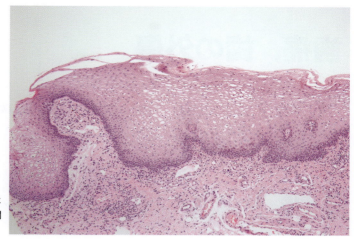

図5 薬物性潰瘍の病理組織像
病理組織所見：上皮に大きな変化はなく，形質細胞主体の炎症細胞浸潤が筋層にまで達していた．

て考えられる場合，主治医に対して薬物の変更や減量について対診する．一般的に薬物の中止や減量によって1～2週間で潰瘍は改善する．本当にその薬物が原因であるかを明確にするためには，再度同一の薬を投与する必要があるが，再投与によるリスクや倫理的問題もあり，必ずしも推奨されてはいない．

　発症の機序については，個人の免疫，アレルギー反応によるところが大きいと考えられ，病変部に存在するCD8陽性Tリンパ球が原因薬物によって活性化され，ケラチノサイトを傷害すると考えられている．

　薬物性潰瘍では通常のH-E染色による病理組織検査では慢性炎症の像であり，特異的な所見はないため確定は困難である．粘膜の苔癬型薬疹では上皮下にリンパ球，形質細胞の帯状，あるいはびまん性浸潤を認める(図5)．

（神部芳則）

3 歯痛，歯の外傷

> **救急受診の理由** ▶ 激しい歯痛や，外傷による歯の破折，脱臼などで救急を受診することが考えられる．

A 歯痛，歯の外傷とは

1. 歯痛

歯痛を訴える患者のなかには歯の痛み（歯髄の痛み）のほかに歯肉など歯周組織の痛みが含まれる．比較的軽度な一過性の痛みから拍動性の激痛までさまざまな痛みを生じる．

2. 歯の外傷

スポーツ中の事故や交通事故などでしばしば歯の外傷を伴う．軽度なものでは歯の一部の破折であるが，歯の陥入や完全脱臼などを生じる．

B 診　断

> **Point**
> 《歯痛》
> - 大きなう蝕，歯肉の発赤，腫脹など歯周組織の炎症の所見の有無を確認する．
> - 痛みの種類や程度，う蝕歯の有無から歯髄の痛みか歯周炎による痛みか診断する．
> - 鑑別診断にはX線検査が有効である．
> - 急性歯髄炎では拍動性の激痛で，NSAIDsが効きにくい．
>
> 《歯の外傷》
> - 歯の破折の場合，破折の範囲，歯髄の露出（露髄）の有無を確認する．
> - 歯の変位，動揺の有無，程度を確認する．

1. 歯　痛

歯髄の痛みは，う蝕がエナメル質から象牙質に進行し，歯髄にまで影響が及んだ場合に生じる．冷たいもの，熱いもの，甘いものなどで一過性に生じる歯髄充血のほか，歯髄炎の初期から急性歯髄炎でみられる拍動性の激痛がある．う蝕の診断にはX線検査が必須であり，最も診断に有効な方法はデンタルX線撮影法である．急性歯髄炎の痛みは拍動性の激痛で特に夜間に痛みが強くなる．

また，歯周組織炎が原因の痛みも歯痛として認識されることが多く，辺縁性歯周炎（歯周病），根尖性歯周炎の急性化が原因である（各論Ⅱ．A-4「歯性感染症」参照）．辺縁性歯周炎，根尖性歯周炎の鑑別にもX線検査が不可欠である．

3. 歯痛，歯の外傷

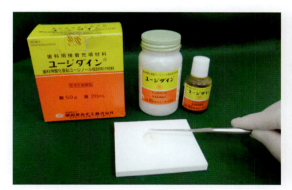

図1　酸化亜鉛ユージノールセメント

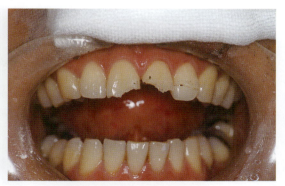

図2　一部象牙質に及ぶ上顎前歯の破折

2. 歯の外傷

歯の外傷の最も軽度のものは歯の一部の破折である．エナメル質に限局したものから象牙質に及ぶもの，さらに破折部位が歯髄まで及ぶ（露髄）と痛みを生じる．大きな外力が加わると歯の陥入や脱落（完全脱臼）を生じる．

C 治療

- う蝕による一過性の痛みや軽度の痛みの場合，酸化亜鉛ユージノールセメントを充填する．
- 歯周炎が原因の場合は，抗菌薬とNSAIDsを投与する．
- 歯髄炎による拍動性の激痛では，抗菌薬の投与は無効で，歯科医による歯髄の除去（抜髄）が必要となる．
- 歯の完全脱臼の場合，歯根面に付着した歯根膜を保護し，歯科あるいは口腔外科を受診させる．（水道水などで付着した血液を除去しない，生食水に浸したガーゼなどで包み乾燥させない，市販の牛乳中や飲み込まないように注意し口腔内（唾液中）に保存する．）

う蝕による一過性の痛みの場合，う窩に詰まった食物残渣などを生食水で除去し，鎮静効果のある酸化亜鉛ユージノールセメント（図1）で仮封することで痛みが消失する．酸化亜鉛ユージノールセメントは救急の診察室に用意されているところもあり，粉と液体を混ぜ合わせペースト状にして使用する．

急性歯髄炎になると拍動性の激しい痛みを生じ，NSAIDsなど鎮痛消炎薬はほとんど効果がない．特に夜間に痛みが増し，冷水，氷を口に含むと痛みが軽減する．急性歯髄炎では抗菌薬は無効であり，局所麻酔下に歯髄の除去（抜髄）が必要になるため，早急に歯科を受診させる．

歯周炎が原因の場合は，歯性感染症の場合と同様にペニシリン系，セフェム系の抗菌薬とNSAIDsを投与する．

エナメル質，象牙質の表層での歯の破折の場合（図2）は，痛みはないか歯根膜炎による軽度の痛みであることが多く，また，レジンで修復が可能であるため歯科を受診させる．しかし，破折片が大きく，歯髄に達したとき（露髄）はやはり歯科医による抜髄処置が必要になる．

歯に大きな外力が加わった場合，歯が歯槽骨中に陥入することがある（図3a）．歯肉の裂傷やこれに伴う出血に対する，止血と感染予防を行い，歯科あるいは口腔外科を受診させる．陥入し

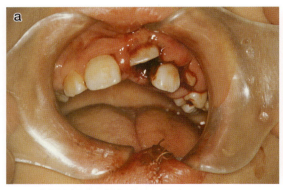 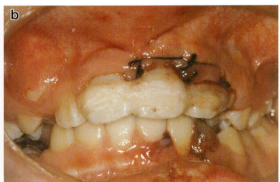

図3　上顎中切歯の陥入とその治療
a. 上顎前歯の陥入．
b. 整復後，レジンで固定．

た歯を牽引し，整復固定を行うことで歯を保存できることが多い(図3b)．また，歯が抜けかかったり(不完全脱臼)，完全に抜け落ちる(完全脱臼)ことがある．この場合も，止血と感染予防を行い，歯科あるいは口腔外科を受診させる．完全脱臼の場合，脱落した歯を水(水道水など)で洗浄し，血液などの付着物を除去したり，紙やハンカチにくるみ乾燥した状態で持ってくることがあるが，歯根面に付着した歯根膜の保存状態が再植後の予後に影響する．歯の表面に血液が付着した場合はそのまま生食に浸したガーゼなどに包む．市販の牛乳中に保存する．直ちに歯科に受診できる場合で口腔外に歯が落ちてない場合は飲み込まないように注意しながらそのまま口腔内に保持する．歯を歯槽骨中に再度戻し(再植)，隣接歯と固定することで歯は保存できることがある．

(神部芳則)

索引

和文索引

あ

アイウエオチップス	181
亜急性感染性心内膜炎	122
亜急性硬化性全脳炎	149
悪性黒色腫	323
アシクロビル脳症	141
アトピー性皮膚炎	253
アナフィラキシーショック	46, 50
――の原因物質	50
――の診断	53
アナフィラクトイド紫斑	306
アフタ性口内炎	328

い

異型麻疹	149
意識障害患者の水疱	196
イヌ咬傷	219
医療関連機器圧迫損傷	200
陰部Paget病	323
陰部帯状疱疹	138

う

ウニ刺症	212
海ヘビ咬症	212

え

壊死性筋膜炎	86, 104, 111
壊疽性膿皮症	290
嚥下障害	86
炎症性粉瘤	89

か

疥癬	175
開放性損傷	184
海洋生物による皮膚障害	212
化学熱傷	187
下肢の壊疽	266
下肢の潰瘍	266
ガス壊疽	117
画像補正用カラーチャート	18
ガター法	96
下腿潰瘍	272
カテーテル線溶療法	275
化膿性汗腺炎	92
川崎病	166
眼窩底骨折	186
眼窩蜂窩織炎	77
関節リウマチ	311
――に伴う血管炎	311
乾癬	246
感染性心内膜炎	309
感染性蕁麻疹	46
陥入爪	94
眼部帯状疱疹	138
眼部膿瘍	77
顔面外傷	180
顔面骨骨折	182
顔面歯性蜂窩織炎	74
顔面腫脹	7
――の鑑別診断	6
顔面神経麻痺	138
顔面軟部組織損傷	181

き

基底細胞癌	323
丘疹	7
急性陰門潰瘍	303
急性歯性上顎洞炎	75
急性蕁麻疹	46
急性汎発性発疹性膿疱症	30, 38
菌状息肉症	323

く

クモ咬症	201
クラゲ刺症	212
クループ症候群	148

け

外科的皮膚科救急疾患	3
劇症型溶血性レンサ球菌感染症	111
血管炎様皮疹	312
血管性浮腫	45, 48
毛虫皮膚炎	201
減張切開	223
原発疹	20

こ

肛囲溶連菌性皮膚炎	65
降下性壊死性縦隔膿瘍	86
高カルシウム血症	250
高ガンマグロブリン血症性紫斑	306
口腔底蜂窩織炎	75
膠原病	279
虹彩毛様体炎	304
抗真菌薬による接触皮膚炎	241
後天性血友病A	229
抗毒素血清	218
紅斑	7
紅斑症	295
骨折	180, 185
コットンパッキング	95
コレステロール結晶塞栓症	276
混合性結合組織病	281
コンパートメント症候群	199

さ

挫創	14, 184
痤瘡	242
擦過傷	180, 184
挫滅創	13
サンゴ刺症	212
サンバーン	192

し

歯性感染症	74
耳帯状疱疹	138
歯痛	334
紫斑	11
習慣性丹毒	71
重症虚血肢/重症下肢虚血	259
重症熱性血小板減少症候群	208
重症薬疹	30
──の診断	30
修飾麻疹	149
腫瘍随伴性天疱瘡	316
小外科手術後のトラブル	224
小外科スキル	12
猩紅熱	62
小児虐待	230
褥瘡	196
食物依存性運動誘発性アナフィラキシー	45
真菌血症	122
神経障害性潰瘍	260
深頸部感染症	82
尋常性痤瘡	242
尋常性天疱瘡	316
迅速HSV抗原検出法	131
深部静脈血栓症	272
蕁麻疹	45

す

水痘	158
水痘再感染	160
水痘粘膜疹	158
水痘皮内抗原	162
水痘ワクチン	161
水疱	8
水疱性丹毒	71
ステロイド忌避	256

せ

性器ヘルペス	129
──抑制療法	132
成人Still病	286
癤	89
鑷子除去法	210
癤腫症	89
接触皮膚炎	56, 237
接触皮膚炎症候群	56, 57
切創	14, 180, 184
全身性エリテマトーデス	284
全身性強皮症	279
全身性接触皮膚炎	56, 57
先天性風疹症候群	145

そ

爪甲脱落症	156
創処置	12
爪部外傷	15
創部培養	114
足白癬	236
続発疹	20
その他の皮膚科救急疾患	3

た

帯状疱疹	136
──関連神経痛	140
帯状疱疹ワクチン	142
多形紅斑	295
──の原因	296
ダニ媒介脳炎	208
多発性アフタ	303
単純ヘルペス初感染	128
丹毒（下肢）	107
丹毒（顔面）	70

ち

智歯周囲炎	75
中毒性表皮壊死症	30
──の診断基準	32

つ

ツツガムシ病	171
爪矯正法	96
爪切り法	96
釣り針刺し症	16

て

手足口病	154
手足症候群	39
デグロービング損傷	13
テーピング法	95
テープかぶれ	228
電撃傷	187
電撃性痤瘡	242
電撃性紫斑病	103
伝染性紅斑	150
伝染性単核症	163
伝染性膿痂疹	66
天疱瘡	316

と

頭蓋骨骨折	182
頭蓋底骨折	186
凍傷	187
凍瘡	188
凍瘡様皮疹	9
糖尿病性潰瘍・壊疽	258
頭部血管肉腫	323
動物咬傷	219

灯油皮膚炎	187
トキシックショック症候群	98
——診断基準	100
トキシックショック様症候群	100
毒魚刺症	212

な

内科的皮膚科救急疾患	2

に

二次修正	186
日本紅斑熱	171, 207
乳頭部ヘルペス	129
尿膜管遺残症	87
尿膜管膿瘍	87

ね

ネコ咬傷	219
ネコひっかき病	223
熱傷	187

の

膿疱	8
膿疱性乾癬	246
ノミ刺症	201

は

肺炎球菌ワクチン	106
敗血症	122
肺高血圧症	281
廃用症候群	86
播種状紅斑	7
破傷風予防	223
蜂刺症	201
パッチテスト	58
——パネル®(S)	59
——判定基準	59
発熱	7
歯の外傷	334

絆創膏かぶれ	228
汎発性帯状疱疹	139

ひ

ピアストラブル	16
非開放性損傷	184
皮下深部解離性血腫	313
ビタミンD_3軟膏	246
皮膚悪性腫瘍	322
皮膚潰瘍	11
皮膚科救急疾患	2
皮膚カンジダ症	236
皮膚筋炎	282
皮膚血管炎	306
皮膚粗鬆症	313
日焼け止め	195
病院経営	24
瘭疽	94, 97
ピンポン感染	178

ふ

風疹	143
腹部帯状疱疹	138
ブドウ球菌熱傷様皮膚症候群	66
ブヨ刺症	201
蚊刺症	201
分子標的治療薬による皮膚障害	39

へ

閉塞性動脈硬化症	259
ヘルパンギーナ	328
ヘルペス性歯肉口内炎	128
ヘルペス瘭疽	129
片側性丹毒	71

ほ

蜂窩織炎	107, 236

ま

埋伏針	16
麻疹	146
マダニ刺咬症	207
マムシ咬傷	220
慢性膿皮症	92

む

ムカデ咬症	201

め

メチシリン感受性黄色ブドウ球菌	66
メチシリン耐性黄色ブドウ球菌	66

も

網脈絡膜炎	304

や

薬剤性過敏症症候群	30
——の原因薬剤	35
——の診断基準	35
薬剤添加リンパ球刺激試験	38
薬疹	237
薬物性潰瘍	331
薬物性口内炎	331
ヤマビル咬傷	201

ゆ

有棘細胞癌	322
指輪トラブル	17
指輪埋没	17

よ

癰	89
溶連菌	62
溶連菌感染症	62

予防的スキンケア　44

ら

ライム病　208
落葉状天疱瘡　316

り

リウマチ熱　65
リケッチア症　172
両側性丹毒　71
りんご病　150

る

類天疱瘡　316

わ

ワセリン法　210

欧文索引

A

A群溶血性レンサ球菌感染症　65
ABCDEアプローチ　180
adult Still's disease　286
AGEP（acute generalized exanthematous pustulosis）　30, 38
AIUEOTIPS　181
ANCA関連血管炎　308
ASO（arteriosclerosis obliterans）　259

B

Behçet病　301
Bevans型　311
blue toe syndrome　276
Bywaters型　311

C

CA6　156
calciphylaxis　271
CDT（catheter-directed thrombolysis）　275
CLI（critical limb ischemia）　259
coma blister　196
CRS（congenital rubella syndrome）　145
CTCAE v4.0のgrade分類　41

D

DDH（deep dissecting hematoma）　313
deep neck infection　82
DIHS（drug-induced hypersensitivity syndrome）　30
DLST（drug-induced lymphocyte stimulation test）　38

E

EGFR阻害薬　39
Elsberg症候群　142
EV71　155

F

FDEIA（food dependent exercise induced anaphylaxis）　45
Fontaine分類　267
Fournier壊疽　116

H

HFS（hand foot syndrome）　39
Homans徴候　272

I

IgA血管炎　306

J

JATEC®　180

K

Kaposi水痘様発疹症　128, 133
　——での眼合併症　133
KOH法　176

L

Lipschutz潰瘍　303
Lowenberg徴候　272
LRINECスコア　116

M

MCTD（mixed connective tissue disease）　281
MDRPU（medical-device related pressure ulcer）　200
MRSA（methicillin-resistant *Staphylococcus aureus*）　66
MSSA（methicillin-sensitive（susceptible）*Staphylococcus aureus*）　66

P

PAD（peripheral arterial disease）　259
Pantone-Valentine leukocidin産生菌　92
PAOD（peripheral arterial occlusive disease）　259

R

Rutherford分類　267

S

SAPHO症候群　242
　——の診断基準　243
SCORAD　256
SFTS（severe fever with thrombocytopenia syndrome）　208
shaggy aorta syndrome　276
SLE（systemic lupus erythematosus）　284
source control　114
SSc（systemic sclerosis）　279
SSPE　149
SSSS（staphylococcal scalded skin syndrome）　66
Stevens-Johnson症候群　30
　——の診断基準　31
SVS WIfI分類　264

Sweet病	295
──の診断基準	296

T

TEN(toxic epidermal necrolysis)	30
Tick Twister法	210
TSLS(toxic shock like syndrome)	98, 100
TSS(toxic shock syndrome)	98
Tzanck test	131

V

VAS	256

Vibrio vulnificus	218
──感染症	104, 114
Visual analogue scale	256

Z

ZAP(zoster-associated pain)	140

検印省略

逃げない！攻める！皮膚科救急テキスト
定価（本体 12,000円＋税）

2017年2月7日　第1版　第1刷発行

編　集　　出光　俊郎
　　　　　でみつ　としお
発行者　　浅井　麻紀
発行所　　株式会社 文 光 堂
　　　　　〒113-0033　東京都文京区本郷7-2-7
　　　　　TEL　(03)3813-5478（営業）
　　　　　　　　(03)3813-5411（編集）

ⓒ出光俊郎，2017　　　　　　　　　　　印刷：公和図書

乱丁，落丁の際はお取り替えいたします．
ISBN978-4-8306-3464-2　　　　　　　　Printed in Japan

・本書の複製権，翻訳権・翻案権，上映権，譲渡権，公衆送信権（送信可能化権を含む），二次的著作物の利用に関する原著作者の権利は，株式会社文光堂が保有します．
・本書を無断で複製する行為（コピー，スキャン，デジタルデータ化など）は，私的使用のための複製など著作権法上の限られた例外を除き禁じられています．大学，病院，企業などにおいて，業務上使用する目的で上記の行為を行うことは，使用範囲が内部に限られるものであっても私的使用には該当せず，違法です．また私的使用に該当する場合であっても，代行業者等の第三者に依頼して上記の行為を行うことは違法となります．
・JCOPY〈出版者著作権管理機構 委託出版物〉
　本書を複製される場合は，そのつど事前に出版者著作権管理機構（電話 03-3513-6969, FAX 03-3513-6979, e-mail: info@jcopy.or.jp）の許諾を得てください．